病证结合传染病学

蔡定芳 著

上海科学技术出版社

内 容 提 要

本书以现代医学传染病病名为纲,以中国传统医学辨证治疗为目,病证结合阐述临床常见传染病的辨识要点、临床决策、治疗推荐、常用药物、思路拓展。撰著思路新颖,内容独具一格,是一部临床价值较高的"中西结合传染病学"。本书可供中医、中西医结合临床医师参考阅读。

图书在版编目(CIP)数据

病证结合传染病学 / 蔡定芳著. —上海:上海科学技术出版社,2019.9
ISBN 978 - 7 - 5478 - 4536 - 3

Ⅰ.①病… Ⅱ.①蔡… Ⅲ.①传染病—诊疗 Ⅳ.①R51

中国版本图书馆 CIP 数据核字(2019)第 160533 号

病证结合传染病学
蔡定芳 著

上海世纪出版(集团)有限公司
上海 科 学 技 术 出 版 社 出版、发行
(上海钦州南路 71 号 邮政编码 200235 www.sstp.cn)
浙江新华印刷技术有限公司印刷
开本 889×1194 1/16 印张 14.5
字数 300 千字
2019 年 9 月第 1 版 2019 年 9 月第 1 次印刷
ISBN 978 - 7 - 5478 - 4536 - 3/R·1892
定价:78.00 元

作者介绍

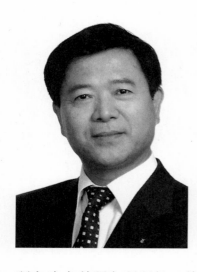

蔡定芳,教授,博士研究生导师。1956 年生于上海,1970 年毕业于温州实验小学,1974 年毕业于温州卫生学校,1982 年毕业于浙江中医学院,获硕士学位,1988 年毕业于南京中医学院,获博士学位。留学日本德岛大学、日本富山医科药科大学。曾就职于温州市第二人民医院、浙江省中医药研究所、上海医科大学附属华山医院。1974 年至今一直工作在中医中西医结合临床、教学、科研第一线。现任复旦大学附属中山医院中医-中西医结合科主任、中西医结合神经内科主任、复旦中山厦门医院中医-中西医结合科主任,复旦大学中西医结合系副主任,复旦大学中西医结合研究院内科研究所所长。兼任上海中医药大学博士研究生导师,上海中医药大学附属曙光医院神经内科主任、神经病学研究所所长,上海市青浦区中心医院中医科主任,上海市闵行区中心医院中医学科带头人。为国家中医药领军人才——岐黄学者,上海市领军人才,上海市名中医。主要学术兼职有:中国中西医结合学会常务理事,中国医师协会中西医结合分会副会长,上海市医师协会中西医结合医师分会会长,上海市中西医结合学会副会长,上海市中医药学会常务理事;曾任中国医师协会中西医结合医师分会神经病学专家委员会主任委员,上海市中医药学会神经内科分会主任委员,上海市中西医结合学会神经内科专业委员会主任委员。长期从事中医内科及神经内科临床与科学研究,在脑血管病、帕金森病、睡眠障碍、抑郁障碍等研究领域作出成绩。承担中日合作攻关、国家自然科学基金、国家重大疾病科技支撑计划、国家卫健委、教育部等多项研究课题。指导硕士研究生、博士研究生 50 多名。在国内外医学期刊(含SCI)发表学术论文 300 多篇,主编《肾虚与科学》《中医与科学》《恽铁樵全集》《陆渊雷全集》《姜春华全集》《沈自尹全集》等图书,获国家与省部级科学成果奖 6 项。

编著说明

以往的《温病学》《温疫论》等中医传染病学专著，不以西医传染病病名为诊疗目的，因而缺乏临床实用价值。如果直接针对传染病进行中医治疗，则中医的方药应用缺乏理论依据。《病证结合传染病学》以西医传染病病名为纲，以中医辨证治疗为目。病证结合，既有科学的疾病特异性，又有传统的证候变异性，这是本书的重要创新点。

《病证结合传染病学》依据西医《传染病学》教材涉及的病毒性肝炎等 52 个传染病病种，首先扼要阐述每个传染病的定义、临床主要表现、病理学、病原学特点等，旨在引导读者了解各种传染病的现代医学核心要素，加强中医对西医传染病的基本认识。

本书对各种传染病的主要临床类型或主要临床分期进行病证结合阐述，充分体现中医辨证论治优势，也是中医辨证论治的进一步发展。

本书各种传染病的"辨识要点"部分将西医各种传染病临床表现的主要症状或体征作为中医辨证重要依据。这些症状或体征包括实验室检查的组合形式，是西医诊断这一疾病的重要依据，但又是传统中医所缺乏的。中医必须认真面对这些客观的症状或体征，开阔辨证论治视野。因此，学习掌握西医《传染病学》对于中医临床医师来说是至关重要的，同时也是阅读《病证结合传染病学》的前提。

本书各种传染病的"临床决策"是中医治疗方法或治疗原则的同位语，之所以改用"临床决策"，旨在彰显循证医学思想。临床决策的用词力求简明准确。

本书各种传染病的"治疗推荐"部分是根据作者对治疗这一传染病的理解，精心选择历代名家名著的方药。其中宋代方药如《太平圣惠方》《圣济总录》《太平惠民和剂局方》等所选尤多。这是因为宋代是我国医学成就辉煌时期，理论建树与临床经验远超晋唐。治疗推荐部分的药物剂量有的按照原方剂量,有的改为"常规剂量"。这是因为原书用丸或散时剂量较大,本书改为汤剂时只能用常规剂量。治疗推荐部分的药物剂量单位大多按照原方剂计量单位如钱、两等,个别方剂是现代常用的,故用现代计量单位如 g 等。

本书各种传染病的"常用药物"部分,大多是辨证药物,也有辨病药物。相信随着病证结合传染病学的发展,辨病药物将逐日增多。

本书各种传染病的"思路拓展"部分,选录历代名家名著相关论述,旨在复习经典名论,拓展中医治疗传染病的思路。

蔡定芳

2019 年己亥端午撰于复旦大学附属中山医院

翁心华序

　　中华民族在长期与传染病作斗争的历史进程中积累了丰富的医学知识与经验。病原体从有病的生物体侵入别的生物体称传染，病原体侵入机体并产生病理及病理生理过程称为感染。传染病是由病原微生物和寄生虫感染人体或动物体后所引起的一类疾病。《素问·遗篇·刺法论》云：五疫之至皆相染易，无问大小，病状相似。"染易"即传染之义。春秋战国时期的秦国有麻风隔离制度，云梦秦简记载的疠迁所是世界最早麻风病隔离病院。

　　传染病的病原体、人体和它们所处的环境三个因素是构成传染或感染的必备条件。传染或感染过程中人体免疫反应是抵御病原体致病的内在因素，病原体的侵袭力、毒力、数量和变异性等是传染或感染的外部因素。中国医药学早已认识到传染或感染过程中人体免疫反应与病原体侵袭两者之间的辩证关系：正气存内邪不可干，邪气所凑其气必虚。不相染者，避其毒气。

　　所有传染病都有特定的病原体。正确认识不同传染病的不同病原体是诊断、治疗传染病的关键。明代医家吴又可不仅正确认识到温疫病的病原是疠气，而且还创造性地提出传染病特异性病原治疗。《温疫论》曰：温疫之为病，非风、非寒、非暑、非湿，乃天地间别有一种异（疠）气所感。疫者感天地之疠气，此气之来，无论老少强弱，触之者即病。天地之杂（疠）气种种不一，气无所可求，无象可见，其来无时，其着无方，众人触之者各随其气而为诸病焉。夫物之可以制气者药物也，如蚯蚓解蜈蚣之毒、猫肉治鼠瘘之溃。能知以物制气，一病只有一药之到病已，不烦君臣佐使品味加减之劳矣。

　　发热是传染病的重要临床特征表现。外源性致热原作用于单核-吞噬系统使之释放内源性致热原。内源性致热原通过血-脑屏障作用于体温调节中枢，释放前列腺素 E_2，体温调定点上移而产热大于散热导致发热。中国医药学将发热为主要临床表现的外感传染病统称为伤寒热病,《素问·热论》曰:今夫热病者皆伤寒之类也。《难经·五十八难》:伤寒有五,有中风,有伤寒,有湿温,有热病,有温病,其所苦各不同。中风之脉,阳浮而滑,阴濡而弱;湿温之脉,阳濡而弱,阴小而急;伤寒之脉,阴阳俱盛而紧涩;热病之脉,阴阳俱浮,浮之而滑,沉之散涩;温病之脉,行在诸经,不知何经之动也,各随其经所在而取之。

皮疹也是许多传染病的特征性体征。不同传染病皮疹的性质、形态、颜色、大小、分布部位、出现时间、出疹顺序、演变、疹后有无脱屑及色素沉着等都有不同特点,掌握这些特点对传染病的诊断和鉴别诊断以及临床治疗具有重要参考价值。清代戴天章《广瘟疫论》对此有真知灼见:时疫发疹,热邪从皮毛出也,与汗同机,以疏散清热为主。然与他证发疹不同。他证或无里热,此则未有不里热者,虽以疏散为要,而见烦渴、舌苔黄则硝、黄仍须兼用;他证发疹,疹散而病即愈,此则有屡发而病不衰者;他病发疹不过一二日为期,此则为期不定。治法必视里邪解否,为用药之准则,不可以疹之一证为据也。时疫发斑,邪热出于经脉也,虽不及战汗,亦有外解之机,治以凉血清热为主,白虎化斑汤、吴氏举斑汤、犀角地黄汤选用。此亦与他证发斑有异,他证发斑,斑消则愈,此总不以斑之消否为轻重,而惟以里证为主。每每斑出而谵妄如故,或斑出数日已消而昏沉如故,必待里热全清,二便清利而后愈。故治斑药味可为辅,不可为主。发斑、发疹,热皆在经而不在胃,凡遇烦躁而不渴,目赤而舌白,即是将发斑疹之候,预以清凉、解表、透毒之药治之,使邪易出、易净。以上时疫表证,皆关乎里,不似他证,表里两不相关。故前列各条,皆冠以时疫二字,以明非他病之见证,不可以治他病之法治之,亦不可以此法治他病。

传染病发生发展的共同特点是疾病发展的阶段性。急性传染病一般都经过潜伏期、前驱期、症状明显期、恢复期 4 个阶段。中国医药学对此也有深刻认识。汉代张仲景《伤寒论》将外感热病分为太阳病、阳明病、少阳病、太阴病、少阴病、厥阴病六个阶段:太阳之为病,脉浮,头项强痛而恶寒。阳明之为病,胃家实也。少阳之为病,口苦、咽干、目眩也。太阴之为病,腹满而吐,食不下,自利益甚,时腹自痛,若下之,必胸下结硬。少阴之为病,脉微细,但欲寐也。厥阴之为病,消渴,气上撞心,心中疼热,饥而不欲食,食则吐蛔,下之利不止。叶天士《外感温热篇》将传染病分为卫气营血四个阶段:卫之后方言气,营之后方言血。在卫汗之可也,到气才可清气，入营犹可透热转气，如犀角、玄参、羚羊角等物，入血就恐耗血动血，直须凉血散血，加生地、牡丹皮、阿胶、赤芍等物。否则前后不循缓急之法，虑其动手便错，反致慌张矣。

虽然抗生素、抗病毒药物、杀虫剂及疫苗等问世使人类战胜了许多传染病，但是仍有不少传染病至今威胁着人类生命健康。鼠疫传染活跃，霍乱时有流行，结核病卷土重来，AIDS 蔓延扩散，伤寒、疟疾、斑疹伤寒、白喉、血吸虫病、黑热病等在我国城乡曾广泛流行。中国医药学具有悠久的预防治疗传染病的历史及行之有效的药物方剂，屠呦呦教授创制新型抗疟药青蒿素和双氢青蒿素并获 2015 年诺贝尔生理学或医学奖。研究挖掘中国医药学治疗传染病的理论与方药必将丰富人类传染病学诊疗知识。

蔡定芳教授是我的温州同乡后学，长期从事中西医结合临床工作，勤奋好学。所著《病证结合传染病学》以西医传染病病名为纲，以中医辨证治疗为目，阐述临床常见传染病的辨识要点、临床决策、治疗推荐、常用药物、思路拓展。通过阅读本书可望提高传染病诊疗水平，故乐为之序。

翁心华

2019 年己亥夏月序于复旦大学附属华山医院

蔡定芳序

近代中西医学论争起始于中西两个医学体系对疾病诊断的认识冲突。上海恽铁樵中西汇通学派对此经历了五代人的观点演变。1933年中央国医馆学术整理委员会颁布《中央国医馆整理国医药学术标准大纲》与《统一病名凡例》及《审定病名录》,将中医病名统一在西医病名下,招致多数中医人士的反对。上海中西汇通开山鼻祖恽铁樵认为:统一病名当以中名为主。外国以病灶或细菌定名,中国以脏腑气候定名,此因中西文化不同之故。若以西名为主名,不废中国学说则名实不相符,若废中国学说则中医即破产,是故用中国病名为统一病名。上海中西汇通学派第二代传人陆渊雷与乃师恽铁樵相左。陆渊雷代中央国医馆拟定的《国医药学术整理大纲草案》认为西医病名揭示疾病本质,中医以证候为病名,诸病无明确之界说,故统一病名应以西统中。西医的病名比中医的证名更接近疾病本质。恽铁樵的以中统西不能被西医接受,陆渊雷的以西统中不能被中医接受,这是一个学术难题。中华人民共和国成立后,中医临床诊疗思路再次摆在全国中医中西医结合学者面前。上海中西汇通学派第三代传人姜春华在认真学习分析恽铁樵与陆渊雷有关病名统一问题的学术思想后创造性地提出西医病名诊断与中医辨证施治相结合即辨病与辨证相结合学说,为中医辨证论治注入现代医学科学新鲜血液。姜春华深刻指出:所有不同病种辨别是虚是实、是寒是热,又辨别是哪一脏哪一腑的寒热虚实,不管什么病,不是阴虚就是阳虚,不是心阴虚就是心气虚,或者肾阳虚、肾阴虚,或者肝阳旺、胃腑热,或者肝脾两虚,或肺肾两虚。以此二三十个框框统治千百种不同的疾病,可谓至简至易。西医重视疾病诊断突出有特性治疗,中医重视疾病辨证突出共性治疗。因此,姜春华主张在西医明确病名诊断下进行中医辨证论治。上海中西汇通学派第四代传人沈自尹提出微观辨证与辨证微观化观点,丰富了辨病辨证相结合观点的辨证内容。微观辨证是引进现代科学特别是现代医学的先进技术,微观地认识机体的结构、代谢和功能的特点,更完整、更准确、更本质地阐明证的物质基础，即用微观指标认识与辨别中医证候。2019 年《中国中西医结合杂志》发表我的《论病证结合临床诊疗模式》。病证结合的病是指现代西方医学的某一疾病，病证结合的证是指中国医药学的某一证候。病证结合有别于辨病与辨证相结合。病证结合以西方医学病名诊断为核心，在这一病名或这一病名的不同临床类型以及这一病名的不同病理生理过程指导下，融入中国医药学的辨证论治。病证结合既吸取了西方医学病名诊断的科学性，又体现了中国医药学辨证论治的合理性。

唐孙思邈(541—682 年)《备急千金要方》《千金翼方》有大量治疗急性传染病的经世名方，所载太乙流金散、雄黄散等 128 方常为后世引用，影响深远。唐王焘(670—755 年)《外台秘要》1～6 卷亦是专论伤寒热病证治，卷 3 载时行热病方 130 方，卷 4 载温病方 118 方，共248 方，内容较《千金要方》更加充实丰富。除《肘后》《千金》外，更旁搜远绍，辑录《小品》《集验》《删繁》《广济》深师、崔氏、许仁则、张文仲等方药，不仅开阔了我们的眼界，而且使这些要方失而复传。宋代医学成就辉煌。宋代伤寒热病理论建树与临床经验远超晋唐。宋韩祗和(1030—1100 年)《伤寒微旨论》2 卷，两万余字，倡用辛凉解表之法，所制方剂多用柴胡、薄荷、石膏、知母等辛凉清解之品。对后世温病学的形成起到重要奠基作用。宋庞安时(1042—1099 年)《伤寒总病论》阐明寒毒是伤寒热病的病因。苏轼评其精于伤寒，妙得长沙，时人谓其能与伤寒说话。宋朱肱(1050—1125 年)《类证活人书》二十卷，学宗仲景《伤寒论》，参合《外台》《千金》《圣惠》各家，首倡因名识病，因病识证，强调病证合参，颇多发挥，影响深远。宋郭雍(1106—1187 年)《仲景伤寒补亡论》取《千金要方》《类证活人书》《伤寒补亡论》常器之等诸家学说予以辑佚补充，并参合个人见解作为羽翼，其独到见解往往超越各家。这是经典伤寒热病学派。

公元 1127 年，北中国被女真族占领，南北对峙，连年兵战，伤寒热病广泛流行。宋刘河间(1110—1200 年)提出六经传受自浅至深皆是热证观点，大胆向经典的伤寒热病学宣战。所著《伤寒直格》《伤寒标本心法类萃》等阐明六气皆能化火，创制凉膈散、防风通圣散、天水散、双解散等，拓展了伤寒热病用药范围。《伤寒直格·伤寒传染论》还阐明了传染源通过患者汗液气体传播途径传染：夫伤寒传染之由者，因闻大汗秽毒，以致神狂气乱，邪热暴甚于内，作发于外而为病也。其治之法，自汗宜以苍术白虎汤，无汗宜滑石凉膈散，热散而愈。其不解者，适其表里微甚，随证治之。元 1368 年王安道著《医经溯洄集》，以"张仲景伤寒立法考""伤寒温病热病说""伤寒三阴病或寒或热辨"三篇名著为主要标志，以仲景《伤寒论》专为即病伤寒为结论预示创新伤寒热病呼之即出。

明吴又可(1582—1644年)《温疫论》创建革新伤寒热病学温疫辨证体系。吴又可大声疾呼:温疫之为病,非风、非寒、非暑、非湿,乃天地间别有一种异(疠)气所感。以疠气说为突破口,吴又可全面论述了疠气自口鼻而入,客于膜原,分表里九传的创新伤寒热病学温疫学派辨证体系。遣方用药选择针对疠气的特效药物,如槟榔、厚朴、草果、大黄等,主张万物各有所制,一病只需一药之到而病已,不烦君臣佐使品味加减之劳。《温疫论》后,温疫学派得到了迅速发展。清1675年戴天章著《广瘟疫论》,在辨证治法上对《温疫论》作了重要补充。特别是诊断方面,皆据实际经验发表议论,很有指导价值。如辨舌,指出风寒在表舌多无苔,即有白苔也薄而滑,渐传入里方由白而黄,由黄而燥,由燥而黑;瘟疫一见头痛发热,舌上即有白苔,且厚而不滑,或色兼淡黄,或粗如积粉,若传经入胃则兼二三色。清1782年刘松峰著《松峰说疫》、清1784年杨栗山著《伤寒温疫条辨》、清1794年余师愚著《疫疹一得》,各探其奥,各有所获。栗山认为,戾气由口鼻而入,直行中道,分布上下,清浊相干,气滞血凝;进而疫邪怫热,以里达表。创立了以中焦为病变中心,以疫热怫郁为病机关键,以上下表里为传变形式的理论体系。并制升降散统领神解散等十五方,立足中道疫热怫郁,放眼上下表里,冶清下为一炉,取得很好的疗效,充实了温疫学。刘松峰则将疫病分为温疫、寒疫、杂疫三种,使温疫学家明确了研究范围。避免以温疫之法治寒疫之病。杂疫是以证候特点命名的,如站在寒温两性角度看他的杂疫,可发现绝大部分属于温疫,如瓜瓤瘟用生犀饮、杨梅瘟用消毒丸、软脚瘟用苍术白虎汤等。余师愚力主火毒致疫说,所列五十二个温疫症状,无不责其火毒为患,对疫疹的辨析尤有独到之处。治疗上突出清解,反对表下。表散则火毒辩风,燎原莫制,攻下则中虚阴伤,毒易内犯。自制清瘟败毒饮,合白虎犀角地黄、黄连解毒三方于一方,融清热、解毒、护阴三法于一法,重用石膏,随证变通,活人无算。温疫学派经过一个半世纪的探索,在病证、病因、病位、病机、病理、辨证、诊断、治疗、用药等方面都有了比较系统而成熟的认识。

叶天士(1666—1745年)《外感温热篇》创建革新伤寒热病学温热辨证体系。《外感温热篇》曰:卫之后方言气,营之后方言血,在卫汗之可也,到气才可清气。入营犹可透热转气,入血就恐耗血动血,直须凉血散血。在温热卫气营血辨证论治体系指导下,辛凉解表、寒凉清泄、甘寒增液、咸寒养阴、凉血散瘀等方药得以广泛运用。医与叶桂齐名的清代薛生白(1681—1770年)《湿热病篇》对湿温病进行了较为系统的研究。薛氏指出,湿温病为感受湿热之邪所致,不独与伤寒不同,且与单感温邪为病的温热大异。邪客肌表,芳透以藿香、香薷、苍术、薄荷、牛蒡;邪正相争于半表半里之地,和解以柴胡、厚朴、槟榔、草果、半夏、石菖蒲、六一散等;邪结阳明,下以凉膈辈,仍假阳明为出路;湿热燔灼营血,投大剂犀角、生地、玄参、银花露、紫草、方诸水、金汁、鲜菖蒲凉血解毒,湿热阻滞三焦,宜用枳壳、桔梗、豆豉、栀子等宣上,藿香、白豆蔻、杏仁、枳壳、厚朴、佩兰、草果和中,猪苓、滑石、通草、泽泻等渗下。治疗不离苦辛寒佐以淡渗之总则,用药着眼于气化两字,务必轻灵通达,行气以祛湿,很有特色。清吴鞠通(1758—1836年)《温病条辨》立足三焦,阐明温热病自上而下,由浅而深的传变规律,与卫气营血理论并驾齐驱。吴鞠通紧扣病机制订了许多行之有效的治温热名方,如桑菊饮、银翘散、三仁汤、新加香薷饮、桑杏汤、杏苏散之用于上焦,增液承气汤、新加黄龙汤、黄芩黄连汤、诸加减藿香正气散、清燥汤、玉竹麦门冬汤等之用于中焦,诸加减复脉汤、大小定风珠、青蒿鳖甲汤、连梅汤等之用于下焦,清宫汤、清营汤、化斑汤等之用于热入心包,极大地丰富了温热学。清王孟英(1808—1868年)《温热经纬》以轩岐仲景之文为经,叶薛诸家之辨为纬,分卷分条辑录,逐条逐句注释,为学习温热温病入门之作,影响颇大。

中国医药学的伤寒热病学在发展进程中还出版了许多传染病学的专病专著,如《小儿斑疹备急方论》1卷,宋董汲撰,撰年不详,专论天花。《小儿痘疹方论》不分卷,宋陈文中撰,撰年不详,专论天花。《痧胀玉衡》3卷,清郭志邃撰于1675年,专论痧胀。《痘疹心法要诀》4卷,吴谦等撰于1742年,专论天花。《麻科活人全书》4卷,清谢玉琼撰于1748年,专论麻疹。《疯门全书》3卷,清萧晓亭撰于1796年,专论麻风。《麻疹阐注》4卷,清张霞鹥撰于1840年,专论麻疹。《麻疹备要方论》1卷,清吴砚丞撰于1853年,专论麻疹。《白喉全生集》清李纪方撰于1882年,专论白喉。《白喉条辨》1卷,清陈葆善撰于1887年,专论白喉。《专治麻疹初编》6卷,清凌德撰于1890年,专论麻疹。这些专著善于为病寻药,药物针对疾病,特异性很强,有较好的临床疗效,是中医伤寒热病学的菁华,期待进一步挖掘整理提高。

无论是经典伤寒热病学还是革新伤寒热病学抑或专病专著,都是中医传染病学的宝贵财富。病证结合理论可以有机地整合这些丰富的理论与方药,为人类战胜传染病作出中国医药学应有的贡献。

蔡定芳

2019年己亥夏月序于复旦大学附属中山医院

目　录

病毒性肝炎

病毒性肝炎（viral hepatitis）是由多种肝炎病毒引起的全身性传染病。以肝脏损害为主要临床表现。

病原学：病毒性肝炎病原种类较多，按病原学明确分类的有甲型、乙型、丙型、丁型、戊型五型肝炎，庚型肝炎病毒、输血传播病毒等是否引起病毒性肝炎尚未定论。

病理特点：病毒性肝炎以肝损害为主，胰、肾、脑、关节、皮肤及心血管系统也有一定损害。各型病毒性肝炎基本病理改变以弥漫性肝细胞变性、坏死、再生、炎症细胞浸润和间质增生为特征。肝细胞变性通常表现为气球样变和嗜酸性变。早期以气球样变为主，表现为肝细胞肿胀，胞核浓缩，胞浆颜色变浅、透亮、状如气球，一些肝细胞体积缩小，胞核浓缩甚至消失，由于核酸含量减少，胞浆嗜酸性染色增强，成伊红色圆形小体，称为嗜酸性小体，此为嗜酸性变。肝细胞坏死根据其形态范围可分为单细胞坏死、点状坏死、灶状坏死、碎屑状坏死、桥接坏死、融合坏死。炎症细胞浸润主要为淋巴细胞，以 $CD8^+$ 或 $CD4^+$ T 细胞为主，还有单核细胞、组织细胞等，是判断炎症活动度的一个重要指标。间质增生包括库普弗（Kupffer）细胞增生、间叶细胞和成纤维细胞增生、细胞外基质增多和纤维化形成。网状支架塌陷后，再生的肝细胞排列成结节状，导致肝小叶结构破坏、紊乱。

急性病毒性黄疸型肝炎-肝疫湿热证

〖辨识要点〗① 符合急性病毒性黄疸型肝炎诊断；② 发热畏寒；③ 食欲减退；④ 恶心呕吐；⑤ 腹胀，肝区疼痛；⑥ 黄疸；⑦ 皮肤瘙痒；⑧ ALT 和胆红素升高；⑨ 舌质红；⑩ 舌苔黄腻；⑪ 脉濡数；⑫ 肝炎病毒标记物检测阳性。

〖临床决策〗燥湿解毒。

〖治疗推荐〗①《伤寒论》茵陈蒿汤：茵陈 18 g、栀子 12 g、大黄 6 g，水煎服。②《临证医案医方》黄疸汤：茵陈 30 g、栀子 9 g、金银花 15 g、连翘 15 g、败酱草 15 g、板蓝根 15 g、赤芍 9 g、白芍 9 g、柴胡 6 g、神曲 15 g、苏梗 6 g、桔梗 6 g、大豆黄卷 15 g。③ 急性丙型肝炎早期可用干扰素治疗 24 周，同时加用利巴韦林口服。

【常用药物】茵陈,栀子,大黄,黄芩,黄连,黄柏,田基黄,金钱草,车前草,垂盆草,六月雪,平地木,卷柏,板蓝根,蒲公英,紫花地丁。

【思路拓展】①《诸病源候论·黄病诸候》:黄病者一身尽疼,发热,面色洞黄。七八日后,壮热在里,有血当下之法如肝状。其人少腹内急。若其人眼睛涩疼,鼻骨疼,两膊及项强,腰背急,即是患黄。多大便涩,但令得小便快,即不虑死。不用大便多,多即心腹胀不存。此由寒湿在表,则热蓄于脾胃,腠理不开,瘀热与宿谷相搏,烦郁不得消,则大小便不通,故身体面目皆变黄色。凡黄候其寸口近掌无脉,口鼻冷气,并不可治也。②《伤寒来苏集·伤寒附翼》:太阳、阳明俱有发黄症,但头汗而身无汗,则热不外越;小便不利,则热不下泄,故瘀热在里而渴饮水浆。然黄有不同,证在太阳之表,当汗而发之,故用麻黄连翘赤小豆汤,为凉散法。证在太阳阳明之间,当以寒胜之,用栀子柏皮汤,乃清火法。在阳明之里,当泻之于内,故立本方,是逐秽法。茵陈能除热邪留结,佐栀子以通水源,大黄以除胃热,令瘀热从小便而泄,腹满自减,肠胃无伤,乃合引而竭之之义,亦阳明利水之奇法也。

急性病毒性无黄疸型肝炎-肝疫湿毒证

【辨识要点】① 符合急性病毒性无黄疸型肝炎诊断;② 发热畏寒;③ 食欲减退;④ 恶心呕吐;⑤ 腹胀,肝区疼痛;⑥ 全身乏力;⑦ 舌红舌苔白腻;⑧ 脉濡;⑨ 肝功能异常;⑩ 肝炎病毒标记物检测阳性。

【临床决策】燥湿解毒。

【治疗推荐】①《太平惠民和剂局方》五积散:白芷、川芎、炙甘草、茯苓、当归、肉桂、芍药、半夏各90 g,陈皮、枳壳、麻黄各180 g,苍术720 g,干姜120 g,桔梗360 g,厚朴120 g。除肉桂、枳壳二味别为粗末外,一十三味同为粗末,慢火炒令色转,摊冷,次入桂、枳壳末令匀。②《丹溪心法》胃苓汤:苍术24 g,陈皮15 g,厚朴15 g,炙甘草9 g,泽泻7.5 g,猪苓、赤茯苓、白术各4.5 g,肉桂3 g。上药锉碎,每服15 g,加生姜5片,大枣2枚,水煎服。③《肘后备急方》黄连解毒汤:黄连9 g、黄芩6 g、黄柏6 g、栀子9 g。上四味切,以水六升,煮取两升,分二服。④ 急性丙型肝炎可早期应用干扰素治疗24周,同时加用利巴韦林口服。

【常用药物】苍术,厚朴,枳壳,茯苓,半夏,陈皮,麻黄,桂枝,当归,川芎,芍药,茵陈,垂盆草,六月雪,平地木,卷柏,板蓝根,蒲公英,紫花地丁。

【思路拓展】① 清代喻昌《医门法律》:按此一方,能治多病,粗工咸乐用之。而海藏云:麻黄、桂、芍、甘草,即各半汤也;苍术、甘草、陈皮、厚朴,即平胃散也;枳壳、桔梗、陈皮、茯苓、半夏,即枳杏二陈汤也。又川芎、当归治血,兼干姜、厚朴散气。此数药相合,为解表、温中、泄湿之剂,去痰、消痞、调经之方。虽为内寒外感表里之分所制,实非仲景表里麻黄、桂枝、姜、附子的方也。② 清代张璐《伤寒绪论》：此方本平胃为主，参以二陈，专主内伤生冷；又合桂枝、麻黄，但少杏仁故兼治外感寒邪；加以四物去地，而合甘草、干姜，为治血中受寒之圣药；枳、桔、甘草并为清气治嗽；白芷一味为都梁丸，专走阳明而治风热头痛；桂、苓、甘、术换苍术以涤饮散邪，使饮半从表散；内藏小半夏茯苓汤，令未尽之饮乃从小便而驱之。古人以消食必先涤饮，发散必用辛温，此虽类集十余方而不嫌冗杂者，得辛温散邪之大旨也。但杂合复方，原不拘全用，如无血病，无藉芎、归；设不咳嗽，何烦枳、桔？若非头痛，都梁奚取？苟或有汗，麻黄安施？要在临床谛审出入，斯可与言复之妙用也。③ 清代汪昂《医方集解》：此阴阳表里通用之剂也。麻黄、桂枝所以解表散寒，甘草、芍药所以和中止痛，苍术、厚朴平胃土而祛湿，陈皮、半夏行逆气而除痰，芎、归、姜、芷入血分而祛寒湿，枳壳、桔梗利胸膈而清寒热，茯苓泻热利水、宁心益脾，所以为解表温中除湿之剂，去痰消痞调经之方也。一方统治多病，惟活法者变而通之。

慢性病毒性肝炎-肝疫气郁证

〖辨识要点〗① 符合慢性病毒性肝炎诊断；② 急性肝炎病程超过半年；③ 疲倦乏力；④ 食欲减退；⑤ 肝功能异常；⑥ 腹胀；⑦ 恶心；⑧ 肝区疼痛；⑨ 舌红苔白；⑩ 脉弦；⑪ 肝掌蜘蛛痣；⑫ 肝炎病毒标记物检测阳性。

〖临床决策〗解毒疏肝。

〖治疗推荐〗①《万氏家抄方》卷四败毒流气饮：木香一钱，独活一钱，紫苏一钱，白芷一钱，芍药一钱，黄芪一钱，羌活二钱，当归二钱，枳壳一钱半，防风八分，厚朴八分，茯苓八分，陈皮八分，肉桂五分，甘草五分。水煎服。②《仁术便览》卷二理气化滞健脾汤：木香 2 g、陈皮 3 g、厚朴 2.5 g、猪苓 3 g、葶苈子 2 g、香附 3 g、枳壳 3 g、茯苓 3 g、大腹皮 4.5 g、白术 3 g、栀子 2 g、商陆 1.5 g、木通 1.5 g、生姜 3 片，水煎服。③ 成人慢性乙型肝炎可用普通干扰素每次 5 mU，皮下或肌内注射，1 周 3 次，疗程半年至 1 年。

〖常用药物〗木香，独活，紫苏，白芷，芍药，黄芪，羌活，当归，枳壳，防风，厚朴，茯苓，陈皮，猪苓，香附，大腹皮，栀子，商陆。

〖思路拓展〗①《诸病源候论·酒疸候》：夫虚劳之人，若饮酒多，进谷少者，则胃内生热，因大醉当风入水，则身目发黄，心中懊恼，足胫满，小便黄，面发赤斑。凡少食者、多饮酒之人，可致肝病，而身发黄，肝病人而有肿满者，溲少，故小便黄，面发赤斑则今所称之蜘蛛痣也。② 陈士铎《辨证奇闻》：凡水臌、虫臌起时，以面辨之，而淡黄中有红点经纹者虫臌。今不必问其为虫、为水，但可知臌胀之病面有红点，且加之以经纹，则为肝硬化之蜘蛛痣无疑，此亦见古人观察之精矣。

重型病毒性肝炎-肝疫血热证

〖辨识要点〗① 符合慢性病毒性肝炎诊断；② 严重消化道症状；③ 极度疲乏；④ 神经精神症状；⑤ 肝功能异常；⑥ 明显出血现象；⑦ 黄疸加深；⑧ 胆-酶分离；⑨ 血氨升高；⑩ 舌质深红；⑪ 舌苔黄燥；⑫ 脉数。

〖临床决策〗清热凉血解毒。

〖治疗推荐〗①《圣济总录·急黄》白鲜皮散：白鲜皮一两、黄连、芍药、茵陈蒿、大青叶、土瓜根各三分，栀子仁半两、柴胡三分、黄芩半两、瓜蒌根三分、大黄一两半、芒硝一两、贝齿一两半。捣罗为散，每服二钱匕。煎茅根汤调下，空心服。取利为度，未利以葱豉粥投之。② 拉米夫定每日 100 mg 顿服，或阿德福韦酯每日 10 mg 顿服，或恩替卡韦每日 0.5 mg 顿服，或替比夫定每日 600 mg 顿服。

〖常用药物〗黑豆，蔓荆子，大黄，白鲜皮，茵陈蒿，大青叶，土瓜根，犀角。

〖思路拓展〗《伤寒发微论·论用大黄药》大黄虽为将军，然荡涤蕴热，推陈致新，在伤寒乃为要药，但欲用之当尔。大柴胡汤中不用，诚脱误也。王叔和云：若不加大黄，恐不名大柴胡，须是酒洗生用为有力。昔后周姚僧坦名善医，帝因发热，欲服大黄，僧坦曰：大黄乃是快药，然至尊年高不宜轻用。帝弗从，遂至危笃。及元帝有疾，召诸医，咸谓至尊至贵，不可轻脱，宜用平药，可渐宣通。僧坦曰：脉洪而实，此有宿食，非用大黄，必无差理。元帝从之，果下宿食而愈。此明夫用与不用之异也。

淤胆型病毒性肝炎-肝疫血瘀证

〖辨识要点〗① 符合淤胆型病毒性肝炎诊断；② 急性起病；③ 梗阻性黄疸持续 3 周以上；④ 肝脏肿大；⑤ 肝功能异常；⑥ 皮肤瘙痒；⑦ 粪色变浅；⑧ 消化道症状较轻；⑨ 舌红苔黄；⑩ 脉数。

〖临床决策〗解毒祛瘀。

〖治疗推荐〗①《圣济总录》卷 5 红雪通中散：赤芍、人参、槟榔、枳壳、竹叶、甘草、木香各二两；羚羊角屑、升麻、黄芩各三两；栀子、葛根、桑白皮、木通、大青叶、蓝叶各一两半；芒硝十斤，苏枋六两，朱砂一两，麝香半两。上药除别研朱砂、大青叶外，余为粗末，用水一斗浸一宿，煎至五升，去滓，入银石锅，即下芒硝、朱砂、大青叶，不住手搅，候减尽水，即成红雪。置瓷器中，三日取出，捣罗为末，用瓷瓶子盛，不得泄气。每服二钱匕，小儿半钱匕，临卧用温水调下并温水送服《伤寒论》抵当丸一枚。②《伤寒论》抵当丸：大黄 3 两、水蛭 20 个、虻虫 20 个、桃仁

25 个,捣分四丸,每服一丸。

〖常用药物〗赤芍,皂矾,大黄,茵陈,桃仁,白茅根,半枝莲,大青叶,胡黄连,黄柏,黄连,黄芩,金钱草,苦参,郁金,栀子。

〖思路拓展〗《删补名医方论》柯琴曰:膀胱为水府,血本无所容蓄者也。少腹者,膀胱之室也,热结硬满,当小便不利,而反利者,是病不在膀胱内而在少腹内也。可知其随经之营血,因瘀热而结于少腹之里,而非膀胱之里也。故小便虽利,而硬满急结,蓄血仍瘀于少腹也。热淫于内,神魂不安,故发狂。血瘀不行,则营不运,故脉微而沉,营不运,则气不宣,故沉而结也。营气不周于身,则身黄。消谷善饥者,胃火炽盛也。大便反易者,血之濡也,色黑者,蓄血渗入也。善忘者,血不荣、智不明也。此皆瘀血之征兆,非至峻之剂,不足以抵其巢穴而当此重任,故立抵当汤。蛭,虫之善饮血者,而利于水。虻,虫之善咂血者,而猛于陆。并取水陆之善取血者以攻之,同气相求,更佐桃仁之苦甘,推陈致新,大黄之苦寒,荡涤邪热,故名抵当也。若热虽盛而未狂,少腹满而未硬,宜小其制,为丸以缓治之。若外证已解,少腹急结,其人如狂,是转属阳明,用调胃承气加桃仁桂枝之行血者于其中,以微利之,胃和则愈矣。此桃仁承气为治之缓也。

病毒性肝炎后肝硬化-肝疫癥瘕证

〖辨识要点〗① 符合病毒性肝炎后肝硬化诊断;② 疲倦乏力;③ 消化道症状明显;④ 肝质变硬;⑤ 肝功能异常;⑥ 进行性脾脏增大;⑦ 腹水;⑧ 门静脉高压表现;⑨ 面色黧黑;⑩ 舌暗苔少脉弦涩。

〖临床决策〗柔肝软坚。

〖治疗推荐〗①《重庆堂医学随笔》青附金丹:青皮(用芒硝五钱化水浸)、香附(童便浸)四两,郁金(用生矾五钱化水浸)二两,丹参(姜汁浸)二两,人参一两,当归一两,川芎一两,白术二两,茯苓二两,制半夏二两,陈皮五钱,炙甘草五钱。青附金丹四味为细末,醋糊为丸如麻子大,晒干洒上阿胶水,摇令光泽。再用归川六君八味研细末,以米饮泛在光泽小丸上作外廓,晒干。每服三钱开水送下。②《金匮要略》大黄䗪虫丸:大黄十分(蒸)、黄芩二两、甘草三两、桃仁一升、杏仁一升、芍药四两、干地黄十两、干漆一两、虻虫一升、水蛭百枚、蛴螬一升、䗪虫半升,上十二味末之,炼蜜和丸小豆大,酒饮服五丸,日三服。

〖常用药物〗青皮,香附,郁金,丹参,人参,半夏,白术,茯苓,陈皮,当归,川芎,商陆。

〖思路拓展〗①《重庆堂随笔》:此薛氏法,方制甚奇。缘虚弱人而患癥痞瘕癖有形之病,不可径施攻下,故用此为缓消之计。其妙在以六君、归、芎为外廓,使药入胃时不知有攻消之味,而胃气不伤,迨其渐化,则对证之药已至病所,俾病去而正不伤。诚女科之要方也。观此方以六君、归、芍先为保护中气,已寓化痰养血之治,可谓所至秋毫无犯,而暗伏奇兵拔其负固,安良除暴,允为王者之师。喻氏论治下焦寒疝,义本于止,岂非善得师哉!雄谓以此类推,凡治下焦病皆宜仿此法,庶无谚所云兵马过篱笆破之弊也。②《景岳全书·积聚》:治积之要在知攻补之宜,而攻补之宜当于孰缓孰急中辨之。凡积聚未久而元气未损者治不宜缓,盖缓之则养成其势反以难制,此其所急在积速攻可也。若积聚渐久,元气日虚,此而攻之则积气本远,攻不易及,胃气切近,先受其伤,愈攻愈虚,则不死于积而死于攻矣。此其所重在命,不在乎病,所当察也。故凡治虚邪者当从缓治,只宜专培脾胃以固其本,或灸或膏以疏其经,但使主气日强经气日通,则积痞自消。斯缓急之机,即万全之策也,不独治积,诸病亦然。凡坚硬之积必在肠胃之外募原之间,原非药力所能猝至,宜用阿魏膏、琥珀膏或水红花膏、三圣膏之类以攻其外,再用长桑君针法以攻其内。然此坚顽之积,非用火攻,终难消散,故莫妙于灸。余在燕都尝治愈痞块在左胁者数人,则皆以灸法收功也。

脊髓灰质炎

脊髓灰质炎(poliomyelitis)是脊髓灰质炎病毒引起的急性传染病。以发热、上呼吸道症状、肢体疼痛等为主要临床表现。

病原学：脊髓灰质炎病毒是小核糖核酸病毒科肠道病毒，直径 27～30 nm，呈立体对称20 面体。病毒颗粒中心为单股正链 RNA，外围 60 个衣壳微粒，形成核衣壳，无包膜。病毒按抗原性不同可分为Ⅰ、Ⅱ、Ⅲ型血清型，型间偶有交叉免疫。病毒低温下可长期存活，在冰冻环境下可保存数年，4℃冰箱内可存放数周，室温下可存活数日。pH3.0～10.0 时病毒可保持稳定，对胃液、肠液具有抵抗力，利于病毒在肠道生长繁殖。但对高温及干燥甚敏感，煮沸立即死亡，加温 56℃半小时灭活，紫外线、各种氧化剂、2％碘酊、甲醛等均可使其灭活。

病理特点：脊髓灰质炎病毒侵及大脑、中脑、延髓、小脑及脊髓，以脊髓损害为主，脑干次之。网状结构与前庭核及小脑盖核及脊髓前角细胞损害，偶见交感神经节及周围神经节病变。尼氏体消失，嗜酸性包涵体伴周围组织充血、水肿、血管周围单核细胞浸润，细胞核萎缩，细胞坏死。淋巴结和肠道淋巴组织增生炎症改变，心肌间质可有白细胞浸润。

顿挫型脊髓灰质炎-温疫风毒证

〖辨识要点〗① 符合顿挫型脊髓灰质炎诊断；② 发热；③ 乏力；④ 头痛；⑤ 咽喉肿痛；⑥ 纳差恶心；⑦ 无神经系统体征；⑧ 脊髓灰质炎病毒特异性抗体阳性；⑨ 舌红苔黄；⑩ 脉浮数。

〖临床决策〗祛风解毒辟秽。

〖治疗推荐〗《圣济总录》卷 18 白术散：白术、人参、秦艽、当归、天雄、附子、防风、桂枝、防己、萆薢、白蔹、桔梗、黄芪、山茱萸、麻黄、茵芋、炙甘草、细辛，常规剂量，每日 2 次水煎服。

〖常用药物〗苍术，降真香，川芎，大黄，虎头骨，细辛，鬼箭羽，白檀香，羊踯躅，羌活，草乌，藁本，白芷，荆芥，葛根，刺猬皮，穿山甲，羚羊角，干姜，桂枝，附子，花椒，桂皮，明雄，乳香，没药，防己，萆薢，白蔹。

〖思路拓展〗① 出生后 2 个月开始服用减毒活疫苗，分 3 次冷水吞服，半小时内不能饮热水。每次间隔4～6周,4岁时再加强免疫1次。②《备急千金要方》屠苏酒:辟疫气令人不染温病及伤寒之方。大黄十五铢,白术、桂心各十八铢,桔梗、花椒各十五铢,乌头六铢,莱菔十二铢,上七味,㕮咀,绛袋盛,以十二月晦日日中悬沉井中令至泥。正月朔旦平晓出药,置酒中煎数沸,于东向户中饮之。屠苏之饮先从小起,多少自在,一人饮一家无疫,一家饮一里无疫,饮药酒得三朝,还滓置井中,能仍岁饮,可世无病。当家内外有井,皆悉着药辟温气也。③《松峰说疫》卷2除秽靖瘟丹:苍术二钱,降真香二钱,川芎二钱,大黄二钱,虎头骨一钱,细辛一钱,斧头木(系斧柄入斧头之木)一钱,鬼箭羽一钱,桃枭(小桃干在树者)一钱,白檀香一钱,羊踯躅一钱,羌活一钱,甘草一钱,草乌一钱,藁本一钱,白芷一钱,荆芥一钱,干葛一钱,刺猬皮一钱,穿山甲一钱,羚羊角一钱,大枣一钱,干姜一钱,桂枝一钱,附子一钱,煅灶灰一钱,花椒一钱,山奈一钱,甘松一钱,排草一钱,桂皮一钱(共为粗末),明雄二钱,朱砂二钱,乳香一钱,没药一钱(4味另研)。上和,将药末装入绛囊,二至三钱,毋太少,阖家分带,时时闻嗅,已病易愈,未病不染。

无瘫痪型顿挫型脊髓灰质炎-温疫风毒重证

【辨识要点】① 符合无瘫痪型顿挫型脊髓灰质炎诊断;② 高热;③ 乏力;④ 剧烈头痛;⑤ 烦躁不安;⑥ 四肢疼痛;⑦ 脑膜刺激征;⑧ 脑脊液呈无菌性脑膜炎改变;⑨ 恢复期特异性抗体阳性;⑩ 舌红苔黄脉弦数。

【临床决策】祛风解毒。

【治疗推荐】①《太平圣惠方》卷6白蒺藜散:白蒺藜、羌活、沙参、丹参、麻黄、白术、羚羊角屑、细辛、草薢、五加皮、五味子、生地黄、赤茯苓、杏仁、石菖蒲、枳壳、郁李仁、附子、桂心、木通、槟榔、生姜,常规剂量,每日 2 次水煎送服《奇效良方》赤箭丸 20 粒。②《奇效良方》赤箭丸:赤箭二两,天雄、丹参、川乌、天南星、独活、防风、五加皮、桂心、白花蛇肉、川芎、白附子、牛膝、淫羊藿、白僵蚕、桑螵蛸、槟榔、细辛、酸枣仁、干蝎、野狐肝、蒺藜、草薢各一两,麻黄一两半,牛黄半两,朱砂一两,麝香半两,龙脑一分。上并生用,捣罗为末,入别研药,和令匀,炼蜜和捣五七百杵,为丸如梧桐子大。每服 20 丸,每日两次温水送服。

【常用药物】白蒺藜,羌活,丹参,羚羊角,草薢,五加皮,石菖蒲,槟榔,赤箭,天雄,川乌,天南星,独活,防风,白花蛇肉,白附子,牛膝,白僵蚕,槟榔,全蝎,野狐肝,牛黄,麝香,龙脑。

【思路拓展】《松峰说疫·瘟疫名义论》:古人言诸瘟病者,多作温热之温。夫言温而不言瘟,似为二症,第所言与瘟病相同,则温瘟为一病也明矣。后人加以广字,变温为瘟,是就病之名目而言,岂可以温瘟为两症乎?其曰春温、夏温、秋温、冬温,总属强立名色,其实皆因四时感瘟气而成病耳。其曰风温、湿温、温疟、温暑者,即瘟病而兼风、湿、暑、疟也。其曰瘟毒者,言瘟病之甚者也。曰热病者,就瘟病之发于夏者而言耳。至于晚发之说,更属不经。夫冬月寒疠之气,感之即病,那容藏于肌肤半年无恙,至来岁春夏而始发者乎?此必无之理也,而顾可习而不察欤!至于疫字,传以民皆疾解之,以其为病,延门阖户皆同,如徭役然。去彳而加疒,不过取其与疾字相关耳。是则瘟疫二字,乃串讲之辞,若曰瘟病之为疠疫,如是也,须知疫病所该甚广。瘟字原对疫字不过。瘟疫者,不过疫中之一症耳,始终感温热之疠气而发,故以瘟疫别之。此外尚有寒疫、杂疫之殊,而瘟疫书中,却遗此二条,竟将瘟疫二字平看,故强分瘟病、疫病,又各立方施治,及细按之,其方论又漫无差别,殊少情理,断不可从也。吁!瘟疫二字尚不明其意义,又奚以治瘟疫哉。

瘫痪型顿挫型脊髓灰质炎-风毒入络证

〖辨识要点〗① 符合瘫痪型顿挫型脊髓灰质炎诊断;② 发热乏力;③ 头痛咽痛;④ 四肢肌痛;⑤ 脊髓型瘫痪;⑥ 延髓型麻痹;⑦ 脑脊液呈无菌性脑膜炎改变;⑧ 瘫痪肌肉萎缩;⑨ 舌红苔黄;⑩ 脉数。

〖临床决策〗祛风解毒通络。

〖治疗推荐〗①《太平圣惠方》卷 74 白僵蚕散:白僵蚕一两,天麻一两,独活一两,麻黄一两半,乌犀角屑二分,白附子半两,藿香半两,天南星半两,半夏半两,龙脑一钱。上为细散,入研了药令匀。每服三钱,以生姜、薄荷汤调下,不拘时候。②《普济本事方》白附子散:白附子一两,麻黄、川乌、天南星各半两,全蝎五个,干姜、朱砂、麝香各一分。上为细末,酒调一字服之。

〖常用药物〗僵蚕,天麻,独活,麻黄,犀角,白附子,天南星,半夏,龙脑,川乌,全蝎,麝香。

〖思路拓展〗《松峰说疫·手足麻瘟》:其症先少腹痛,作羊毛疔挑之,无血,随作紫疙瘩,手足麻,麻至不知人而死。急令人以足病者手之三关脉上(男左手,女右手)用力勿放,直待四肢不麻,病患自觉心头发火,方放之,自愈。若放之早,虽愈后亦缠滞。三关脉即两手寸口诊脉处。

轮状病毒肠炎

轮状病毒肠炎(rotavirus enteritis)是轮状病毒所致的急性消化道传染病。以发热、呕吐、腹泻等为主要临床表现。

病原学：人类轮状病毒属呼肠病毒科，球形，直径为 70～75 nm，病毒核心被十二面壳体包裹，形成双层核衣壳，两层壳包裹着中心的核心蛋白。内壳的壳粒沿着病毒体边缘呈放射状排列，有如车轮状辐条，故称轮状病毒。具有双层衣壳结构的完整病毒颗粒具有传染性，只有内壳的不完整颗粒无传染性。病毒的核心部分为双股 RNA，由 11 个 RNA 节段组成。病毒耐酸耐碱耐乙醚，对外界有较强的抵抗力，室温下存活 7 个月，粪便中存活数日或数周。甲醛或 55℃ 30 min 灭活。

病理特点：可逆性小肠受损病理改变，黏膜上皮完整，小肠绒毛缩短钝，固有层单核细胞浸润，上皮细胞不规则，呈立方状，有空泡或坏死。

轮状病毒肠炎－肠疫湿毒证

【辨识要点】① 符合轮状病毒肠炎诊断；② 潜伏期 1～3 日；③ 腹泻腹痛；④ 恶心呕吐；⑤ 恶寒发热；⑥ 肌肉酸楚；⑦ 咳嗽；⑧ 脱水；⑨ 检出病原体病毒颗粒；⑩ 舌红苔白脉浮。

【临床决策】燥湿解毒。

【治疗推荐】①《鸡峰普济方》卷 14 露珠丸：白术、肉豆蔻、吴茱萸、赤石脂、干姜、附子、硫黄各一两，人参一两半，钟乳三分，胡粉三分。醋糊和丸如梧桐子大，每服二十丸。②《万病回春》卷 3 仓廪散：柴胡、甘草、桔梗、人参、川芎、茯苓、枳壳、前胡、羌活、独活、黄连、陈仓米、生姜、大枣各等分，常规剂量，每日两次水煎服。

【常用药物】白术，肉豆蔻，吴茱萸，赤石脂，干姜，附子，人参，柴胡，桔梗，人参，川芎，茯苓，枳壳，羌活，独活，黄连，陈仓米。

【思路拓展】①《伤寒明理论·自利》：伤寒自利何以明之？ 自利者，有不经攻下自然溏泄者，谓之自利也。伤寒自利多种，须知冷热虚实，消息投汤，无致失瘥。杂病自利，多责为寒，伤寒下利，多由协热。其与杂病有以异也。表邪传里，里虚协热则利，不应下而便攻之，内虚协热遂利,是皆协热。已又合病,皆作自利,太阳与阳明合病,必自下利,葛根汤主之。太阳与少阳合病,必自下利,黄芩汤主之。阳明与少阳合病,必自下利,大承气汤主之。三者皆合病下利,一者发表,一者攻里,一者和解,所以不同者,盖六经以太阳阳明为表,少阳太阴为在半表半里,少阴厥阴为在里。太阳阳明合病,为在表者也,虽曰下利,必发散经中邪气而后已,故与葛根汤以汗之。太阳与少阳合病,为在半表半里者也,虽曰下利,必和解表里之邪而后已,故与黄芩汤以散之。阳明少阴合病,为少阳邪气入腑者也,虽曰下利,必逐去胃中之实而后已,故与承气汤以下之。是三者所以有异也。下利家何以明其寒热耶?且自利不渴属太阴,以其脏寒故也。下利欲饮水者,以有热也。故大便溏小便自可者,此为有热自利。小便色白者,少阴病形悉具,此为有寒。恶寒脉微,自利清谷,此为有寒。发热后重,泄色黄赤,此为有热。皆可理其寒热也。凡腹中痛,转气下趋少腹者,此欲自利也。自利家身凉脉小为顺,身热脉大为逆。少阴病脉紧下利,脉暴微,手足反温,脉紧反去者,此为欲解,下利脉大者为未止,脉微弱数者,为欲自止,虽发热不死。是知下利脉大为逆,而脉小为顺也。自利宜若可温,理中白通诸四逆辈,皆温脏止利之剂。又有肠胃有积结,与下焦客邪,皆温剂不能止之,必也或攻泄之,或分利之而后已。《经》曰:理中者理中焦,此利在下焦,宜赤石脂禹余粮汤。复不止,当利其小便,是湿在下焦,渗泄而聚利者也。少阴病自利清水,色纯青,心下必痛,口干燥,与下利三部皆平,按之心下硬,或脉沉而滑,或不欲食而谵语,或瘥后至年月日复发,此数者,皆肠胃有积结,而须攻泄者也。《内经》有曰:大热内结,注泄不止,热宜寒疗,结伏须除,以寒下之,结散利止,大寒凝内,久利泄溏,愈而复发,绵历岁年,以热下之,寒去利止,谓之通因通用。下利虽有表证,又不可发汗,以下利为邪气内攻,走津液而胃虚也。故《经》曰:下利不可攻其表,汗出必胀满者是矣。大抵下利脱气至急,五夺之中,此为甚者,其或邪盛正虚,邪壅正气下脱,多下利而死。何以言之?《经》曰:下利日十余行,脉反实者死;发热下利至甚,厥不止者死;直视谵语下利者死。下利手足厥冷无脉者,灸之不温,脉不还死。少阴病自利,复烦躁不得卧寐者死。此数者,皆邪壅正气下脱而死者也。《金匮要略》曰:六腑气绝于外者,手足寒,五脏气绝于内者,利下不禁。呜呼!疾成而后药,虽神医不可为已,气既脱矣,孰能治之。②《万病回春·泄泻》:泄泻之症,只因脾胃虚弱,饥寒饮食过度,或为风寒暑湿所伤,皆令泄泻。治须分利小便、健脾燥湿为主。若泻太多而不止者,当用补住为要。若泻不止,手足寒、脉虚脱、烦躁发呃、气短、目直视、昏冒不识人者,皆死症也。若泄泻初起,不可就用补塞,恐积气未尽而成腹疼饱闷、恶心烦躁发呃而死。直待泻去四五次方可补住。此大法也。泄泻清浊不分者,湿多成五泻也。胃苓汤治脾胃不和,腹痛泄泻,水谷不化,阴阳不分。苍术(米泔制),厚朴(姜汁炒),陈皮,猪苓,泽泻,白术(去芦),茯苓(去皮),白芍(煨,各一钱),肉桂,甘草(炙,各二分)。上锉一剂,生姜、枣子煎,空心温服。水泻加滑石;暴痢赤白相杂,腹痛里急后重去桂,加木香、槟榔、黄连,水煎服;久泻加升麻;胜湿加防风、升麻;食积加神曲、麦芽、山楂;气虚加参、术。

手足口病

手足口病(hand，foot and mouth disease)是多种肠道病毒引起的常见传染病。主要表现为以发热伴、手、足、口腔、臀部等部位皮疹或疱疹等为主要临床表现。

病原学：手足口病病毒有 20 多型，主要为小 RNA 病毒科肠道病毒属的柯萨奇病毒、埃可病毒和新肠道病毒。肠道病毒呈球形，直径 24～30 nm，核衣壳呈二十面体对称，无包膜。基因组为单股正链 RNA，长度约为 7.4 kb，两端为保守的非编码区，中间为连续开放读码框架，基因组 5′端与病毒 RNA 合成和基因组装配有关，基因组 3′端能增强病毒的感染性。肠道病毒抵抗力强，适合在湿、热的环境下生存与传播，能抵抗胃酸、蛋白酶和胆汁的作用。对乙醚、去氯胆酸盐等不敏感，75％乙醇和 5％来苏尔不能灭活，紫外线照射和干燥的环境中病毒极易失活。甲醛、碘酒、高锰酸钾、漂白粉能够迅速杀灭病毒。

普通型手足口病-皮疫湿毒证

〖辨识要点〗① 符合普通型手足口病诊断；② 急性起病；③ 发热；④ 口痛；⑤ 口腔黏膜疱疹或溃疡；⑥ 手/足/臀部/臂部/腿部斑疹转疱疹；⑦ 检出病原体核酸；⑧ 舌质红；⑨ 舌苔腻；⑩ 脉数。

〖临床决策〗燥湿解毒。

〖治疗推荐〗①《羊毛瘟症论》卷下大辟瘟丹：桔梗三两，陈橘皮三两，麻黄四钱五分，藿香三两，升麻三两，生香附二两五钱，半夏一两五钱，川乌一两五钱，滑石一两二钱，紫苏叶七钱五分，雄黄三两，雌黄一两二钱，生大黄三两，赤小豆六两，鬼箭羽一两二钱，丹参一两五钱，忍冬藤花三两，山慈菇二两五钱，千金子一两五钱，广木香一两五钱，茅苍术一两五钱，山豆根一两五钱，五倍子二两五钱，北细辛一两二钱，麝香当门子三钱，红芽大戟一两二钱五分。上为细末，糯米粥为丸，重一钱一粒，用朱砂一两，研细水飞为衣，忌烘干。每次一粒，每日两次温水送服。②《医方易简》卷四解毒辟瘟丹：苍术十两，厚朴四两，陈皮三两，炙甘草二两，苏叶六两，藿香四两，羌活六两，防风六两，北细辛四两，川芎四两，白芷三两，石膏五两，山楂肉四两，麦芽四两，枳壳二两，黄芩六两，升麻三两，黑山栀三两，神曲八两。上为细末，神曲打糊为丸如梧桐子大,每次 20 粒,每日两次姜、葱煎汤送下。③ 抗病毒药物。

〖常用药物〗藿香,升麻,川乌,滑石,紫苏,雄黄,雌黄,大黄,鬼箭羽,丹参,山慈菇,千金子,苍术,山豆根,五倍子,红芽大戟,厚朴,羌活,防风,白芷,石膏,黄芩,栀子。

〖思路拓展〗《羊毛瘟症论》大辟瘟丹用法用量:瘟疫伏邪,阴阳二毒,狂躁昏乱,胸膈阻滞,毒邪未发,用薄荷泡汤磨服;羊毛温邪,毒火发动,微见寒热,恍惚神迷,头痛或眩,面色露青,舌有红点,或有疹块,胸胀身板,用石膏泡水磨服;霍乱绞肠痧,或感山岚瘴气,温痧温疟,俱用灯草汤磨服;中蛊毒、狐狸毒,并野菌、河豚、死牛马肉、草木鸟兽等毒,腹痛呕吐,气阻神昏,俱用黄酒磨服;类中风,口眼歪斜,语言謇涩,牙关紧闭,并历节风痛,筋骨拘挛,手足肿痛,行步艰难,俱用淡姜汤磨服;九种心痛、胃痛、腹痛,头晕作哕,并急中癫痫,鬼气狂叫,奔走失心,羊痫诸风,俱用开水磨服或淡姜汤亦可;男妇传尸骨蒸,劳瘵咳嗽,为虫所伤,每上半个月每日早间用开水磨服 1 粒;妇人癥瘕积块,经闭不调,腹中作痛,梦与鬼交,俱用红花煎汤磨,加黄酒少许服之;小儿惊风发热,积聚腹痛,五疳潮热,痧疹温邪,俱用薄荷叶泡汤磨服;偏正头风,左右上下牙疼,俱用生莱菔汁磨敷患处,内用开水磨服;痈疽发背,无名肿毒,俱用烧酒磨,加蟾酥、冰片敷患处,内服用开水磨。预防时行疫证,以绛纱囊装丹,悬于当胸或系左腕。

重症型手足口病-皮疫湿毒重证

〖辨识要点〗① 符合重症型手足口病诊断;② 急性起病;③ 高热;④ 口痛;⑤ 口腔黏膜疱疹或溃疡;⑥ 手/足/臀部/臂部/腿部斑疹转疱疹;⑦ 检出病原体核酸;⑧ 脑膜炎或脑炎;⑨ 谵妄或昏迷;⑩ 呼吸困难;⑪ 脉搏浅速;⑫ 舌红苔黄脉数。

〖临床决策〗清热解毒。

〖治疗推荐〗①《伤寒瘟疫条辨》卷 5 陷胸承气汤:白僵蚕 9 g,蝉蜕 10 个,黄连 3 g,黄芩 3 g,黄柏 3 g,栀子 3 g,枳实 7.5 g,厚朴 15 g,大黄 15 g,芒硝 9 g,瓜蒌 1 个,半夏 6 g,每日 2 次水煎送服局方至宝散 1 粒。② 局方至宝散:水牛角浓缩粉 200 g,牛黄 50 g,玳瑁 100 g,麝香 10 g,朱砂 100 g,雄黄 100 g,琥珀 100 g,安息香 150 g,冰片 10 g。以上 9 味,玳瑁、安息香、琥珀分别粉碎成细粉;朱砂、雄黄分别水飞成极细粉;将水牛角浓缩粉、牛黄、麝香、冰片研细,与上述粉末配研,过筛混匀即得。每次 2 g,每日 1 次;小儿 3 岁以内 1 次 0.5 g,4～6 岁 1 次 1 g。

〖常用药物〗僵蚕,蝉蜕,黄连,黄芩,黄柏,栀子,枳实,厚朴,大黄,芒硝,局方至宝散。

〖思路拓展〗①《伤寒总病论·斑豆疮论》:天行豌豆疮,自汉魏以前,经方家不载,或云建武中南阳征房所得,仍呼为房疮。其后名医虽载发斑候,是发汗吐下后,热毒不散,表虚里实,热气燥于外,故身体发斑。又说豌豆疮,表虚里实,一如发斑之理。别云热毒内盛,攻于脏腑,余气流于肌肉,遂于皮肤毛孔中,结成此疮。既是里实,热毒内盛,则未发及欲发,疮斑未见,皆宜下之也；疮已瘥，则再下之。此病有两种：一则发斑，俗谓之麻子，其毒稍轻；二则豌豆，其毒最重，多是冬温所变。凡觉冬间有非节之暖，疮毒未发，即如法下之，次第服预防之药，则毒瓦斯内消，不复作矣；有不因冬暖，四时自行者，亦如法下之。古方虽有治法，而不详备，疑当时毒热未甚，鲜有死者耶。近世此疾，岁岁未尝无也，甚者夭枉十有五六，虽则毒瓦斯内坏不治，因医为咎，又大半矣。若身疼壮热头痛，不与小汗，何由衰散？大腑久秘，毒攻腰胁，或心腹胀满，不与微利，何由释去？故当消息汗下。然则寒药固不当行，温药反增热毒，若热势大盛，脉候洪数，凉性之药，不阻表里气，亦可通用；若寒气阻碍，脉候浮迟，则温性之药，不阻表里气者，可冀冰释。云不可汗下寒热之药，只可紫草一味者，乃滞隅之流，只是遭逢轻疾，以自瘥为功，若值重病，则拱手待毙矣。世有权贵，自信不任人拘忌，冷热汗下，病或不救，则责医谬误，斯又可为伤叹。夫调瑟者必当移柱，故用古方，附以愚见，为斑豆方，以小儿多染此患，故专用小汤剂，大人可倍用之。②《松峰说疫·葡萄疫》：小儿多患此症，以受四时不正之气，郁于皮肤，结成大小青紫斑点，色若葡萄，发在遍体头面，乃为腑症。邪毒传胃，牙根出血，久则必至亏损。初起宜服羚羊角散清热凉血。久则胃脾汤滋益其内。又有牙根腐烂者，人中白散。加减羚羊角散（此方金银花、羌活、僵蚕、生地等皆可酌入）：羚羊角、防风、麦冬、玄参、知母、黄芩、牛蒡子、甘草节、金银花、淡竹叶，煎服。③《松峰说疫·疙瘩瘟》：其症发块如瘤，遍身流走，旦发夕死。三棱针刺入委中三分，出血，并服人中黄散。人中黄散：人中黄一两，明雄、朱砂各一两，共为末，薄荷、桔梗汤下二钱，日三夜二。消毒丸治时疫疙瘩恶症：大黄、牡蛎、僵蚕各一两，共为末，炼蜜丸，弹子大。新汲水化下一丸，无时。

麻　疹

麻疹(measles)是麻疹病毒引起的急性呼吸道传染病。以发热伴口腔黏膜斑(Koplik spots)及皮肤斑丘疹等为主要临床表现。

病原学：麻疹病毒属副黏液病毒，病毒呈球状或丝状，直径 90～150 nm，核心由单链 RNA 和核壳体组成，外层有脂蛋白包膜，包膜有 3 种结构蛋白。其血凝素是表面主要蛋白，可凝集猴红细胞，融合蛋白使病毒细胞与宿主细胞融合，基质蛋白与组合病毒成分及病毒繁殖有关。缺乏融合蛋白抗体可引起异型麻疹，缺乏基质蛋白抗体则与麻疹亚急性硬化性全脑炎的发生有关。麻疹病毒外界生活力弱，对日光和消毒剂敏感，过酸或过碱均易灭活。55℃ 15 min 即破坏，但耐寒耐干燥。

病理特点：感染部位形成网状内皮巨细胞与上皮巨细胞两种多核巨细胞。病毒或免疫损伤致真皮内毛细血管内皮细胞肿胀增生，单核细胞浸润，毛细血管扩张，红细胞和血浆渗出，表皮细胞变性坏死。

典型麻疹前驱期-肺疫表热证

〖辨识要点〗① 符合典型麻疹前驱期诊断；② 急性起病；③ 发热；④ 咳嗽流涕；⑤ 咽痛；⑥ 畏光；⑦ 麻疹黏膜斑；⑧ 风疹样皮疹；⑨ 麻疹抗体阳性；⑩ 舌红苔白脉浮。

〖临床决策〗宣肺透疹。

〖治疗推荐〗①《麻科活人全书》卷 2 宣毒发表汤：升麻、葛根、前胡、枳壳、木通、连翘、牛蒡子、杏仁、竹叶、荆芥、防风、桔梗、薄荷、甘草，常规剂量，每日 2 次水煎服。② 防风解毒汤：荆芥、防风、连翘、枳壳、牛蒡子、桔梗、石膏、知母、木通、生甘草、淡竹叶，常规剂量，每日 2 次水煎温服。

〖常用药物〗麻黄，西河柳，升麻，葛根，前胡，桔梗，薄荷，防风，荆芥，牛蒡子，荸荠，紫草。

〖思路拓展〗《恽铁樵全集·痧疹之用药》：痧子最要药及次要药：麻黄、葛根、柴胡、炮姜。以上四味是最要紧的主药，不过麻黄用时较少，炮姜用得更少，麻黄必须无汗时可用，炮姜只有泄泻属寒时用得着。黄芩、黄连、石膏、竹叶，以上四味是清热药，凉性，必须阳证、热证可以用，为重要副药,若见太阴证者,此四味不可用。杏仁、象贝母、川贝母、桑叶、橘红、瓜蒌、半夏、枇杷叶,以上八味宣肺化痰,性平,为痧子重要副药,因痧子十九都见咳嗽之故。枳实、槟榔、大腹皮、山楂炭、枳壳、焦谷芽,以上六味消导药,性平,痧子兼有食积时,此为重要副药。赤苓、猪苓、通草、六一散、泽泻、车前,以上六味利小便药,性平,咳嗽利害,小便短赤以及泄泻不止之症,此为重要副药。以上二十九味是最重要药,亦最为平正王道之品,用之得当,可以随手而愈,免却许多危险。以下是次要药:荆芥、防风、葱白、豆豉,以上发汗;扁豆衣、芡实,以上止泻;栀子、连翘、蝉蜕、玄参、天花粉,以上清热;牛蒡子、马勃(咽喉红肿者用此)、西河柳、白茅根(二味可为代茶品)、地祜萝、莱菔子、冬瓜子,以上化痰。以上共十八味,为次要副药。重要正药及副药,用之得当,可以弭患无形,用之不当,却有生命之险。这无所用其怕,既名为药原是补偏救弊的,当与不当,自然大有出入。但是次要副药却不然,用之而当,固然也有功效,用之不当,也无甚大危险。不过又有坏处,当病的来势狠重时节,想靠这个去病,却嫌力量太薄,季实靠不住,若当吃紧关头,用这种药,反能延宕时日,错过愈病机会。所以古人对于此等药不甚重视,以为成事不足败事有余,近人却喜欢用这种药,以为虽不能愈病于反掌,却可以无大过失。又说与其孟浪图功,毋宁小心寡过,这话听来未尝无理,然而鲁莽灭裂,有噬脐痛悔之时,首鼠犹豫,有稍纵即逝之憾,功固难图,过亦不寡。鄙意以为这个全是学识问题,单单从图功寡方商着想,恐怕无有是处,不过见仁见智,在乎各人才地,却也无从勉强。说到这里,却有几句医学以外的闲话,要请病家注意,从前汉文帝不能用云中守魏尚,却拊髀太息,并世无廉颇、李牧,可见贵耳贱目,贤者不免。所以医生之难,难在识病,病家之难,难在识医,用药不当病固无从得愈,信任不专,医生且无从用药矣。

典型麻疹出疹期-肺疫气分证

〖辨识要点〗① 符合典型麻疹出疹期诊断;② 急性起病;③ 高热;④ 呼吸道症状加重;⑤ 耳后发际皮疹渐及全身;⑥ 咽痛;⑦ 风疹样皮疹;⑧ 全身中毒症状加重;⑨ 麻疹抗体阳性;⑩ 舌红苔黄脉数。

〖临床决策〗清热解毒透疹。

〖治疗推荐〗①《麻科活人全书》柽叶葛根汤:西河柳、前胡、葛根、荆芥穗、贝母、玄参、知母、麦冬、甘草,常规剂量,每日 2 次水煎服。②《寿世保元》白虎解毒汤:生石膏 30 g,知母、牡丹皮各 6 g,玄参、赤参、赤芍、连翘各 9 g,金银花、大青叶各 12 g,白茅根 15 g,常规剂量,每日 2 次水煎服。

〖常用药物〗石膏,知母,黄连,黄芩,黄柏,栀子,甘草,金银花,连翘,桑叶,菊花,蝉蜕。

〖思路拓展〗《恽铁樵全集·最初三逆证》:咳嗽无论如何重,咳至呕吐,不算逆,完全咳不出,亦不算逆,若见气急、鼻扇就是逆证了,逆证有危险,不是逆证,没有危险。若问何以气急、鼻扇就有危险,因为气急、鼻扇,是气管枝发炎的证据。从咽喉直下是总气管,总气管之下分做两枝,两边肺叶里各有一个气管,这叫作支气管,支气管再分枝,分至极细,遍布于至全体肺叶之内,就是医书上所谓孙络。出痧子前驱期总是咳嗽,咳嗽原因,因为气管中有风,咳的作用,就是要风外出,风不得出,咳就格外厉害,喉咙气管都会红肿起来,这就叫作发炎。起初气管发炎,后来就会支气管发炎,再后来就会孙络发炎,一步重一步,这就叫作传里,大约到支气管发炎,就有气急、鼻扇的见证,这是前驱期第一个险症。其次发热,热度高,指头寒,是痧子普遍有的,原不算险症,若焉高热无汗,面部鼻傍口唇发青,那就危险了。若问所以然之故,病毒内攻,胃不能受,温温欲吐,则面部发青。鼻准幼两旁医书上谓之人王,人王是属胃的,我们要知道患者胸中难受与否,只要看这人王部发青与否。若是鼻准旁边连及近口唇地方一大片都是青的,那病就更深一步危险也。更加一层此时手脚的冷必定更厉害,这个见证有寒、有热、有虚、有实,用药略微错一点,变端非同小可,这是发热期内,一个很大的逆症。痧子见点的时候,讲究很多,历来传说的话,都不很靠得住,后文再仔细讨论,如今长话短说。我不定这一时期为传变期,这传变期内最要紧的是大便不可泄泻,泻则下陷身子不得出,以后就步步棘平。这个病有一件奇处,病毒一定要从皮肤里出来,所谓出来就是见红点,红点越见得多病势越见轻减,若是红点见之无可再见,就是病毒净尽病就好了。若是泄泻,红点就不见,或见得很少,若是泻得厉害,红点已经见的就会忽然没有,病必增剧,那病毒断断不从大便里出去的,所以泄泻是痧子最危险的逆证。

典型麻疹恢复期-肺疫津复证

〖辨识要点〗① 符合典型麻疹恢复期诊断;② 皮疹出齐后病情缓解;③ 皮疹顺序消退;④ 体温减退;⑤ 口干;⑥ 舌红;⑦ 少苔;⑧ 脉缓。

〖临床决策〗滋液养胃。

〖治疗推荐〗《温病条辨》沙参麦冬汤:北沙参、玉竹、麦冬、白扁豆、天花粉、桑叶、生甘草,常规剂量,每日 2 次水煎服。

〖常用药物〗北沙参,玉竹,麦冬,白扁豆,天花粉,桑叶,芦根,鲜石斛,荸荠,西瓜。

〖思路拓展〗《麻疹备要方论·原始论》:疹之为病也,本乎胎毒,感时行乖戾之气而发,亦与痘同。但痘出五脏属阴,阴主血,故有形有浆,其症有寒有热有虚实。疹出于六腑属阳,阳主气,故有形无浆,其症多实,有热而无寒。症既不同,治法亦异。世咸知痘疹所系于人者甚重,而不知疹之系人生死者为尤重。盖人当有生之初,受天地之气以成形,乾为天阳也,故称乎父,坤为地阴也,故称乎母。阴阳二气交感,而相火即寓乎其中,所以阴中之火,伏于人之身,发而为痘,阳中之火,伏于人之身,发而为疹。当其未发,无形可拟,无迹可寻,如石中之火,必击而后动。及其动也,因人之禀质为轻重,轻者可不治而愈,重者非善治不愈,所谓先天而天不违者此也。又必因天行之时气为缓急,缓者外邪之来不暴疾,可轻散,可清解,随表达而不遗;重者外邪之气多暴疾,正气先被其侵伐,内毒蕴结而不出,急当专力以治其标,使蕴结者乘势而外达,所谓后天而奉天时者此也。苟能悉先天之体,明后天之用,则周旋折旋无所往而不得其中矣。

轻型非典型麻疹-麻毒卫表证

〖辨识要点〗① 符合轻型非典型麻疹诊断;② 潜伏期长;③ 呼吸道症状轻;④ 发热;⑤ 无麻疹黏膜斑或不典型;⑥ 皮疹少而色淡;⑦ 舌红;⑧ 苔白;⑨ 脉浮;⑩ 麻疹抗体阳性。

〖临床决策〗宣肺透疹。

〖治疗推荐〗《麻科活人全书》卷 2 葛根解肌汤:葛根、前胡、荆芥、牛蒡子、连翘、蝉蜕、木通、赤芍、甘草、灯心草、桑白皮、贝母,常规剂量,每日 2 次水煎服。

〖常用药物〗葛根,前胡,荆芥,牛蒡子,连翘,蝉蜕,桑白皮,西河柳,升麻,薄荷,防风,荆芥,荸荠,紫草。

〖思路拓展〗《麻疹阐注·致五液法》:心主汗,凡疹已出未出,鼻扇,面青气喘,此邪毒犯肺,肺叶张也。急服麻黄取汗,水柳煎汤熏洗最妙。又生葱一握,芫荽一握,煎汤五七沸,住火,稍温,洗儿头额太阳面颊,次洗手足毕,即将渣敷贴,热者互换,儿熨不可太热,恐伤儿肌。又胡荽四两,好酒糟八两,煎法擦法同前。又棉纱不拘多少,煎汤乘热,先熏后洗,次则刮之,如刮痧之法,额角、天庭、头项、腰膊皆可。刮红再洗,仍频饮此汤以取汗。肝主泪,皂角搐鼻取泪令儿哭。脾主吐,鲜虾汤生葱汤发吐。肺主涕,皂角末搐鼻取嚏。肾主泄,虾汤笋汤发泄。

重型非典型麻疹-肺疫毒陷证

〖辨识要点〗① 符合重型非典型麻疹诊断;② 高热;③ 呼吸道症状轻;④ 发热;⑤ 大量紫蓝色融合性皮疹;⑥ 呼吸困难;⑦ 四肢厥冷;⑧ 谵妄抽搐;⑨ 脉微细弱;⑩ 麻疹抗体阳性。

〖临床决策〗清热解毒。

〖治疗推荐〗①《幼幼集成》沆瀣丹:川芎、大黄、黄芩、黄柏各 27 g,薄荷、枳壳各 13.5 g,黑牵牛、滑石、连翘、赤芍各 18 g,槟榔 23 g。和匀焙燥,研极细末,炼蜜为丸,如芡实大。月内之儿每服 1 丸,稍大者 2 丸,俱用茶汤化服。但觉微有泄泻则药力行,病即减矣。如不泄再服之。重病每日三服,以愈为度。②《麻症集成》卷三连贝解毒汤:黄连、黄芩、黄柏、连翘、归身、荆芥、川贝母、麦冬、牛蒡子、金银花、丹参,水煎服。

〖**常用药物**〗大黄,黄芩,黄柏,黑牵牛,连翘,赤芍,槟榔,当归,荆芥,川贝母,麦冬,金银花,丹参,紫草,牛蒡子。

〖**思路拓展**〗《恽铁樵全集·痧子不可用之药及其理由》:第一是石斛,第二是远志,第三是玉枢丹、保赤散、回春丹、至宝丹、牛黄丸、万氏牛黄丸、金鼠矢。不可用之药何限,一部《本草纲目》,除去几样可用之药,其余统是不可用的,何以单单提出这几种。若问这个理由,并无别的缘故,不过小子常常看见用以上各种药而误事的甚真且确,所以特地提出来讨论二番,假使病家、医家都能虚心听受,保全的小孩就不啻恒河沙数了。为什么要用石斛呢,用的人自然也有他的理由,他说小孩子热甚,最怕是壮热将阴液烧干,阴液既涸,病就不可救了,若用石斛,舌苔很糙的立刻就会转润,舌苔既润,阴分不涸,虽发热也就不要紧了,这就是用石斛的理由。又安神养阴药都嫌滋腻,惟有石斛绝不滋腻,所以放胆用之,别无顾忌。鄙见这话有个商量,须知热甚阴涸是少阴经的事,换一句话,说就是热病未传才见的证候,大约古人用天冬、玉竹、阿胶、鸡子黄的证候用石斛是可以的,若是病在三阳也可用石斛,那就仲景的学说完全错了,《内经》也完全错了。《内经》上说病温虚甚死,虚字指的是阴虚,也就指的是病之未传,若病在三阳万无阴虚之理,拙著《内经讲义》中论之最详。这个时候贸然养阴,他只知道舌润阴可不竭,又岂知养阴病不得出呢。病毒经甘凉抑遏之后,胸膈痞满变为烂喉、口糜、白痦,种种恶候都是不易收拾的。时医经验多些的,一面用石斛,一面却关照病家说,恐怕这病要出白痦,等到果然出了白痦,病家以为医生能预先知道,工夫不错,医生因为自己能预知白痦,已得意得胡天胡帝,至于患者死活,不暇问了,病家至死不悟。家中有别人病时,仍延此医,医生也至死不悟,替别人诊病时,还是用他的石斛,这个小子无以名之,只好说是劫数。石斛不可用于伤寒系之温病,尤不可用于痧子。伤寒系温病五字,是鄙人杜撰,然读者参观《温病讲义》卷四,当知此语绝不费解,且极重要。痧子之为病,译本《病理总论》谓原因不明了,然自药效言之,此病无汗者,当麻黄解表,有汗者宜葛根透发,与伤寒方同一蹊径则此病亦为伤寒系温病无疑,至于痧子何以必须从皮肤透发,畬别有发明,当着专篇详之。至于石斛所以不可用,当是因此物能助腺体分泌之故,第观胃中干则口中无津,津液从唾腺来,唾腺与胃脾必有密切关系,故胃中得水,能止口渴,鲜生地虽与石斛相似,其功用在能清血中亢热,增血中液体,与石斛完全不同。故当痧子已化燥未尽达之时,可以用鲜生地,不可用石斛,一用石斛,未尽达之痧子必不能达,惟热病末路,阴亏津涸,即吾《脉学讲义》中所谓阴虚而热之症,唾液涸竭,舌干而劫津,血液干极,热炽而神经失养,虽法用从治,而阴虚之甚,不能任药,自非霍石斛、鲜生地并用,不能有换回万一之希望。今之时医,往往一见舌干,即用石斛,甚且舌不干者亦用石斛,其弊在不知阴阳虚实,此则余所深恶痛绝者也。

异型麻疹-肺疫变证

【辨识要点】① 符合异型麻疹诊断；② 接种麻疹灭活疫苗后 4～6 年后再接触麻疹患者；
③ 突起高热；④ 头痛肌痛；⑤ 腹痛；⑥ 皮疹从四肢远端开始；⑦ 两肺啰音；⑧ 无麻疹黏膜斑；
⑨ 四肢水肿；⑩ 麻疹抗体阳性；⑪ 脉微细弱。

【临床决策】清热解毒。

【治疗推荐】《麻科活人》卷 2 葛根解毒汤：葛根、荆芥、前胡、牛蒡子、防风、连翘、淡竹叶、
人参、柴胡、桔梗、赤芍、羌活、升麻、甘草，常规剂量，每日 2 次水煎服。

【常用药物】葛根，荆芥，前胡，牛蒡子，防风，荆芥，连翘，竹叶，柴胡，赤芍，羌活，升麻，
紫草。

【思路拓展】①《麻疹阐注·疹原》：疹非一类，有瘴疹、瘾疹、温疹。盖痘疹皆非正疹也，
惟麻疹则为正疹。亦胎元之毒，伏于六腑，感天地邪阳火旺之气，自肺脾而出，故多咳嗽喷嚏，
鼻流清涕，眼泪汪汪，两胞浮肿，身热二三日或四五日始见点于皮肤之上，形如麻粒，色若桃花，
间有类于痘大者，此麻疹初发之状也。形尖疏稀，渐次稠密，有颗粒而无根晕，微起泛而不生
浆，此麻疹见形之后，大异于痘也。须留神调治，始终不可一毫疏忽，较之于痘虽稍轻而变化之
速则在顷刻也。廉按：身热一二日，疹点一齐涌出者重，三四日出者轻，五日后出者重，至六七
日隐隐皮肤之间而不见点者尤重。②《麻疹阐注·麻疹主治大法》：凡麻疹出贵透彻，宜先用
表发，使毒尽达于肌表。若过用寒凉，冰伏毒热，则必不能出透，多致毒瓦斯内攻，喘闷而毙。
至若已出透者，又当用清利之品，使内无余热，以免疹后诸证。且麻疹属阳，热甚则阴分受伤，
血为所耗，故没后须以养血为主，可保万全，此首尾治疹之大法。至于临时权变，惟神而明之而
已。廉按：主治大法，以表发清利养血三项该之，此真的确不磨之论。仲景复起，不能易斯言
也。诚能根据此用药，何有危症。然此其大法也，表发固忌清利，亦有火闭而宜兼用清凉者，食
闭而宜兼用消导者，痰闭而宜兼用化痰者，没后固宜养血，亦有匿表而宜兼用疏散者，火郁而宜
兼用清凉者，食积而宜兼用消导者，痰壅而宜兼用化痰者。且有元气本虚，初发而即宜兼补气
血，没后而即用温补者，亦有初发而兼补气血，没后而反用清凉者。麻疹千变万化，医者亦当以
千变万化应之，初非谢氏七十二症所能尽也。故又曰临时权变，惟神而明之而已。旨哉言乎！
此在读其书者，明其意而推展之耳。

风 疹

风疹(rubella)是风疹病毒引起的一种急性呼吸道传染病。以皮疹发热伴耳后枕部淋巴结肿大等为主要临床表现。

病原学：风疹病毒属披膜病毒科，为 RNA 病毒，电镜下呈球形，直径 50～70 nm，核心为单股正链 RNA，外有包膜，由脂蛋白等组成，其表面刺突有凝集雏鸡等禽类红细胞的活性，只有一种血清型。它只对人和猴有致病力，能在兔肾、乳田鼠肾、绿猴肾、兔角膜等细胞培养中生长并致细胞病变，风疹病毒在体外生活力弱，紫外线、乙醚、氯仿、甲醛、酸性(pH＜0.3)能灭活，耐寒不耐热，在 －70℃ 可保持活力 3 个月，干燥冰冻下保存 9 个月，但加热 56℃ 30 min、37℃ 1.5 h 可杀死。

病理特点：风疹病情轻，病变少，真皮上层毛细血管充血及有少量渗出液。淋巴结呈非特异性炎症。风疹病毒脑炎时脑组织水肿、血管周围炎性细胞浸润、神经细胞变性等。

风疹-风疫血热证

〖辨识要点〗① 符合风疹诊断；② 平均潜伏期 2 周左右；③ 发热；④ 皮疹；⑤ 耳后及枕部淋巴结肿大；⑥ 皮疹始于面部波及全身；⑦ 舌红；⑧ 苔白；⑨ 脉数；⑩ 分离出风疹病毒。

〖临床决策〗祛风活血。

〖治疗推荐〗①《朱仁康临床经验集》活血祛风汤：当归尾、赤芍、桃仁、红花、荆芥、白蒺藜各 9 g，蝉蜕、甘草各 6 g，每日 2 次水煎服。②《中医皮肤病学简编》薄荷牛蒡汤：薄荷、玄参、牛蒡子、大青叶、赤芍各 12 g，马勃、栀子、连翘、僵蚕各 9 g，板蓝根 15 g，桔梗 6 g，每日 2 次水煎服。

〖常用药物〗当归，赤芍，桃仁，红花，荆芥，防风，白蒺藜，蝉蜕，薄荷，牛蒡，玄参，大青叶，连翘，僵蚕，板蓝根，紫草，白鲜皮。

〖思路拓展〗《辨证录·疹症门》：小儿发热二三日，肌肤之间隐隐发出红点，如物影之摇动，时有时无者，此影疹也。人以为发斑之伤寒也，谁料是出疹发表，热毒外散，偶遇大寒大风生冷之犯，故皮肤闭塞，毒瓦斯内收，壅住于腠理之间。其症皮肤之际片片皆红或变白，白或转红,红或转紫,气喘腹满,甚而作痛,毒瓦斯入脏,欲出不能,存亡顷刻,至危之病也。治之法,必须化斑,而不必治疹。盖疹与斑总皆热毒耳。方用消斑化疹汤:玄参五钱、归尾三钱、石膏三钱、白芍五钱、地骨皮三钱、牡丹皮三钱、荆芥二钱、木通一钱、青蒿三钱、升麻一钱、麦冬三钱、甘草一钱,水煎服。一剂而斑化疹散,二剂而消归于无有矣。此方不多用大寒之品,止用微寒之味者,以疹斑之病,虽起于大热,然亦因脏腑之干燥,内无水制而外现也。今滋其津液,则水足以制火。又得引火解毒之药,直走皮肤,火毒欲内攻而不可得,又安得不外泄而解散者乎。

水 痘

水痘(varicella)是水痘-带状疱疹病毒初次感染引起的急性传染病。以发热及皮肤和黏膜成批出现周身性红色斑丘疹、疱疹、痂疹等为主要临床表现。

病原学：水痘病毒属疱疹病毒科，呈圆形或椭圆形，直径为150～200 nm，核心为线形双链DNA，衣壳是由162个壳粒排成的对称20面体，外层为脂蛋白膜。含有DNA聚合酶和胸腺嘧啶激酶。病毒在人胚纤维母细胞和上皮细胞中繁殖并产生局灶性细胞病变。感染细胞形成多核巨细胞，核内有嗜酸性包涵体。病毒不耐酸不耐热，不能在痂皮中存活，被乙醚灭活但在疱疹液中－65℃可存活8年。

病理特点：表皮棘细胞水肿变性形成单房性透明水泡，内含大量病毒。病灶周边及基底部充血及单核细胞及多核细胞浸润形成红晕，浸润的多核巨细胞内含有嗜酸性包涵体。

水痘-水痘湿热证

〖辨识要点〗① 符合水痘诊断；② 平均潜伏期2周左右；③ 发热；④ 头痛；⑤ 斑疹；⑥ 丘疹；⑦ 疱疹；⑧ 结痂；⑨ 水痘-带状疱疹病毒分离阳性；⑩ 舌红苔黄腻脉数。

〖临床决策〗清热燥湿。

〖治疗推荐〗①《医宗金鉴》卷59加味消毒饮：荆芥，防风，牛蒡子，升麻，生甘草，赤芍，南山楂，连翘，常规剂量，每日两次水煎服。②《治疹全书》卷下疮痈消毒饮：防风、荆芥、独活、连翘、天花粉、红花、金银花、黄芩、牛蒡子、甘草、何首乌。常规剂量，每日2次水煎服。③ α-干扰素或核苷类抗病毒治疗。

〖常用药物〗荆芥，防风，牛蒡子，升麻，甘草，连翘，赤芍，金银花，六一散，车前子，紫花地丁，黄花地丁，丝瓜藤，楝树子。

〖思路拓展〗①《痘疹心法要诀·水痘》：水痘发于脾、肺二经，由湿热而成也，初起与大痘相似，面赤唇红，眼光如水，咳嗽喷嚏，唾涕稠黏，身热二三日而始出，其形尖圆而大，内含清水，易胀易靥，不作脓浆。初起荆防败毒散主之，继以加味导赤散治之。荆防败毒散：羌活、独活、柴胡、前胡、荆芥、防风、生甘草、川芎、枳壳、桔梗、赤茯苓。加味导赤散：生地、木通、生甘草、连翘、黄连、滑石、赤苓、麦冬,引用灯心草,水煎服。②《痘疹心法要诀·水泡》:水泡者,形大皮薄,内含一包清水。盖因湿淫之气侵克脾经,故身面俱少,手足独密,以四肢属脾故也。须服加味保元汤,外用银针刺破,以胡荽酒调官粉涂患处,若延迟不治,变成痒塌,则难救矣。加味保元汤:人参、猪苓、泽泻、白术、黄芪、赤茯苓、炙甘草,引用生姜,水煎服。胡荽酒:胡荽四两、黄酒半斤,同煎,勿令泄气,候温调官粉,搽敷破处。

带状疱疹

带状疱疹是水痘-带状疱疹病毒引起的急性传染性皮肤病。以患处皮疹沿神经分布疼痛难忍等为主要临床表现。

病理特点：带状疱疹病毒沿神经纤维进入感觉神经节呈潜伏性感染。免疫功能下降时潜伏病毒激活复制并沿感觉神经离心传播至该神经支配的皮肤细胞内增殖，受累神经节炎症，单核细胞浸润，神经细胞变性，核内包涵体。

带状疱疹-湿疫肝毒证

〖辨识要点〗① 符合带状疱疹诊断；② 沿病变神经节段局部皮肤灼痒疼痛及感觉异常或过敏；③ 局部淋巴结可有肿痛；④ 发热和全身不适；⑤ 沿周围神经分布区域皮肤成簇红色斑疹；⑥ 很快发展为水泡；⑦ 数个水泡集成簇状；⑧ 持续神经痛；⑨ 结痂不留瘢痕；⑩ 舌质红；⑪ 舌苔黄；⑫ 脉数。

〖临床决策〗解毒燥湿。

〖治疗推荐〗①《医宗金鉴》五味消毒饮：金银花、野菊花、蒲公英、紫花地丁、紫背天葵子，常规剂量，每日两次水煎服。②《医方集解》龙胆泻肝汤：龙胆草、黄芩、栀子、泽泻、木通、车前子、当归、生地黄、柴胡、生甘草，常规剂量，每日两次水煎服。③ 核苷类抗病毒药物治疗。

〖常用药物〗金银花，野菊花，蒲公英，紫花地丁，紫背天葵，龙胆草，黄芩，车前子，柴胡，通草，地黄，当归，栀子，板蓝根，牡丹皮，赤芍，紫草。

〖思路拓展〗《成方便读·龙胆泻肝汤》：夫相火寄于肝胆，其性易动，动则猖狂莫制，挟身中素有之湿浊，扰攘下焦，则为种种诸证。或其人肝阴不足，相火素强，正值六淫湿火司令之时，内外相引，其气并居，则肝胆所过之经界，所主之筋脉，亦皆为患矣。故以龙胆草大苦大寒，大泻肝胆之湿火；肝胆属木，木喜条达，邪火抑郁，则木不舒，故以柴胡疏肝胆之气，更以黄芩清上，栀子导下，佐之以木通、车前、泽泻，引邪热从小肠、膀胱而出；古人治病，泻邪必兼顾正，否则邪去正伤，恐犯药过病所之弊，故以归、地养肝血，甘草缓中气，且协和各药，使苦寒之性不伤胃气耳。

流行性腮腺炎

流行性腮腺炎(epidemic parotitis mumps)是腮腺炎病毒引起的急性呼吸道传染病。以腮腺非化脓性肿痛伴发热等为主要临床表现。

病原学：腮腺炎病毒是单股核糖核酸病毒，球形，直径100～200 nm。有脂蛋白包膜，紫外线照射可灭活，55～60℃ 10～12 min 失去活力。早期可分离出病毒。病毒很少变异，各毒株间的抗原性均甚接近。感染腮腺炎病毒后再次感染发病者少见。

病理特点：腮腺非化脓性炎症，腺体充血、肿胀，被膜点状出血。腺泡细胞呈混浊肿胀或坏死崩解，间质组织水肿，淋巴细胞、单核细胞及少量中性粒细胞浸润。腮腺导管壁细胞肿胀、坏死，管腔中充满坏死细胞及渗出物。

流行性腮腺炎-腮疫热毒证

〖辨识要点〗① 符合流行性腮腺炎诊断；② 潜伏期平均 18 日；③ 耳下部肿痛；④ 高热烦躁；⑤ 影响张口咀嚼；⑥ 舌红；⑦ 苔黄；⑧ 脉数。

〖临床决策〗清热解毒。

〖治疗推荐〗①《东垣试效方》普济消毒饮：黄芩、黄连、陈皮、甘草、玄参、柴胡、桔梗、连翘、板蓝根、马勃、牛蒡子、薄荷、僵蚕、升麻，常规剂量，每日两次水煎服。② 利巴韦林，成人每日 1 g、儿童每日 15 mg/kg，静脉注射，5～7 日为 1 个疗程。

〖常用药物〗柴胡，黄芩，黄连，连翘，升麻，板蓝根，蒲公英，锦灯笼，玄参，夏枯草。

〖思路拓展〗①《东垣试效方》：用黄芩、黄连味苦寒，泻心肺间热以为君；橘红苦辛，玄参苦寒，生甘草甘寒，泻火补气以为臣；连翘、牛蒡子、薄荷叶苦辛平，板蓝根味苦寒，马勃、白僵蚕味苦平，散肿消毒定喘以为佐；升麻、柴胡苦平，行少阳、阳明二经不得伸；桔梗辛温为舟楫，不令下行。②《成方便读》：大头瘟，其邪客于上焦。故以酒炒芩、连之苦寒，降其上部之热邪；又恐芩、连性降，病有所遗；再以升、柴举之，不使其速下；僵蚕、马勃解毒而消肿；鼠、元、甘、桔利膈以清咽；板蓝根解疫毒以清热；橘红宣肺滞而行痰；连翘、薄荷皆能轻解上焦，消风散热。合之为方，岂不名称其实哉！③《奇方类编》犀角清毒饮：治一切瘟疫发热，舌上生苔，腮项肿痛湿热之症。牛蒡子(炒)、荆芥、生甘草、黄芩、犀角(镑)各一钱,防风六分,灯心草二十根为引,水二碗,煎八分服。④《补遗瘟疫杂证》:大头瘟,头面浮肿,普济消毒饮:黄芩、黄连、玄参、板蓝根、马勃、陈皮、柴胡、桔梗、大力、连翘、僵蚕、薄荷、升麻、甘草。气虚加人参,便实加大黄。发颐瘟,耳前后肿,荆防败毒散,加大力,外二味拔毒散,明雄白矾研末,茶调敷。捻颈瘟,喉痹失音,颈大腹胀;虾蟆瘟,腹不胀,均用荆防败毒散,加牛蒡子,外三妙散,明雄白矾火烧,研吹。瓜瓢瘟,胸高胁起,呕血如汁。生犀散:犀角、黄连、天花粉、人中黄、苍术、陈壁土。气虚加人参,便闭加大黄。杨梅瘟,遍身紫块,忽发霉疮。三黄汤:生地、赤芍、玄参、大黄、人中黄、黄连、牡丹皮、滑石、甘草,渴加石膏、葛根。疙瘩瘟,发块如瘤,遍身走痛。人中黄散:人中黄、雄黄、朱砂,研末,桔梗、薄荷、甘草,煎汤下,便闭,加大黄。葡萄瘟,青紫斑点,状若葡萄。羚羊散:羚羊角、生地、玄参、麦冬、黄芩、知母、金银花、僵蚕、大力、羌活、防风、甘草、竹叶。锦霞瘟,浑身斑疹,痛痒非常。犀角饮:犀角、大力、赤芍、生地、荆芥、防风。渴加石膏,粉葛。扣颈瘟,痰火迷心,袖绳欲缢,香附、郁金、雄黄为丸,以开膻中之郁,再加二陈以祛膈中之痰,更加羌活、细辛、鬼箭羽、丹参、赤小豆。通心泻火,自愈。软脚瘟,溺清泄白,足肿难移,白虎汤加苍术。以上扣颈瘟、软脚瘟外皆风寒包火,凝聚三阳使经络不通,激成赤肿,宜外风散寒,内清邪热,通用败毒散加减,毒盛加朱砂以泻君火,重加人中黄以泻脏热,赤肿甚者,针去恶血,此专言瘟疫热证也。

流行性感冒

流行性感冒（influenza）是流感病毒引起的急性呼吸道传染病。以急起高热伴头痛及全身肌肉酸痛等为主要临床表现。

病原学：流感病毒属是有包膜的 RNA 病毒。病毒颗粒呈球形或细长形，直径 80～120 nm。其核心是由 8 个核糖蛋白和单链 RNA 形成的核糖核蛋白，病毒外包膜由基质蛋白、双层类脂膜和糖蛋白突起组成。糖蛋白突起由血凝素和神经氨酸酶两种微粒组成。甲型流感病毒变异有三种类型，又称抗原转换，流感病毒不耐热，56℃ 30 min、65℃ 5 min、100℃ 1 min 即可灭活；不耐酸和乙醚，对紫外线、甲醛、乙醇和常用消毒剂均敏感。在低温环境中较稳定，在 4℃环境可存活月余，在真空干燥或 -20℃以下可长期保存。

病理特点：纤毛柱状上皮细胞变性、坏死、脱落，基底细胞正常。流感病毒性肺炎肺内广泛出血，肺脏呈暗红色，水肿严重，有纤维蛋白渗出物，内含中性粒细胞和单核细胞，肺下叶肺泡常有出血，可有透明膜形成。气管和支气管中含有血性分泌物，黏膜充血，气管及支气管纤毛上皮细胞坏死脱落，黏膜下层灶性出血、水肿和轻度炎性细胞浸润。

典型流行性感冒-肺疫表热证

〖辨识要点〗① 符合典型流行性感冒诊断；② 潜伏期一般 1～3 日；③ 发热恶寒；④ 头痛全身肌肉酸痛；⑤ 显著乏力；⑥ 食欲减退；⑦ 两肺干鸣音；⑧ 舌红苔黄；⑨ 脉数。

〖治疗决策〗清热宣肺。

〖治疗推荐〗①《温病条辨》银翘散：金银花、连翘各一两，桔梗、薄荷、牛蒡子各六钱，竹叶、荆芥穗各四钱，淡豆豉、生甘草各五钱。上杵为散，每服六钱，鲜苇根汤煎，香气大出，即取服，勿过煎。肺药取轻清，过煎则味厚入中焦矣。病重者，约二时一服，日三服，夜一服；轻者，三时一服，日二服，夜一服；病不解者，作再服。② 金刚烷胺，每次 100 mg，每日 2 次口服。或奥司他韦，每次 75 mg，每日 2 次口服。

〖常用药物〗金银花，连翘，桑叶，菊花，牛蒡子，薄荷，芦根，桔梗，大青叶，板蓝根，蒲公英，紫花地丁，贯众，羌活，独活。

〖**思路拓展**〗①《温病条辨·上焦篇》：温病者有风温、有温热、有温疫、有温毒、有暑温、有湿温、有秋燥、有冬温、有温疟。此九条，见于王叔和《伤寒例》中居多，叔和又牵引《难经》之文以神其说。按时推病，实有是证，叔和治病时，亦实遇是证。但叔和不能别立治法，而叙于《伤寒例》中，实属蒙混，以《伤寒论》为治外感之妙法，遂将一切外感悉收入伤寒例中，而悉以治伤寒之法治之。后人亦不能打破此关，因仍苟简，千余年来，遗患无穷，皆叔和之作俑无怪见驳于方有执、喻嘉言诸公也。然诸公虽驳叔和，亦未曾另立方法，喻氏虽立治法，仍不能脱却伤寒圈子，弊与叔和无二，以致后人无所遵根据。本论详加考核，准古酌今，细立治法，除伤寒宗仲景法外，俾四时杂感，朗若列眉；未始非叔和有以肇其端，东垣、河间、安道、又可、嘉言、天士宏其议，而瑭得以善其后也。风温者，初春阳气始开，厥阴行令，风夹温也。温热者，春末夏初，阳气弛张，温盛为热也。温疫者，厉气流行，多兼秽浊，家家如是，若役使然也。温毒者，诸温夹毒，秽浊太甚也。暑温者，正夏之时，暑病之偏于热者也。湿温者，长夏初秋，湿中生热，即暑病之偏于湿者也。秋燥者，秋金燥烈之气也。冬温者，冬应寒而反温，阳不潜藏，民病温也。温疟者，阴气先伤，又因于暑，阳气独发也。按诸家论温，有顾此失彼之病，故是编首揭诸温之大纲，而名其书曰《温病条辨》。②《温病条辨》本论第一方用桂枝汤者，以初春余寒之气未消，虽曰风温（系少阳之气），少阳紧承厥阴，厥阴根乎寒水，初起恶寒之证尚多，故仍以桂枝为首，犹时文之领上文来脉也。本论方法之始，实始于银翘散。吴鞠通按：六气播于四时，常理也。诊病者，要知夏日亦有寒病，冬日亦为温病，次年春夏尚有上年伏暑，错综变化，不可枚举，全在测证的确。本论凡例内云：除伤寒宗仲景法外，俾四时杂感，朗若列眉，后世学人，查证之时，若真知确见其为伤寒，无论何时，自当仍宗仲景；若真知六气中为何气，非伤寒者，则于本论中求之。上焦篇辨伤寒温暑疑似之间最详。

流行性感冒-肺疫表寒证

〖**辨识要点**〗① 符合流行性感冒诊断；② 发热；③ 恶寒；④ 无汗；⑤ 头痛；⑥ 体痛；⑦ 咳嗽；⑧ 舌质淡；⑨ 舌苔薄白；⑩ 脉浮紧；⑪ 流感病毒分离阳性。

〖**临床决策**〗散寒宣肺。

〖**治疗推荐**〗①《伤寒论》大青龙汤：麻黄六两，桂枝二两，炙甘草二两，杏仁四十个，生姜三两，大枣十二枚，石膏如鸡子大。右七味，以水九升，先煮麻黄，减二升，去上沫，内诸药，煮取三升，去滓，温服一升，取微似汗，汗出多者，温粉扑之。一服汗者，停后服。汗多亡阳，遂虚，恶风烦躁，不得眠也。②《太平圣惠方》解表附子散：附子、干姜、麻黄、桂枝、川芎、乌头，常规剂量，每日两次水煎服。

〖**常用药物**〗麻黄，桂枝，杏仁，石膏，羌活，独活，防风，荆芥，附子，干姜，川芎，乌头。

〖**思路拓展**〗《删补名医方论·大青龙汤》：何以知风寒两伤、营卫同病、以伤寒之脉而见中风之证,中风之脉而见伤寒之证也。名大青龙汤者,取龙兴云雨之义也。治风不外乎桂枝,治寒不外乎麻黄,合桂枝麻黄二汤以成剂,故为兼风寒中伤者主之也。二证俱无汗,故减芍药,不欲其收也。二证俱烦躁,故加石膏以解其热也。设无烦躁,则又当从事于麻黄桂枝各半汤也。仲景于表剂中加大寒辛甘之品,则知麻黄证之发热,热全在表;大青龙证之烦躁,兼肌里矣。初病太阳即用石膏者,以其辛能解肌热,寒能清胃火,甘能生津液,是预保阳存津液之先着也。粗工疑而畏之,当用不用,必致热结阳明,斑黄狂冒,纷然变出矣。观此则可知石膏乃中风伤寒之要药,得麻、桂而有青龙之名,得知草而有白虎之号也。服后取微汗,汗出多者,温粉扑之。一服得汗,停其后服,盖戒人即当汗之证,亦不可过汗也。所以仲景桂枝汤中不用麻黄者,是欲其不大发汗也;麻黄汤中用桂枝者,恐其过汗无制也。若不慎守其法,汗多亡阳,变生诸逆,表遂空虚而不任风,阴盛格阳而更烦躁不得眠也。

肺炎型流行性感冒-肺疫咳喘证（又称原发性流感病毒肺炎）

〖**辨识要点**〗① 符合流行性感冒诊断;② 咳嗽加剧;③ 肺部啰音;④ 高热不退;⑤ 全身衰竭;⑥ 体痛;⑦ 呼吸急促;⑧ 舌质红;⑨ 舌苔薄白;⑩ 脉浮数;⑪ 流感病毒分离阳性。

〖**治疗决策**〗清热宣肺。

〖**治疗推荐**〗《伤寒论》麻黄杏仁石膏甘草汤。

〖**常用药物**〗麻黄,杏仁,石膏,鱼腥草,大青叶,板蓝根,羌活。

〖**思路拓展**〗《删补名医方论·麻黄杏仁甘草石膏汤》柯琴曰:石膏为清火之重剂,青龙、白虎皆赖以建功,然用之不当,适足以招祸。故青龙以无汗烦躁,得姜、桂以宣卫外之阳也;白虎以有汗烦渴,须粳米以存胃中之液也。此但热无寒,故不用姜、桂,喘不在胃而在肺,故不须粳米。其意重在存阴,不必虑其亡阳也,故于麻黄汤去桂枝之监制,取麻黄之专开,杏仁之降,甘草之和,倍石膏之大寒,除内外之实热,斯溱溱汗出,而内外之烦热与喘悉除矣。

胃肠型流行性感冒-肺疫泄泻证

〖**辨识要点**〗① 符合胃肠型流行性感冒诊断;② 发热;③ 头重;④ 恶心;⑤ 呕吐;⑥ 腹泻;⑦ 腹胀;⑧ 舌质红;⑨ 舌苔白腻;⑩ 脉濡数。

〖**临床决策**〗逆流挽舟。

〖**治疗推荐**〗《太平惠民和剂局方》败毒散:柴胡、前胡、川芎、枳壳、羌活、独活、茯苓、桔梗、人参、甘草、生姜、薄荷。上为粗末,每服6g,水一盏,加生姜、薄荷各少许同煎七分,去滓,不拘时服,寒多则热服,热多则温服。

〖常用药物〗柴胡,前胡,羌活,独活,防风,荆芥,茯苓,桔梗,枳壳,人参,苍术,白术。

〖思路拓展〗《伤寒总病论·叙论》:阳气闭藏,反扰动之,令郁发腠理,津液强渍,为寒所搏,肤腠反密,寒毒与荣卫相浑。当是之时,勇者气行则已,怯者则着而成病矣。其即时成病者,头痛身疼,肌肤热而恶寒,名曰伤寒。其不实时成病,则寒毒藏于肌肤之间,至春夏阳气发生,则寒毒与阳气相搏于荣卫之间,其患与冬时即病候无异。因春温气而变,名曰温病也。因夏暑气而变,名曰热病也。因八节虚风而变,名曰中风也。因暑湿而变,名曰湿病也。因气运风热相搏而变,名曰风温也。其病本因冬时中寒,随时有变病之形态尔,故大医通谓之伤寒焉。其暑病、湿温、风温死生不同,形状各异,治别有法。庞曰:天寒之所折,则折阳气。足太阳为诸阳主气,其经夹脊膂,贯五脏六腑之腧,上入脑,故始则太阳受病也。以其经贯五脏六腑之腧,故病有脏腑传变之候。以其阳经先受病,故次第传入阴经。以阳主生,故足太阳水传足阳明土,土传足少阳木,为微邪。以阴主杀,故木传足太阴土,土传足少阴水,水传足厥阴木。至第六七日,当传足厥阴肝,木必移气克于脾土,脾再受贼邪,则五脏六腑皆危殆矣。荣卫不通,耳聋囊缩,不知人则死,速用承气汤下之,则可保五死一生。勿从容拯溺,病患水浆不入,汤液不下,无可奈何也。《素问》云:脾热病则五脏危。又云:土败木贼则死。若第六七日传厥阴,脉得微缓、微浮,其证寒热似疟,此为必愈,宜桂枝麻黄各半汤和之。微缓、微浮为脾胃脉也,故知脾气全不再受克,邪无所容,否极泰来,荣卫将复,水升火降,则寒热作而大汗解矣。人将大汗必冒昧者,若久旱天将时雨,六合皆至昏昧。雨降之后,草木皆苏,庶物明净,《玉册》所谓换阳之吉证也。王叔和云土地温凉,高下不同,物性刚柔,餐居亦异。是以黄帝兴四方之问,岐伯立四治之能,以训后贤,开其未悟。临病之工,宜两审之。庞曰:叔和非医之圆机,孰能臻此也。如桂枝汤自西北二方居人,四时行之,无不应验。自江淮间地偏暖处,唯冬及春可行之。自春末及夏至以前,桂枝、麻黄、青龙内宜黄芩也。自夏至以后,桂枝内又须随证增知母、大青、石膏、升麻辈取汗也。若时行寒疫及病患素虚寒者,正用古方,不在加减矣。夏至以后,虽宜白虎,详白虎汤自非新中暍而变暑病所宜,乃汗后解表药耳,以白虎未能驱逐表邪故也。或有冬及始春寒甚之时,人患斯疾,因汗下偶变狂躁不解,须当作内热治之,不拘于时令也。南方无霜雪之地,不因寒气中人,地气不藏,虫类泄毒,岚瘴间作,不在此法,治别有方也。又一州之内,有山居者为居积阴之所,盛夏冰雪,其气寒,腠理闭,难伤于邪,其人寿,其有病者多中风中寒之疾也。有平居者为居积阳之所,严冬生草,其气温,腠理疏,易伤于邪,其人夭,其有病者多中湿中暑之疾也。凡人禀气各有盛衰,宿病各有寒热。因伤寒蒸起宿疾,更不在感异气而变者。假令素有寒者,多变阳虚阴盛之疾,或变阴毒也。素有热者,多变阳盛阴虚之疾,或变阳毒也。庞曰:四时之中,有寒暑燥湿风火相搏,喜变诸疾,须预察之。其饮食五味禽鱼虫菜果实之属,性偏有嗜者；或金石草木药素尝有饵者；人五脏有大小、高下、坚脆、端正偏倾，六腑亦有大小、长短、浓薄、缓急，令人终身长有一病者。贵者后贱，富者乍贫，有常贵，有常富，有暴富，有暴贫，有暴乐，有暴苦，有始乐后苦，有离绝蕴结，忧恐喜怒者。

人禽流行性感冒

人禽流行性感冒(human avian influenza)是甲型流感病毒某些毒株引起的急性呼吸道传染病。人禽流感的主要临床表现为以高热咳嗽伴呼吸急促等为主要临床表现。

病原学:依据禽流感病毒外膜血凝素和神经氨酸酶蛋白抗原性分出许多亚型。禽流感病毒65℃加热 30 min 或煮沸 2 min 即可灭活。pH4.0 下也具存活能力。常用消毒剂如氧化剂、稀酸和卤素化合物等易灭活。直射阳光下 40~48 h 可灭活,用紫外线直接照射亦可迅速破坏其传染性。病毒在粪便中可存活 1 周,在 4℃水中可存活 1 个月。病毒对低温抵抗力较强。

病理特点:支气管黏膜严重坏死,肺泡内大量淋巴细胞浸润,散在出血灶和肺不张,肺透明膜形成。

人禽流行性感冒-肺疫热毒证

〖辨识要点〗① 符合人禽流行性感冒诊断;② 急性起病;③ 潜伏期通常在 7 日以内;④ 高热;⑤ 呼吸困难;⑥ 烦躁;⑦ 尿黄或尿少;⑧ 舌红苔黄;⑨ 脉数;⑩ 病毒分离阳性。

〖临床决策〗清肺解毒。

〖治疗推荐〗①《医方易简》卷四避瘟丹:紫苏二两,香附四两,苍术二两,麦冬一两,木香一两,白扁豆二两,雄黄五钱,薄荷二两,管仲八两,连翘二两,山楂肉三两,广藿香叶一两,降香末三两。上为细末,用生姜一斤捣汁拌入药内,再炼蜜为丸,朱砂飞净为衣,每丸重二钱。时证伤寒,山楂、薄荷汤送下;疟疾,柴胡、陈皮汤送下;痢疾赤者,当归汤送下,白者淡姜汤送下。小儿、孕妇服半丸。②《伤寒温疫条辨》升降散:白僵蚕 6 g,全蝉蜕 3 g,姜黄 9 g,生大黄 12 g,共研细末,和匀。据病之轻重,分 2~4 次服,用黄酒、蜂蜜调匀冷服。中病即止。

〖常用药物〗蝉蜕,僵蚕,姜黄,大黄,石膏,知母,黄连,黄芩,紫苏,香附,苍术,木香,雄黄,连翘,藿香。

〖思路拓展〗①《伤寒瘟疫条辨》:是方以僵蚕为君,蝉蜕为臣,姜黄为佐,大黄为使,米酒为引,蜂蜜为导,六法具备,而方乃成。僵蚕味辛苦气薄,喜燥恶湿,得天地清化之气,轻浮而升阳中之阳,故能胜风除湿,清热解郁,从治膀胱相火,引清气上朝于口,散逆浊结滞之痰也;蝉蜕气寒无毒，味咸且甘，为清虚之品，能祛风而胜湿，涤热而解毒；姜黄气味辛苦，性温，无毒，祛邪伐恶，行气散郁，能入心脾二经，建功辟疫；大黄味苦，大寒无毒，上下通行，亢盛之阳，非此莫抑；米酒性大热，味辛苦而甘，令饮冷酒，欲其行迟，传化以渐，上行头面，下达足膝，外周毛孔，内通脏腑经络，驱逐邪气，无处不到；蜂蜜甘平无毒，其性大凉，主治丹毒斑疹，腹内留热，呕吐便秘，欲其清热润燥，而自散温毒也。盖取僵蚕、蝉蜕，升阳中之清阳；姜黄、大黄，降阴中之浊阴，一升一降，内外通和，而杂气之流毒顿消矣。② 赔赈散：《伤寒温疫条辨》卷四引《二分晰义》温证解毒散：《羊毛瘟症论》卷下。炼蜜为丸，名太极丸。本方药仅四味，其中僵蚕、蝉蜕祛风解痉、散风热、宣肺气，宣阳中之清阳；大黄、姜黄荡积行瘀、清邪热、解温毒，降阴中之浊阴；又加黄酒为引，蜂蜜为导。两两相伍，一升一降，可使阳升阴降，内外通和，而温病表里三焦之热全清。杨栗山云：名曰升降，亦表里双解之别名也。

人禽流行性感冒-肺疫寒毒证

〖**辨识要点**〗① 符合人感染禽流感诊断；② 急性起病；③ 恶寒；④ 发热；⑤ 身体疼痛；⑥ 无汗；⑦ 烦躁；⑧ 呼吸困难；⑨ 舌苔白；⑩ 脉浮紧；⑪ 病毒分离阳性。

〖**临床决策**〗散寒解毒。

〖**治疗推荐**〗《普济方》卷130 百解散：前胡、柴胡、知母、贝母、牡丹皮、桔梗、羌活、独活、荆芥、黄芩、茵陈、栀子、升麻、麻黄、大黄、麦冬、杏仁、紫菀、玄参、秦艽，常规剂量，每日两次水煎服。

〖**常用药物**〗麻黄，桂枝，石膏，杏仁，生姜，羌活，独活，防风，前胡，柴胡，知母，贝母，牡丹皮，桔梗，荆芥。

〖**思路拓展**〗《伤寒总病论·时行寒疫论》：《病源》载从立春节后，其中无暴大寒，又不冰雪，而人有壮热病者，此属春时阳气，发于冬时，伏寒变为温病也。从春分以后至秋分节前，天有暴寒，皆为时行寒疫也。三月、四月，或有暴寒，其时阳气尚弱，为寒所折，病热犹轻；五月、六月，阳气已盛，为寒所折，病热则重；七月、八月，阳气已衰，为寒所折，病热亦微，其病与温病、暑病相似，但治有殊耳。其治法初用摩膏火灸，唯二日法针，用崔文行解散，汗出愈。不解，三日复发汗，若大汗而愈，不解者，勿复发汗也。四日服藜芦丸，微吐愈；若病固，藜芦丸不吐者，服赤小豆瓜蒂散吐之，已解，视病尚未了了者，复一法针之当解。不解者，六日热已入胃，乃与鸡子汤下之愈。无不如意，但当谛视节度与病耳。食不消，病亦如时行，俱发热头痛，食病，当速下之；时病当待六七日。时病始得，一日在皮，二日在肤，三日在肌，四日在胸，五日入胃，入胃乃可下也。热在胃外而下之，热乘虚入胃，然要当复下之。不得下，多致胃烂发斑。微者赤斑出，五死一生；剧者黑斑出，十死一生。人有强弱相倍也。病者过日不以时下之，热不得泄，亦胃烂斑出矣。若得病无热，但狂言烦躁不安，精神言语不与人相主当者，治法在五苓散证中。此巢氏载治时行寒疫之法焉。温病、暑病相似，但治有殊者。据温病无摩膏火灸，又有冬温、疮豆，更有四时脏腑阴阳毒，又夏至后有五种热病，时令盛暑，用药稍寒，故治有殊也。

传染性非典型肺炎

传染性非典型肺炎,又称严重急性呼吸综合征(severe acute respiratory syndrome),是SARS冠状病毒导致的传染性特殊肺炎。以发热与呼吸困难伴全身中毒症状等为主要临床表现。

病原学:SARS冠状病毒包膜有花瓣样或纤毛样突起,整个病毒外形呈日冕状,可在Vero细胞和猴肾细胞中培养繁殖。病毒在干燥塑料表面最长可活4日,尿液中至少1日,腹泻患者粪便中至少4日以上。4℃培养中存活21日,-80℃保存稳定性佳。56℃ 90 min或75℃ 30 min可灭活病毒。病毒对紫外线敏感。常用病毒灭活剂如β-丙内酯、乙醚、氯仿、甲醛、过氧化氢、含氯消毒剂等可以灭活。

病理特点:双肺明显肿胀,镜下呈弥漫性肺泡病变,肺水肿及透明膜形成。肺间质纤维化,肺泡纤维闭塞。小血管内微血栓和肺出血、散在的小叶性肺炎、肺泡上皮脱落、增生等病理改变。肺门淋巴结多充血、出血及淋巴组织减少。

典型传染性非典型肺炎-肺疫热毒证

【辨识要点】① 符合典型传染性非典型肺炎诊断;② 高热乏力;③ 头身疼痛;④ 呼吸困难;⑤ 咳血;⑥ 烦躁;⑦ 急性呼吸窘迫综合征;⑧ 舌质深红;⑨ 舌苔黄燥;⑩ 脉洪数;⑪ 分离的病毒经RT-PCR鉴定SARS病毒阳性。

【临床决策】清热解毒。

【治疗推荐】①《伤寒直格》双解散:防风、川芎、当归、芍药、薄荷、大黄、麻黄、连翘、芒硝、石膏、桔梗、滑石、白术、栀子、荆芥、甘草、黄芩、葱白、豆豉、生姜,常规剂量,每日两次水煎服。或温服不拘时,兼夜四服。设痊愈后,更宜常服,使病不再作,新病不生,并无过竟。无问岁数,乃平人常服之仙药也。② 洛匹那韦及利托那韦或干扰素等抗病毒治疗。

【常用药物】防风,川芎,当归,薄荷,大黄,麻黄,连翘,石膏,桔梗,滑石,栀子,荆芥,黄芩,独活,升麻,玄参。

【思路拓展】《伤寒直格·双解散》:普解风寒暑湿,饥饱劳逸,忧愁思虑,恚怒悲恐,四时中外诸邪所伤,但觉身热、头疼、拘倦强痛,无问自汗、无汗,憎寒发热,渴与不渴,有甚伤寒疫疠、汗病两感,风气杂病,一切旧病作发,三日里外,并宜服之。设若感之势甚,本难解者常服,三两日间,亦渐减可,并无所损。或里热极甚,腹满实痛,烦渴谵妄,须可急下者,以大承气汤下之,三一承气汤亦妙也。或下后未愈,或证未全,或大汗前后逆气,或汗后余热不解,或遗热劳复,或感他人病气、汗毒传染,或中瘴气、马气、羊气一切秽毒,并漆毒,酒、食,一切药毒,及坠堕打扑,伤损疼痛,或久新风眩头疼,中风偏枯,破伤风,洗头风,风痫病,或妇人产后诸疾,小儿惊风积热,疮疡疹痘诸证,无问日数,但服之,周身中外气血宣通,病皆除愈……凡人已衰老,则肾水真阴损虚,即风热燥郁甚,精血涸竭枯燥而死,但以此药扶补滋润者也。嗟夫!世俗反以妄传中年以上,火气渐衰,止是虚冷,更无热病,误服热毒之剂,害人无数。岂知识病之法,全凭脉证,以别寒热、阴阳、虚实,岂可以中年上下为则耶。此药除孕妇及产后,月事经水过多,并泄泻者不宜服。或治杂病,亦宜治风热极妙。一名通气防风散,一名通解散。

典型传染性非典型肺炎-肺疫寒毒证

〖**辨识要点**〗① 符合典型传染性非典型肺炎诊断;② 高热乏力;③ 头身疼痛;④ 呼吸困难;⑤ 咳血;⑥ 烦躁;⑦ 急性呼吸窘迫综合征;⑧ 舌质淡红;⑨ 舌苔白燥;⑩ 脉浮紧;⑪ 分离的病毒经 RT – PCR 鉴定 SARS 病毒阳性。

〖**临床决策**〗散寒解毒。

〖**治疗推荐**〗《太平惠民和剂局方》圣散子:草豆蔻、猪苓、石菖蒲、高良姜、独活、附子、麻黄、厚朴、藁本、芍药、枳壳、柴胡、泽泻、白术、细辛、防风、藿香、半夏、茯苓各半两,炙甘草一两。上锉碎,如麻豆大。每服五钱,清水一钟半,煮取八分,去滓,热取。余滓两服合为一服,重煎,空心服下。

〖**常用药物**〗附子,吴茱萸,麻黄,细辛,独活,防风,高良姜,厚朴,草豆蔻,白术,苍术,泽泻,猪苓,藿香,半夏,茯苓,柴胡,枳壳,芍药,甘草,石菖蒲。

〖**思路拓展**〗①《壶天散墨》:是年黄州及邻近州郡大疫流行,死人无数,忧国忧民的苏轼痛心疾首,却苦无良策。而恰在此时,巢谷用其家传秘方圣散子治好了处于生死边缘的病患。苏轼特作文以赞曰:"一切不问阴阳二感,或男子女人相易,状至危笃,连饮数剂而汗出气通,饮食渐进,神宇完复,更不用诸药,连服取瘥。其余轻者,心额微汗,正尔无恙。药性小热,而阳毒发狂之类,入口便觉清凉,此药殆不可以常理而诘也。若时疫流行,不问老少良贱,平旦辄煮一釜,各饮一盏,则时气不入。平居无事,空腹一服,则饮食快美,百疾不生,真济世卫家之宝也。"此方在当时可谓活人无数,然而巢谷囿于祖训,不愿将其药物组成公诸于世。后经东坡反复劝说,巢氏才勉强同意将此方授之,但要其指松江水为誓,不得传人。东坡得此方后,怀着一颗博爱之心的他并没有遵守誓言,而是将其传给了名医庞安常,他认为这样可以救治更多的患者,而且庞安常也是可传之人,因为他是名医,又善著书,可以普救众生。同时这样也可以使巢谷的名字和圣散子一样传世。而庞氏果然没有辜负东坡居士之望,在其著作《伤寒总病论》中附了此方。并有《圣散子方》一卷流传,以后被收入《苏沈良方》中,圣散子借苏东坡和庞安常之名流传开了。圣散子不仅在解除黄州的疫病中发挥了巨大的作用,还在苏轼任杭州知州时治愈了春季流行于苏杭一带的瘟疫,杭城之民众"得此药全活者不可胜数。"元祐五年(1090 年)在疫情趋于缓和后,他还派专人给穷人烧粥施舍,并煎药送给无钱请医的患者,派专人带医生在杭州城内一个坊接一个坊地去治病,救活了无数患者。由于当时疫情特别严重,苏东坡还发动民间捐款支援抗灾,自己以身作则,捐出黄金五十两,加上集资,创办了一所病坊,名为"安乐坊",收纳贫苦患者,这是我国历史上第一家医院,是公私集资的传染病院。这更加使圣散子之名天下皆知,甚至有人刻石为铭将其方记录下来。②《三因极一病证方论》圣散子方。东坡叙云:昔尝观《千金方》三建散于病无所不治,而孙思邈著论,以谓此方用药,节度不近人情,至于救急,其验特异。乃知神物效灵,不拘常制,至理关感,智不能知。今予所得圣散子,殆此类也。自古论病,唯伤寒至为危急,表里虚实,日数证候,应汗应下之法,差之毫厘,辄至不救。而用圣散子者,一切不问,阴阳二感,男女相易,状至危笃者,连饮数剂,则汗出气通,饮食渐进,神宇完复,更不用诸药,连服取瘥。其余轻者,额微汗,正尔无恙。药性小热,而阳毒发狂之类,入口即觉清凉,此殆不可以常理诘也。时疫流行,平旦辄煮一釜,不问老少良贱,各饮一大盏,则时气不入其门。平居无病,能空腹一服,则饮食快美,百疾不生,真济世卫生之宝也。其方不知所从来,故巢君数世宝之,以治此疾,百不失一。余既得之,谪居黄州,连岁大疫,所全活者,至不可数。巢君初甚惜此方,指江水为盟,约不传人。余切隘之,乃以传蕲水庞君安常。庞以医闻于世,又善著书,故授之。且使巢君之名,与此方同不朽也。用药于后。草豆蔻(十个),木猪苓(去皮)、石菖蒲、茯苓、高良姜(锉炒)、独活、柴胡、吴茱萸、附子(炮去皮脐)、麻黄(去节)、厚朴(姜汁制炒)、藁本、芍药、枳壳(麸炒去瓤)、白术、苍术(泔浸)、半夏(汤洗去滑)、泽泻(各半两),藿香、防风、细辛(各半两),甘草(炙,一两),上为锉散。每服五钱,水盏半,煎七分,去滓热服,空腹。此药以治寒疫,因东坡作序,天下通行。辛未年,永嘉瘟疫,被害者不可胜数,往往顷时,寒疫流行,其药偶中,抑未知方土有所偏宜,未可考也。东坡便谓与三建散同类,一切不问,似太不近人情。夫寒疫,亦能自发狂。盖阴能发躁,阳能发厥,物极则反,理之常然,不可不知。今录以备疗寒疫,用者宜审之,不可不究其寒温二疫也。辛巳年,余尝作《指治》,至癸巳复作此书,见《石林避暑录》亦云:宣和间,此药盛行于京师,太学生信之尤笃,杀人无数,医顿废之。然不妨留以备寒疫,无使偏废也。

轻型传染性非典型肺炎-肺疫毒浅证

〖辨识要点〗① 符合轻型传染性非典型肺炎诊断;② 发热;③ 疲倦;④ 头痛;⑤ 咳嗽;⑥ 烦躁;⑦ 胸闷;⑧ 舌质红;⑨ 舌苔白;⑩ 脉浮数;⑪ 分离的病毒经 RT – PCR 鉴定 SARS 病毒阳性。

〖临床决策〗散寒解毒。

〖治疗推荐〗《鲁府禁方》卷一逼瘟丹:广陵零香八两,小陵零香八两,苍术八两,茅香八两,藿香八两,香附子四两,山柰四两,川芎四两,藁本四两,细辛二两,白芷二两,甘松二两,防风二两,远志二两,檀香一两,沉香一两,降真香一两,樟脑一两,乳香一两,辰砂一两,焰消一两,安息香一两,鬼箭草一两,大皂角二十四个。上为细末,水和为丸,任意大小,黄丹为衣。

〖常用药物〗广陵零香,小陵零香,苍术,茅香,香附,山柰,藁本,白芷,防风,焰消,鬼箭草,大皂角。

〖思路拓展〗①《温病条辨·寒疫论》:世多言寒疫者,究其病状,则憎寒壮热,头痛骨节烦疼,虽发热而不甚渴,时行则里巷之中,病俱相类,若役使者然;非若温病之不甚头痛骨痛而渴甚,故名曰寒疫耳。盖六气寒水司天在泉,或五运寒水太过之岁,或六气中加临之客气为寒水,不论四时,或有是证,其未化热而恶寒之时,则用辛温解肌;既化热之后,如风温证者,则用辛凉清热,无二理也。②《伤寒总病论·时行寒疫治法》:初得时行赤色,头痛项强,兼治贼风走痉寒痹,赵泉黄膏。大黄、附子、细辛、川椒、干姜、桂枝各一两,巴豆五十粒,㕮咀,苦酒渍一宿,以腊月猪脂一斤煎,调火三上三下,去滓收之。伤寒赤色,热酒调服梧桐子大一枚,又以火摩身数百遍,兼治贼风最良。风走肌肤,追风所在摩之,神效,千金不传。崔文行解散:时气不和,伤寒发热。炒桔梗、细辛各四两,白术八两,炮乌头一斤,细末,伤寒服一钱五铢匕,不觉复小增之,以知为度;若时气不和,旦服一钱五铢匕,辟恶欲省病,一服了去,此时行寒疫通用之。无病者预服,以辟寒为佳,皆酒调下。藜芦散:辟温疫伤寒。藜芦、蹊躅、干姜各四分,牡丹皮、皂角各五分,细辛、附子各三分,桂枝、朱砂各一分,末之,绛囊带一方寸匕,男左女右,臂上着之。觉有病之时,更以粟米大内鼻中,酒服一钱匕,覆取汗,日再当取一汗耳。赤小豆瓜蒂散,在厥阴证中。鸡子汤治热盛,狂语欲走。生鸡子七枚、芒硝一两,井花水一大升,同搅千遍,去沫,频服之,快利为度。猪苓散即伤寒门五苓散也,在可水证中。以上五方,载巢氏治时行寒疫合用之方。庞曰:摩膏火灸,可行于西北二方,余处难施,莫若初服解散、赤散之类,如转发热而表不解,乃行后四方为佳。天行壮热,烦闷无汗者,麻黄葛根汤。麻黄五两,葛根四两,粗末,每服五钱,水二盏,栀子二个,葱白五寸,豉一撮,煎八分,去滓沫,温温相次四五服。取汗,止后服。天行一二日,麻黄汤。自汗者去麻黄加葛根二两。麻黄二两,石膏一两半,贝齿五个,升麻、甘草芍药各一两，杏仁四十个，粗末，每服五钱，水二盏，煎八分，温服。取汗，止后服。葛根解肌汤：汗后表不解，宜服此（自汗者去麻黄）。葛根四两，麻黄、芍药、大青叶、甘草、黄芩、桂枝各二两，石膏三两，煎如前法。诏书发汗白薇散治时气二三日不解：白薇二分、杏仁三分、贝母三分、麻黄七分，细末，酒调下方寸匕，相次二三服，温覆汗出愈。汤调亦得。圣散子方（此方苏子瞻《尚书》所传），有序文曰：昔尝览《千金方》，三建散于病无所不治，而孙思邈特为著论，以谓此方用药节度，不近人情。至于救急，其验特异，乃知神物效灵，不拘常制，至理开感，智不能知，今予所得圣散子，殆此类也欤。自古论病，唯伤寒至危急，表里虚实，日数证候，应汗应下之法，差之毫厘，辄至不救。而用圣散子者，一切不问阴阳二感，或男女相易，状至危笃者，连饮数剂，则汗出气通，饮食渐进，神宇完复，更不用诸药连服取瘥，其余轻者心额微汗，正尔无恙。药性小热，而阳毒发狂之类，入口即觉清凉，此殆不可以常理诘也。时疫流行，平旦辄煮一釜，不问老少良贱，各饮一大盏，则时气不入其门。平居无病，能空腹一服，则饮食快美，百疾不生，真济世卫家之宝也。其方不知所从来，而故人巢君谷世宝之，以治此疾，百不失一二。余既得之，谪居黄州，连岁大疫，所全活至不可数。巢君初甚惜此方，指江水为盟，约不传人，余窃隘之，乃以传蕲水人庞君安常。庞以医闻于世，又善著书，故以授之，且使巢君之名与此方同不朽也。其用药如下。肉豆蔻十个，猪苓、石菖蒲、茯苓、高良姜、独活、柴胡、吴茱萸、炮附子、麻黄、姜炙厚朴、藁本、芍药、麸炒枳壳、白术、泽泻、藿香、吴术（蜀人谓苍术之白者为白术，盖茅术也，而谓今之白术为吴术）、防风、细辛、半夏各半两姜汁制，甘草一两，锉焙作煮散，每服七铢，水一盏半，煎至八分，去滓热服。余滓两服合为一服，重煎，皆空心服。治时气伤寒，头痛身热，腰背强引颈，及中风口噤；治疟不绝，妇人产中风寒，经气腹大，华佗赤散方：朱砂二分，蜀椒、蜀漆、干姜、细辛、黄芩、防己、桂枝、茯苓、人参、沙参、桔梗、女萎、乌头、常山各三分，雄黄、吴茱萸各五分，麻黄、代赭石各十分，除细辛、朱砂、干姜、雄黄、桂枝外，皆熬治作散，酒服方寸匕，日二；耐药者二匕，覆令汗出。治疟先发一时服药二匕半，以意消息之。乌头赤散治天行疫气病：乌头六分，皂角、雄黄、细辛、桔梗、大黄各一两，细末，清酒或井花水服一刀圭，日二，不知稍增，以知为度。除时气不和，一日进一服。牛马六畜中天行瘴疫，亦以方寸匕。人始得病，一日时服一刀圭，取两豆许，内鼻孔中。

传染性单核细胞增多症

传染性单核细胞增多症(infectious mononucleosis)是 EB 病毒感染引起的急性单核-吞噬细胞系统增生性传染病。以不规则发热伴淋巴结肿大等为主要临床表现。

病原学：EB 病毒是嗜淋巴细胞性双链 DNA 病毒，完整的病毒颗粒由类核、膜壳、壳微粒及包膜组成，类核中含病毒 DNA。病毒主要侵犯 B 淋巴细胞。EB 病毒仅在非洲淋巴瘤细胞及传染性单核细胞增多症患者血液与白血病细胞和健康人脑细胞等培养中繁殖，病毒分离困难。EB 病毒基因组编码有 5 个抗原蛋白。外周血液中淋巴细胞显著增多，并出现异型淋巴细胞。嗜异性凝集试验阳性，血清中可检出 EBV 的抗体。在青年与成年发生的 EBV 原发性感染者，约半数表现为传染性单核细胞增多症。

病理特点：淋巴组织良性增生，间质性肝炎改变，肝窦及汇管区有淋巴细胞浸润，库普弗细胞增生，肝细胞病变轻，可有局灶性坏死。脾窦及脾髓内充满淋巴细胞。淋巴结肿大及淋巴细胞高度增生。

传染性单核细胞增多症-淋巴疫毒证

〖辨识要点〗① 符合传染性单核细胞增多症诊断；② 发热恶寒；③ 头痛；④ 咽喉疼痛；⑤ 淋巴结肿大；⑥ 肝脾肿大；⑦ 皮疹；⑧ 嗜异性凝集试验阳性或 EB 病毒 DNA 阳性；⑨ 舌质红；⑩ 相对缓脉。

〖临床决策〗凉血解毒。

〖治疗推荐〗①《太平圣惠方》卷 31 斑蝥散：斑蝥半两，射干三分，石胆三分，桂心一分，牛黄一分，犀角半两，甘草一分，人参半两，蜥蜴一枚，紫石英一两，蜈蚣一枚，麝香一钱，为细散，每次三钱，每日 2 次水煎服。②《圣济总录》卷 23 必效散：生地黄、生地胆草、生龙胆、甘草、菠薐、龙脑、牛黄，常规剂量，每日 2 次水煎服。

〖常用药物〗斑蝥，射干，石胆，牛黄，犀角，紫石英，蜈蚣，麝香，生地，生地胆草，生龙胆。

〖思路拓展〗①《类证活人书·卷第三》治伤寒须辨表里，表里不分，汗下差误，古人所以云桂枝下咽，阳盛即毙，承气入胃，阴盛以亡。伤寒有表证有里证，有半在表半在里，有表里两证俱见,有无表里证。在表宜汗,在里宜下,半在里半在表宜和解,表里俱见随证渗泄,无表里证用大柴胡汤下之。又四逆汤有先温里乃发表,桂枝汤证有先解表乃攻里。仲景云:下利清谷,身体疼痛,急当救里;身体疼痛,清便自调,急当救表。如附应桴,间不容栉。非特此也,均是发热,身热不渴为表有热,小柴胡加桂主之;厥而脉滑为里有热,白虎加人参主之。均是水气干呕,微利发热而咳为表有水,小青龙加荛花主之;身体凉,表证罢,咳而胁下痛为里有水,十枣汤主之。均是恶寒发热而恶寒者,发于阳也,麻黄桂枝小柴胡主之;无热而恶寒者发于阴也,附子四逆汤主之。均是身体痛,脉浮发热头疼身体痛者为表未解,麻黄汤主之;脉沉自利身体痛者为里不和,四逆汤主之。以此观之,仲景之于表里亦详矣,学人宜深究之。虽然,伤寒六七日,目中不了了,无表里证,脉虽浮亦有下之者。少阴病二三日无阳证,亦有发汗者。非表里之所能拘,又不可不知也。②《普济方·百解散》:凡人患伤寒,忽热病,经数日饮食不进,大便秘涩不通,医者多以其饮食不进,胃气虚弱,不肯疏转,致令倾损性命。此缘热毒之气,蒸郁脏腑,伤损正气,所以不能食。凡患伤寒之人,经及五六日,未曾得汗,头痛壮热,心神烦躁,浑身骨节、四肢八节俱痛,大便热秘不通者,虽饮食不得,亦当疏转,形不病,气即自然平安,饮食增进。凡下疏药,先当审五脏脉气,观何脏得病,然后下药取之,即万无一失,但三部之中,一部偏大紧者,是即其脏得病也。若脉候未精,只吃此百解散,永无差误,缘此方,皆治五脏之病也。③《松峰说疫·疙瘩瘟》:其症发块如瘤,遍身流走,旦发夕死。三棱针刺入委中三分,出血,并服人中黄散。人中黄散:人中黄、明雄、朱砂各一两,共为末,薄荷、桔梗汤下二钱,日三夜二。消毒丸治时疫疙瘩恶症:大黄、牡蛎、僵蚕各一两,共为末,炼蜜丸,弹子大。新汲水化下一丸,无时。

流行性乙型脑炎

流行性乙型脑炎(epidemic encephalitis B)是乙脑病毒引起的中枢神经系统急性传染病。以高热伴意识障碍等为主要临床表现。

病原学：乙脑病毒为单股正链 RNA 嗜神经病毒，外层为脂蛋白包膜，其表面含有血凝素刺突，能凝集雏鸡、鸽、鹅红细胞。抗原性稳定，较少变异。易被常用消毒剂杀灭，不耐热，100℃ 2 min 或 56℃ 30 min 即可灭活，但耐低温和干燥，用冰冻干燥法在 4℃ 冰箱中可保存数年。

病理特点：脑实质和脑膜充血水肿和出血，严重者脑实质可出现大小不等的坏死软化灶。小血管内皮细胞肿胀、坏死、脱落及血管周围坏死、脱落、出血；神经细胞变性、肿胀与坏死；胶质细胞增生及血管周围淋巴细胞和单核细胞浸润，形成血管套；小胶质细胞、中性粒细胞侵入神经细胞内，形成噬神经细胞现象。

流行性乙型脑炎初期-脑疫卫分证

〖辨识要点〗① 符合轻型流行性乙型脑炎诊断；② 发热 39～40℃；③ 恶寒；④ 头痛；⑤ 恶心呕吐；⑥ 精神倦怠；⑦ 嗜睡；⑧ 分离到乙脑病毒或特异性 IgM 抗体阳性；⑨ 舌质红；⑩ 脉洪数。

〖临床决策〗清脑解暑。

〖治疗推荐〗①《温病条辨》新加香薷饮：香薷二钱，金银花三钱，鲜扁豆花三钱，厚朴二钱，连翘二钱，水五杯，煮取二杯。先服一杯送庆余辟瘟丹，得汗止后服；不汗再服；服尽不汗，再作服。②《时病论》清凉涤暑法：滑石三钱，生甘草八分，青蒿一钱五分，白扁豆一钱，连翘三钱，茯苓三钱，通草一钱，西瓜翠衣一片，每日 2 次，水煎送服庆余辟瘟丹 30 粒。③《杭州胡庆余堂药业有限公司》庆余辟瘟丹：羚羊角、制香附、大黄、土藿香、玄精石、玄明粉、朱砂、木香、制川乌、五倍子、苍术、苏合香、制半夏、玳瑁、雄黄、黄连、滑石、猪牙皂、制厚朴、肉桂、郁金、茯苓、茜草、金银花、黄芩、柴胡、黄柏、紫苏、升麻、白芷、天麻、川芎、草河车、干姜、丹参、桔梗、石菖蒲、檀香、蒲黄、琥珀、麻黄、陈皮、麝香、安息香、冰片、细辛、千金子霜、丁香、巴豆霜、当归、桃仁霜、制甘遂、红大戟、莪术、槟榔、胡椒、葶苈子、炒白芍、煅禹余粮、桑白皮、山豆根、毛慈菇、鬼箭羽、降香、赤小豆、紫菀、牛黄、铜石龙子、制芫花、蜈蚣、斑蝥、大枣、水牛角浓缩粉、雄黄。每袋 30 粒,重 1.25 g。一次 1～2 袋,一日 1～2 次。④ 氢化可的松 5～10 mg/kg,静脉滴注,每日 1 次,连用 5～7 日。

〖常用药物〗香薷,金银花,鲜扁豆花,厚朴,连翘,滑石,青蒿,连翘,西瓜翠衣,庆余辟瘟丹。

〖思路拓展〗①《温病条辨》:香薷辛温芳香,能由肺之经而达其络。鲜扁豆花,凡花皆散,取其芳香而散,且保肺液,以花易豆者,恶其呆滞也,夏日所生之物,多能解暑,惟扁豆花为最,如无花时,用鲜扁豆皮,若再无此,用生扁豆皮。厚朴苦温,能泄食满,厚朴皮也,虽走中焦,究竟肺主皮毛,以皮从皮,不为治上犯中。若黄连甘草,纯然里药,暑病初起,且不必用,恐引邪深入,故易以连翘、金银花,取其辛凉达肺经之表,纯从外走,不必走中也。温病最忌辛温,暑病不忌者,以暑必兼湿,湿为阴邪,非温不解,故此方香薷、厚朴用辛温,而余则佐以辛凉云。②《时病论》滑石、甘草,即河间之天水散,以涤其暑热也。恐其力之不及,故加蒿、扁、瓜衣以清暑;又恐其干犯乎心,更佐连翘以清心。夫小暑之节,在乎相火之后,大暑之令,在乎湿土之先,故先贤所谓暑不离湿也,兼用通、苓,意在渗湿耳。

流行性乙型脑炎极期-脑疫暑温证

〖辨识要点〗① 符合流行性乙型脑炎极期诊断;② 持续高热 39～41℃;③ 恶热汗出;④ 口渴多饮尿短;⑤ 面赤;⑥ 头痛;⑦ 烦躁;⑧ 分离到乙脑病毒或特异性 IgM 抗体阳性;⑨ 舌红苔黄;⑩ 脉洪数。

〖临床决策〗清暑凉脑。

〖治疗推荐〗①《温热经纬》清暑益气汤:西洋参 5 g,石斛 15 g,麦冬 9 g,黄连 3 g,竹叶 6 g,荷梗 6 g,知母 6 g,甘草 3 g,粳米 15 g,西瓜翠衣 30 g。上药㕮咀,用水 300 ml,煎至 150 ml,去滓,空腹时送服庆余辟瘟丹。②《温病条辨》白虎加苍术汤:白虎汤加苍术三钱,水煎送服庆余辟瘟丹 30 粒。③ 氢化可的松 5～10 mg/kg,静脉滴注,每日 1 次,连用 5～7 日。

〖常用药物〗石膏,知母,西洋参,鲜石斛,麦冬,黄连,竹叶,荷梗,知母,甘草,粳米,西瓜翠衣,紫雪散。

〖思路拓展〗①《温病条辨》:手太阴暑温,或已经发汗,或未发汗,而汗不止,烦渴而喘,脉洪大有力者,白虎汤主之;脉洪大而芤者,白虎加人参汤主之;身重者,湿也,白虎加苍术汤主之;汗多脉散大,喘喝欲脱者,生脉散主之。②《松峰说疫·疫病有三种论》:疫者民皆疾也。又曰疫,疠也。人如磨砺伤物也。夫曰民皆疾而不言何疾,则疾之所该也广矣。盖受天地之疠气,城市、乡井以及山陬海澨所患皆同,如徭役之役,故以疫名耳。其病千变万化,约言之则有三焉。一曰瘟疫。夫瘟者,热之始,热者,温之终,始终属热症。初得之即发热,自汗而渴,不恶寒。其表里分传也,在表则现三阳经症,入里则现三阴经症,入腑则有应下之症。其愈也,总以汗解,而患者多在热时。其与伤寒不同者,初不因感寒而得,疠气自口鼻入,始终一于为热。热者,温之终,故名之曰瘟疫耳。二曰寒疫。不论春夏秋冬,天气忽热,众人毛窍方开,倏而暴寒,被冷气所逼即头痛、身热、脊强。感于风者有汗,感于寒者无汗,此病亦与太阳伤寒伤风相似,但系天作之孽,众人所病皆同,且间有冬月而发疹者,故亦得以疫称焉。其治法则有发散、解肌之殊,其轻者或喘嗽气壅,或鼻塞声重,虽不治,亦自愈。又有病发于夏秋之间,其症亦与瘟疫相似,而不受凉药,未能一汗即解,缠绵多日而始愈者,此皆所谓寒疫也。三曰杂疫。其症则千奇百怪,其病则寒热皆有,除诸瘟、诸挣、诸痧瘴等暴怪之病外,如疟痢、泄泻、胀满、呕吐、喘嗽、厥痉、诸痛、诸见血、诸痈肿、淋浊、霍乱等疾,众人所患皆同者,皆有疠气以行乎其间,故往往有以平素治法治之不应,必洞悉三才之蕴而深究脉症之微者,细心入理,一一体察,方能奏效,较之瘟疫更难揣摩。盖治瘟疫尚有一定之法,而治杂疫竟无一定之方也。且其病有寒者,有热者,有上寒而下热者,有上热而下寒者,有表寒而里热者,有表热而里寒者,种种变态,不可枚举。世有瘟疫之名,而未解其义,亦知寒疫之说,而未得其情,至于杂疫,往往皆视为本病,而不知为疫者多矣。故特表而出之。

流行性乙型脑炎极期-脑疫暑风证

〖**辨识要点**〗① 符合普通型流行性乙型脑炎诊断;② 高热;③ 烦躁;④ 惊厥;⑤ 抽搐;⑥ 角弓反张;⑦ 分离到乙脑病毒或特异性 IgM 抗体阳性;⑧ 口渴多饮;⑨ 舌红苔黄;⑩ 脉洪数。

〖**临床决策**〗清暑熄风。

〖**治疗推荐**〗①《时病论》清离定巽法:连翘三钱,竹叶一钱五分,生地四钱,玄参三钱,菊花一钱,桑叶三钱,钩藤四钱,宣木瓜一钱,水煎送服紫雪散 3 g,一日 2 次。②《温热经纬》紫雪丹:黄金(以飞金一万页代之尤妙)、寒水石、磁石、石膏、滑石各三斤,以上并捣碎,用水一斛,煮至四斗,去滓,入下药:羚羊角屑、犀角屑、青木香、沉香各五斤,丁香一两,玄参、升麻各一斤,炙甘草八两,以上入前药汁中,再煮取一斗五升,去滓,入下药:朴硝十斤、硝石四斤,二味入前药汁中,微火上煎,柳木篦搅不住,候有七升,投在木盆中半日,欲凝,入下药:朱砂三两、麝香当门子一两二钱五分,二味入前药中,搅调令匀,瓷器收藏,药成霜雪而色紫,新汲水调下。③ 氢化可的松 5~10 mg/kg,静脉滴注,每日 1 次,连用 5~7 日。

〖**常用药物**〗犀角,羚羊角,麝香,石膏,寒水石,滑石,连翘,竹叶,生地,玄参,知母,石斛,琥珀,石决明,钩藤,菊花,僵蚕。

〖思路拓展〗①《温热经纬》:紫雪丹《鸡峰》无磁石、滑石、硝石,其二角只用各十两,丁、沉、木香各五两,升麻六两,朴硝二斤,麝香却用三两,余六味同。又薛公望云:方中黄金不用亦可。汪按:宜用飞金箔不可去。徐洄溪曰:邪火毒火,穿经入脏,无药可治。此能消解,其效如神。②《时病论》:暑风之病,良由暑热极盛,金被火刑,木无所畏,则风从内而生,此与外感风邪之治法,相悬霄壤,若误汗之,变证百出矣。夫木既化乎风,而脾土未尝不受其所制者,是以猝然昏倒,四肢搐搦,内扰神舍,志识不清,脉多弦劲或洪大,或滑数。总当去时令之火,火去则金自清,而木自平,兼开郁闷之痰,痰开则神自安,而气自宁也,拟用清离定巽法佐以郁金、川贝治之。倘有角弓反张,牙关紧闭者,宜加犀角、羚羊;痰塞喉间有声者,宜加胆星、天竺;服药之后,依然昏愦者,宜加远志、石菖蒲。然而证候至此,亦难治矣。清离定巽法治热极生风之证,故用连翘、竹叶,以清其热;热甚必伤阴,故用细地、玄参,以保其阴;菊花、桑叶,平其木而定肝风;钩藤、木瓜,舒其筋而宁抽搐。大易以离为火,以巽为风,今曰清离定巽,即清火定风之谓也。

流行性乙型脑炎极期-脑疫神昏证

〖辨识要点〗① 符合普通型流行性乙型脑炎诊断;② 高热;③ 意识障碍;④ 喉间痰鸣;⑤ 呼吸困难;⑥ 谵语;⑦ 分离到乙脑病毒或特异性 IgM 抗体阳性;⑧ 口渴多饮;⑨ 舌红苔黄;⑩ 脉洪数。

〖临床决策〗清脑开窍。

〖治疗推荐〗①《温病条辨》清宫汤:玄参心三钱,莲子心五分,竹叶卷心二钱,连翘心二钱,犀角尖二钱,连心麦冬三钱。热痰盛加竹沥、梨汁各五匙;咯痰不清加瓜蒌皮一钱五分;热毒盛加金汁、人中黄;渐欲神昏加金银花三钱、荷叶二钱、石菖蒲一钱,水煎送服安宫牛黄丸一粒,每日两次。②《温病条辨》安宫牛黄丸:牛黄一两,郁金一两,犀角一两,黄连一两,朱砂一两,梅片二钱五分,麝香二钱五分,真珠五钱,栀子一两,雄黄一两,黄芩一两,金箔,上为极细末,炼老蜜为丸,每丸一钱,金箔为衣,蜡护,每服1丸,日再服,甚至日三服;小儿服半丸,不知再服半丸。③ 氢化可的松 5～10 mg/kg,静脉滴注,每日 1 次,连用 5～7 日。

〖常用药物〗玄参,莲子,竹叶,连翘,犀角,麦冬,竹沥,金银花,牛黄,郁金,犀角,黄连,朱砂,梅片,麝香,真珠,栀子,雄黄,黄芩,金箔。

〖思路拓展〗①《温病条辨》:此芳香化秽浊而利诸窍,咸寒保肾水而安心体,苦寒通火腑而泻心用之方也。牛黄得日月之精,通心主之神。犀角主治百毒,邪鬼瘴气。真珠得太阴之精,而通神明,合犀角补水救火。郁金草之香,梅片木之香(按冰片,洋外老杉木浸成,近世以樟脑打成伪之，樟脑发水中之火，为害甚大，断不可用），雄黄石之香，麝香乃精血之香，合四香以为用，使闭固之邪热温毒深在厥阴之分者，一齐从内透出，而邪秽自消，神明可复也。黄连泻心火，栀子泻心与三焦之火，黄芩泻胆，肺之火，使邪火随诸香一齐俱散也。朱砂补心体，泻心用，合金箔坠痰而镇固，再合真珠，犀角为督战之主帅也。②《温热暑疫全书·暑病论》周禹载曰：仲景本《内经》病热之旨，申伏气之论，特叙夏月热病，白虎汤之治，可谓精矣。乃复出暍病于《金匮》中曰：太阳中热者，暍是也。正恐人误认为热病。故又言自外来而入，热由内伏而发，实为两途。然暑为夏火之令，伤人之气，脉虚身热，遂令人大渴，齿燥汗出而喘，与伏发无异。并治以白虎汤，俱主甘寒去热，苦寒除火，甘温益中。益中者，以暑伤气故益之。然津液耗甚者，必加人参，与辛散温散之味，不相涉也。或谓伏发自内，白虎宜也。中暍既由外而内，何为遽用里药，则以风药略兼表散，似无不可。愚谓千古之误，正在于此。虽夏暑与冬寒对峙，而表里则大不同也。冬月腠理密，即卫虚而受者，必以渐进何也？外阴而内阳也。若夏月，则人身已阳外而阴内，外垣既撤，暑得直入，故风寒必显有余，有余者邪也。暑气必显不足，不足者正也。今人以香薷一味，谓伤暑必用之药，不知乘凉饮冷，遏抑阳气，或致霍乱者宜之。若强力作劳，内伤重者，清暑益气，庶几近之。苟用香薷，是重虚其虚矣。况可以表散辛温之味，加于其间乎？计部张凤逵先生编辑诸书，特救其谬。我北海林夫子，申明大义，并集名案，以表其后，不亦胜任而愉快耶。余小子又复为之辨者，愿以白虎汤为主治，清暑益气辅之，亦必随证加减。至于天水散、甘露饮诸方，皆可引用。如节庵之论，吾未见其可也。设有疑者，请观汗下温针之禁，本于仲景圣人，至有夹食而吐利，夹气而胀闷，夹寒而厥逆，兼风而畏寒，要皆本于脉以测识，而毋庸混淆，然后知圣人之论者常也。随其所遇者变也，明其常则善于处经，通于变而靡不善于用权者，则有昔贤之案在，亦惟洞晓伤寒书者可以神而明之也。

流行性乙型脑炎恢复期-脑疫津复证

〖辨识要点〗① 符合流行性乙型脑炎恢复期诊断；② 持续性低热；③ 多汗；④ 神志迟钝；⑤ 失眠；⑥ 四肢蠕动；⑦ 口干；⑧ 舌红苔黄；⑨ 脉洪数；⑩ 分离到乙脑病毒或特异性 IgM 抗体阳性；⑪ 舌红苔燥脉细。

〖临床决策〗养阴熄风。

〖治疗推荐〗①《温病条辨》大定风珠：生白芍六钱，阿胶三钱，生龟甲四钱，干地黄六钱，麻仁二钱，五味子二钱，生牡蛎四钱，麦冬六钱，炙甘草四钱，鸡子黄二枚，鳖甲四钱，水八杯，煮取三杯，去滓，再入鸡子黄，搅令相得，分三次服。喘加人参，自汗者加龙骨、人参、小麦，悸者加茯神、人参、小麦。②《圣济总录》卷34 冰壶散：不灰木、玄精石、金星石、银星石、马牙硝各半两，炙甘草一两，硝石一分，上七味各捣研为散，先将甘草铺在铫内，次入诸药，炒良久移放地上，以铫冷为度，重研过，每服一钱匕，新汲水调下或生姜汁水调下。

〖常用药物〗白芍，阿胶，龟甲，地黄，牡蛎，麦冬，鳖甲，人参，小麦，沙参，酸枣仁。

〖思路拓展〗①《孙文垣医案》：由溪程竹坡孺人年过六十为疫所染，头痛口渴，舌苔前黄燥后紫黑，身热沉重，人事昏愦，语言错乱，小水短涩，呕逆烦躁，合目不开，谵语不辍口，耳聋胸胁痛。时五月初旬也。迎予为诊。左浮而弦数，右洪长而数。诊毕，仲君清夷问曰：何症？予曰：此热病类也。清夷曰：因体热便名热病乎？予曰：否。仲景谓春温过时为热病，矧兹又为热厉也。邪在阳明少阳二经。又问曰：可生乎？予曰：脉症对可生也。此症远迩染延甚伙，不足怪。清夷曰：适方和宇也云少阳阳明二经之病，二公所见既同，乞商确一方为幸。予与和宇诊多符合，即以柴胡、石膏为君，知母、麦冬、天花粉、竹茹为臣，黄连为佐，甘草、枳壳、桔梗为使，连进两帖。丑刻微汗，热退神清不虞，即进荤粥，下午又复大热，谵语昏沉，举家惊怖。予曰：此食复也。即以小柴胡汤加栀子、枳实、淡豆豉、鳖甲四剂，复得汗，热从散去，神顿清爽，仍口渴烦躁。以生脉汤加黄连、香薷、竹茹、竹叶而安。②《圣济总录》卷34中统论：论曰盛夏炎热，人多冒涉路途，热毒易伤，微者客于阳经，令人呕逆头眩，心神懊闷，汗出恶寒，身热发渴，实时不治，乃至热气伏留经络，岁久不除，遇热即发，俗号暑气。甚者热毒入内，与五脏相并，客邪炽盛，郁瘀不宣，致阴气猝绝，阳气曝隔，经络不通，故奄然闷绝，谓之中暍。此乃外邪所击，真脏未坏，若遇救疗，气通则苏，但治热，不可以冷物，得冷则不救，盖外以冷触，其热蕴积于内，不得宣发故也。③《温热逢源·论温病与伤寒病情不同治法各异》：冬月伤寒，邪由皮毛而入，从表入里，初见三阳经证，如太阳病，则头项强痛而恶寒之类。三阳不解，渐次传入三阴。其中有留于三阳，而不入三阴者；有结于胃腑，而不涉他经者；亦有不必假道三阳，而直中三阴者。凡此伤寒之症，初起悉系寒邪见象。迨发作之后，渐次化热内传，始有热象。故初起治法，必以通阳祛寒为主。及化热之后，始有泄热之法。此伤寒病之大较也。若夫温病，乃冬时寒邪，伏于少阴。迨春夏阳气内动，伏邪化而为热，由少阴而外出。如邪出太阳，亦见太阳经证，其头项强痛等象，亦与伤寒同。但伤寒里无郁热，故恶寒不渴，溲清无内热。温邪则标见于外，而热郁于内，虽外有表证，而里热先盛；口渴溲黄、尺肤热、骨节疼，种种内热之象，皆非伤寒所有。其见阳明、少阳，见证亦然。初起治法，即以清泄里热，导邪外达为主。与伤寒用药，一温一凉，却为对待。盖感寒随时即发，则为伤寒，其病由表而渐传入里，寒邪郁久，化热而发，则为温病，其病由里而郁蒸外达。伤寒初起，决无里热见证；温邪初起，无不见里热之证。此伤寒、温病分证用药之大关键。临证时能从此推想，自然头头是道矣。

肾综合征出血热

肾综合征出血热(hemorrhagic fever with renal syndrome)是汉坦病毒引起的自然疫源性传染病。以发热和出血为主要临床表现。

病原学：汉坦病毒为 RNA 病毒，平均直径约 120 nm，可分为至少 20 个以上血清型。汉坦病毒对乙醚、氯仿、去氧胆酸盐敏感，对酸、热的抵抗力弱，高于 37℃ 及 pH5.0 以下易被灭活，56℃ 30 min 或 100℃ 1 min 可被灭活。

病理特点：全身小血管和毛细血管广泛受损引起各脏器病变，小血管和肾脏病变最明显。小血管内皮细胞肿胀，变性和坏死。全身小血管节段性或不对称性收缩和扩张，纤维样坏死和崩解；毛细血管扩张和充血，管腔内有微血栓形成；血管内皮细胞肿胀，管壁肿胀疏松，严重者有坏死和崩溃。肾脂肪囊水肿、出血，肾皮质苍白，肾髓质极度充血并有出血和水肿；镜检肾小球充血，基底膜增厚，肾小管变性、坏死、受压而变窄、闭塞，肾间质充血、水肿。右心房内膜下出血，心肌纤维有不同程度的变性、坏死等；脑垂体肿大，前叶显著充血、出血和凝固性坏死，后叶无明显变化；肝大，肝细胞变性、灶性坏死和融合坏死灶；脾大，脾髓质充血、细胞增生、脾小体受压萎缩，后腹膜和纵隔有胶胨样水肿；脑实质水肿和出血，神经细胞变性，胶质细胞增生；肾上腺皮质和髓质充血和出血，可见皮质坏死和微血栓。

肾综合征出血热发热期-肾疫毒燔证

〖辨识要点〗① 符合肾综合征出血热发热期诊断；② 发热 39～40℃；③ 全身酸痛；④ 头痛；⑤ 腰痛；⑥ 颜面潮红；⑦ 蛋白尿、血尿、管型尿；⑧ 舌红苔黄；⑨ 脉数；⑩ 汉坦病毒分离阳性。

〖临床决策〗清气凉营。

〖治疗推荐〗①《疫疹一得》清瘟败毒饮：生石膏(大剂六两至八两，中剂二两至四两，小剂八钱至一两二钱)，小生地(大剂六钱至一两，中剂三钱至五钱，小剂二钱至四钱)，乌犀角(大剂六钱至八钱，中剂三钱至四钱，小剂二钱至四钱)，真川连(大剂六钱至四钱，中剂二钱至四钱，小剂一钱至一钱半)，生栀子，桔梗，黄芩，知母，赤芍，玄参，连翘，竹叶，甘草，牡丹皮，水煎送服庆余辟瘟丹(方见前)。② 三氮唑核苷每日1 g,静脉滴注,连用3～5日或α-干扰素肌内注射。

【**常用药物**】石膏,知母,水牛角,牡丹皮,玄参,板蓝根,生地,黄芩,栀子,金银花,甘草,紫草,赤芍,大青叶,紫花地丁。

【**思路拓展**】《疫疹一得》:清瘟败毒饮治一切火热,表里俱盛,狂躁烦心。口干咽痛,大热干呕,错语不眠,吐血衄血,热盛发斑。不论始终,以此为主。后附加减。此十二经泻火之药也。斑疹虽出于胃,亦诸经之火有以助之。重用石膏直入胃经,使其敷布于十二经,退其淫热;佐以黄连、犀角、黄芩泄心肺火于上焦,牡丹皮、栀子、赤芍泄肝经之火,连翘、玄参解散浮游之火,生地、知母抑阳扶阴,泄其亢甚之火,而救欲绝之水,桔梗、竹叶载药上行,使以甘草和胃也。此皆大寒解毒之剂,故重用石膏,先平甚者,而诸经之火自无不安矣。头痛倾侧本方加石膏、玄参、甘菊花;骨节烦痛,腰如被杖,本方加石膏、玄参、黄柏;遍体炎炎,本方加石膏、生地、黄连、黄芩、牡丹皮;静躁不常,本方加石膏、黄连、犀角、牡丹皮、黄芩;火扰不寐,本方加石膏、犀角、琥珀、黄连;周身如冰,本方加石膏、黄连、犀角、黄柏、牡丹皮;四肢逆冷,本方加石膏;筋抽脉惕,本方加石膏、牡丹皮、龙胆草;大渴不已,本方加石膏、天花粉;胃热不食本方加石膏、枳壳;胸膈遏郁,本方加黄连、枳壳、桔梗、瓜蒌霜;昏闷无声,本方加石膏、黄连、犀角、黄芩、羚羊角、桑皮;筋肉惕动,本方加生地、石膏、黄柏、玄参;冷气上升,本方加石膏、生地、牡丹皮、黄连、犀角、龙胆草;口秽喷人,本方加石膏、黄连、犀角;满口如霜,本方加石膏、黄连、连翘、犀角、黄柏、生地;咽喉肿痛,本方加石膏、桔梗、玄参、牛蒡子、射干、山豆根;嘴唇肿本方加石膏、黄连、连翘、天花粉;脸上燎泡本方加石膏、生地、金银花、板蓝根、紫花地丁、马勃、归尾、牡丹皮、玄参;大头天行本方加石膏、归尾、板蓝根、马勃、紫花地丁、金银花、玄参、僵蚕、生大黄(脉实者量加);疿腮本方加石膏、归尾、金银花、玄参、紫花地丁、牡丹皮、马勃、连翘、板蓝根;颈颔肿痛本方加石膏、桔梗、牛蒡子、夏枯草、紫花地丁、玄参,连翘、金银花、山豆根;耳后痛硬本方加石膏、连翘、生地、天花粉、紫花地丁、牡丹皮、金银花、板蓝根、玄参;耳聋口苦本方加生地、玄参、柴胡、黄柏;嗒舌弄舌本方加石膏、黄连、犀角、黄柏、玄参;红丝绕目本方加菊花、红花、蝉蜕、谷精草、归尾;头汗如涌本方加石膏、玄参;切牙本方加石膏、生地、牡丹皮、龙胆草、栀子;鼻血泉涌本方加石膏、生地、黄连、羚羊角、桑皮(生用)、玄参、棕灰、黄芩;舌上珍珠本方加石膏、黄连、犀角、连翘、金银花、玄参、天花粉;舌如铁甲,本方加石膏、犀角、黄连、知母、天花粉、连翘、玄参、黄柏;舌疔本方加石膏、黄连、犀角、连翘、金银花;舌长(以片脑为末涂舌上,应手而缩,甚者必须五钱而愈)舌衄本方加石膏、牡丹皮、生地、黄连、犀角、栀子、败棕灰;齿衄本方加石膏、黄柏、生地、牡丹皮、栀子、犀角、黄连、玄参、黄芩;谵语本方加石膏、黄连、犀角、牡丹皮、栀子、黄柏、龙胆草;呃逆本方加石膏、柿蒂、银杏、竹茹、羚羊角、枇杷叶(不止,用四磨饮一钱,调服本方即止。四磨饮:沉香、槟榔、乌药、枳壳);呕吐,本方加石膏、黄连、滑石、甘草、伏龙肝;似痢非痢本方加石膏、黄连、滑石、猪苓、泽泻、木通;热注大肠加同上;大便不通(蜜煎导法)本方加生大黄；大便下血本方加生地、槐花、棕炭、侧柏叶；小便短缩如油本方加滑石、泽泻、猪苓、木通、通草、萹蓄；小便溺血本方加生地、桃仁、滑石、白茅根、川牛膝、琥珀、棕炭；发狂本方加石膏、犀角、黄连、栀子、牡丹皮、黄柏；痰中带血本方加石膏、黄芩、棕炭、生桑皮、羚羊角、生地、瓜蒌霜；遗尿本方加石膏、黄连、犀角、滑石；喘嗽本方加桑皮、黄芩、石膏、羚羊角；发黄本方加石膏、滑石、栀子、茵陈、猪苓、泽泻、木通；循衣摸床本方加石膏、黄连、犀角、牡丹皮、栀子、胆草；狐惑本方加石膏、犀角、苦参、乌梅、槐子；战汗（战后汗出、脉静、身凉，不用药；有余热即服本方小剂，一药而安）；瘟毒发疮本方加石膏、生地、黄连、紫花地丁、金银花、上加升麻、下加川牛膝、胸加枳壳、蒲公英、背加威灵仙、出头皂角刺。以上五十二症按症加减。

肾综合征出血热低血压休克期-肾疫厥脱证

〖辨识要点〗① 符合肾综合征出血热低血压休克期诊断；② 发热；③ 低血压及顽固性休克；④ 发绀；⑤ DIC；⑥ 出血；⑦ 急性肾衰竭；⑧ 脑水肿；⑨ 苔黄舌红脉数；⑩ 汉坦病毒分离阳性。

〖临床决策〗解毒回阳。

〖治疗推荐〗①《十药神书》独参汤：大人参二两，水煎二盏送服返阴丹20粒。②《太平圣惠方》卷11返阴丹：硫黄半两，太阴玄精石半两，消石半两，附子（炮裂，去皮脐）半两，干姜（炮裂，锉）半两，桂心半两。上药取前三味同研，于瓷瓶内慢火熔成汁后放冷，重研令细；后三味捣罗为末，与前药同研令匀，用软饭和丸如梧桐子大。每次20粒，每日两次，温水送服。③ 三氮唑核苷每日1 g，静脉滴注，连用3～5日或α-干扰素肌内注射。

〖常用药物〗人参，硫黄，太阴玄精石，消石，附子，干姜，桂心，天雄，乌头，炙甘草。

〖思路拓展〗①《删补名医方论》独参汤：治元气大虚，昏厥，脉微欲绝，及妇人崩产，脱血，血晕。人参（分两随人、随证），须上拣者，浓煎顿服，待元气渐回，随证加减。柯琴曰：一人而系一世之安危者，必重其权而专任之；一物而系一人之死生者，当大其服而独用之。故先哲于气几息、血将脱之证，独用人参二两，浓煎顿服，能挽回性命于瞬息之间，非他物所可代也。世之用者，恐或补住邪气，姑少少以试之，或加消耗之味以监制之，其权不重、力不专，人何赖以得生乎？如古方霹雳散、大补丸，皆用一物之长而取效最捷，于独参汤何疑耶！按：若病兼别因，则又当随机应变，于独参汤中或加熟附补阳而回厥逆；或加生地凉阴而止吐衄；或加黄芪固表之汗；或加当归救血之脱；或加姜汁以除呕吐；或加童便以止阴烦；或加茯苓令水化津生，治消渴泄泻；或加黄连折火逆冲上，治噤口毒痢。是乃相得相须以有成，亦何害其为独哉？如薛己治中风，加人参两许于三生饮中，以驾驭其邪，此真善用独参者矣。②《时方歌括》独参汤：阴虚不能维阳致阳气欲脱者用此方救阴以留其阳。若阳气暴脱，四肢厥冷，宜用四逆汤辈。若用此汤反速其危。故古人多用于大汗大下之后及吐血血崩产后血晕诸证。今人以人参大补阳气,皆惑于元人邪说,及李时珍《纲目》等书,不知人参生于上党山谷辽东幽冀诸州,背阳向阴,其味甘中带苦,其质柔润多液,置于日中,一晒便变色而易蛀。

肾综合征出血热少尿期-肾疫气化阻遏证

【辨识要点】① 符合肾综合征出血热少尿期诊断;② 少尿或无尿;③ 氮质血症;④ 嗜睡;⑤ 烦躁谵妄;⑥ 出血;⑦ 代谢性酸中毒;⑧ 高血容量综合征;⑨ 苔黄舌红;⑩ 脉数;⑪ 汉坦病毒分离阳性。

【临床决策】解毒通阳。

【治疗推荐】①《圣济总录》卷 174 大青汤:大青叶半两,鳖甲半两,赤芍药半两,当归一分,茵陈蒿一分,麻黄一分,猪苓一分,上为粗末,每服半钱匕,水半盏煎至三分,每日三次送服甘遂散。②《圣济总录》卷 54 甘遂散:甘遂半两,牵牛子一两,续随子一两,大戟一两,葶苈子一分。上为散,每服半钱匕,利下水为效,未减更一服。③ 三氮唑核苷每日 1 g 静脉滴注连用 3～5 日或 α-干扰素肌内注射。

【常用药物】大青叶,鳖甲,赤芍,当归,茵陈,麻黄,猪苓,甘遂,牵牛子,续随子,大戟,葶苈子。

【思路拓展】①《伤寒论·辨太阳病脉证并治第六》:太阳病中风,以火劫发汗,邪风被火热,血气流溢,失其常度,两阳相熏灼,其身发黄。阳盛则欲衄,阴虚则小便难,阴阳俱虚竭,身体则枯燥。但头汗出,剂颈而还,腹满微喘,口干咽烂,或不大便,久则谵语,甚者至哕,手足躁扰,捻衣摸床,小便利者,其人可治。②《广瘟疫论·小便不利》:时疫初起在表时,头痛、发热、小便不利者,热入膀胱也,益元散主之,四苓散、猪苓汤皆可用。东垣云:小便不利而渴者,热在上焦,法当淡渗;小便不利而不渴者,热在下焦,法当苦寒。此可为据。时疫传里,大便闭而小便不利者,当先通大便,大便通小便自利,此惟时疫为然,他病则否。时疫屡经汗、下,小便不利者,阴竭也,为难治,知母、黄柏、生地、麦冬之类治之,或生脉、六味皆可,然多至少腹如鼓而不救也。凡小便不利,日久下关不通,必反于上。往往有呕吐、呃逆、涓滴不能下咽,至汤药不进者。当用敷脐法:大田螺一枚,捣烂,入麝香三厘,敷脐上,帛束之即通,一见点滴即受汤药。古法有用葱熨及井底泥敷少腹者,俱可参用,但不宜于阴竭之虚人耳。

肾综合征出血热多尿期-肾疫气化失常证

【辨识要点】① 符合肾综合征出血热多尿期诊断;② 尿量为每日 2 000 ml;③ 氮质血症;

④ 嗜睡;⑤ 烦躁;⑥ 口干;⑦ 代谢性酸中毒;⑧ 舌红苔白;⑨ 脉数;⑩ 汉坦病毒分离阳性。

〖临床决策〗解毒通阳。

〖治疗推荐〗①《备急千金要方》卷 21 增损肾沥汤:羊肾一具,远志、人参、泽泻、干地黄、桂心、当归、茯苓、龙骨、黄芩、甘草、川芎、麦冬、生姜、五味子、大枣,常规剂量,每日两次水煎服。②《类证活人书》卷 18 大青四物汤:大青、甘草、阿胶、豆豉,常规剂量,每日 2 次水煎服。注:本方据《备急千金要方》卷 9 补方名。

〖常用药物〗大青叶,阿胶,豆豉,芦根,白茅根,乌药,羊肾,人参,泽泻,地黄,当归,茯苓,黄芩,川芎,麦冬。

〖思路拓展〗《广瘟疫论·小便多》:时疫为湿热,小便多者甚少。传里之后,或有小便多者,乃胃土变为燥热也,急下之。屡经下后,小便多者,气虚也,益气升阳为主。亦有肾虚而小便多者,六味地黄汤加五味子。大抵未下之先,小便多者属燥热,小便必微黄,必烦热,渴而喜饮。既下之后,小便多者属虚。气虚则不喜饮,而寸脉不及尺,浮不及沉;阴虚则喜饮,而尺脉不及寸,沉不及浮,失治日久,则变消渴。时疫小便多者如此,若夫风寒小便多则属阳虚,不在此例。

肾综合征出血热恢复期-肾疫津复证

〖辨识要点〗① 符合肾综合征出血热恢复期诊断;② 尿量为每日 2 000 ml 或以下;③ 一般情况逐渐好转;④ 疲倦;⑤ 口微干;⑥ 食少;⑦ 舌红;⑧ 苔燥;⑨ 脉细;⑩ 汉坦病毒分离阳性。

〖临床决策〗滋肾养阴。

〖治疗推荐〗《证治准绳》卷 7 济阴地黄丸:五味子、麦冬、当归、熟地、肉苁蓉、山茱萸、山药、枸杞子、菊花、巴戟天各等分,上为末,炼蜜为丸如梧桐子大,每次 20 粒,每日 2 次温水送服。

〖常用药物〗当归,熟地,肉苁蓉,山茱萸,山药,枸杞子,菊花,巴戟天,猪苓,五味子,麦冬,天冬,玄参,白薇,知母。

〖思路拓展〗《广瘟疫论·舌燥》:时疫舌燥,由火炎土燥,中宫堵截,肾水不能上交心火,须察其苔之有无与色之深浅施治。白苔而燥,疫邪在表,痰已结于膈上,吴氏达原饮加石膏、川贝母、瓜蒌仁、大黄。此吴氏名白砂苔,热极不变黄色,下之即黄,不可缓也。黄苔而燥,疫邪传胃,小承气、小陷胸、大柴胡选用。酱色苔而燥,疫邪入胃,深及中、下二焦,调胃承气汤。黑苔而燥,疫邪入胃至深,伤及下焦,大承气汤。燥成块裂或生芒刺,热更甚也,大承气倍其分两,大黄须两许方妙。各燥苔下之渐减,不即尽净,为药已中病,力未到耳,当再下之,有下至三五次、十余次而后愈者。若屡下而燥苔愈长,不可更下,当察其腹中。若揉按作响者痰水结于中焦,脾胃受困,津液不能上潮,改用平胃、二陈温燥之剂即愈。又肾阴竭涸,愈下愈亡其阴,燥苔不回,目无神,耳聋,心悸,腰萎,再下必死,宜六味地黄汤合生脉散。至无苔而燥须辨其色。正赤或深紫,热归心包,血分热极,石膏、知母、黄连、犀角、羚羊角、牛黄为主。鲜红亡阴,二冬、生地、玄参、知母、阿胶、人参为主。大抵舌无苔则胃无物,可清润,不可攻下。

登革热

登革热(dengue fever)是登革病毒引起的伊蚊传播急性传染病。以突起高热头痛伴皮疹等为主要临床表现。

病原学：登革病毒颗粒核心为单股正链 RNA，外层包膜含有型和群特异性抗原，分 4 个血清型。耐低温干燥但不耐热，对酸、乙醚、紫外线和 0.65% 的甲醛水溶液敏感。

病理特点：肝、肾、心、脑退行性变。心内膜、心包、胸膜、腹膜、胃肠黏膜、肌肉、皮肤及中枢神经系统不同程度出血，皮疹小血管内皮肿胀，血管周围水肿及单核细胞浸润；瘀斑中有广泛血管外溢血。肝小叶中央灶性坏死及淤胆，小叶性肺炎，肺小脓肿形成。

典型登革热-暑瘟湿热证

〖辨识要点〗① 符合典型登革热诊断；② 夏季多发；③ 双峰热；④ 皮疹；⑤ 头身疼痛；⑥ 出血；⑦ 轻度肝肿大及转氨酶升高；⑧ 舌红苔厚；⑨ 脉数；⑩ 病毒分离阳性。

〖临床决策〗清暑燥湿。

〖治疗推荐〗①《伤寒直格》卷下桂苓甘露饮：茯苓一两，炙甘草二两，白术半两，泽泻一两，桂枝半两，石膏二两，寒水石二两，滑石四两，猪苓半两，每日两次水煎送服《湿温时疫疗法》飞马金丹十丸。②《珍本医书集成·湿温时疫疗法》飞马金丹：巴豆霜三钱，广木香三钱，赖橘红三钱，五灵脂一两，广郁金一两，雄黄一两，制锦纹一两，飞辰砂五钱，乳香二钱，没药二钱，山慈菇二钱，百草霜二钱，上药各为末，米醋为丸，金箔为衣，如绿豆大，隔纸晒干，紧贮瓷器，置干燥处。20 岁以上者每服十二丸，禀强者加三丸，2～3 岁者七丸或五丸，70～80 岁者九丸。孕妇遇急症，七丸为度。③《医学启源》当归拈痛汤：羌活、甘草、茵陈各五钱，防风、苍术、当归身、知母、猪苓、泽泻各三钱，升麻、白术、黄芩各一钱，葛根、人参、苦参各二钱，每日两次水煎送服《湿温时疫疗法》飞马金丹十粒。

〖常用药物〗石膏，寒水石，滑石，茯苓，白术，泽泻，桂枝，猪苓，当归，羌活，防风，苍术，知母，黄芩，玄参，升麻，苦参。

〖思路拓展〗①《医方集解·利湿之剂》：此足太阳、阳明药也。原文曰羌活透关节，防风散风湿为君。升、葛味薄引而上行,苦以发之;白术甘温和平,苍术辛温雄壮,健脾燥湿为臣。湿热相合,肢节烦痛,苦参、黄芩、知母、茵陈,苦寒以泄之,酒炒以为用;血壅不流则为痛,当归辛温以散之;人参、甘草甘温补养正气,使苦寒不伤脾胃;治湿不利小便,非其治也,猪苓、泽泻甘淡咸平,导其留饮为佐。上下分消其湿,使壅滞得宣通也。②《时病论》祛暑解毒法治暑毒烦热赤肿,身如针刺。茯苓三钱,制半夏一钱五分,滑石三钱,粉甘草五分,参叶六分,黄连八分,金银花三钱,连翘三钱,绿豆衣三钱,煎服。凡暑热成毒者,此法最宜。苓、夏偕甘,即海藏消暑方也。滑石偕甘,即河间清暑方也。更佐参叶以却暑,黄连以清心,银翘、绿豆以解毒也。

轻型登革热-暑瘟气分证

〖辨识要点〗① 符合轻型登革热诊断;② 夏季多发;③ 发热口渴;④ 全身轻微疼痛;⑤ 皮疹稀少;⑥ 无出血倾向;⑦ 浅表淋巴结肿大;⑧ 舌红苔厚;⑨ 脉数;⑩ 病毒分离阳性。

〖临床决策〗清热燥湿。

〖治疗推荐〗①《类证活人书》卷18白虎加苍术汤:知母六两、炙甘草二两、石膏一两、苍术三两、粳米三两,水煎送服《湿温时疫疗法》飞马金丹10粒。②《珍本医书集成·温热经解》清暑饮:青蒿露 10 ml(冲),六一散 9 g(包),荷叶边 1 圈,西瓜翠衣 9 g,绿豆皮 4.5 g,银花露 15 ml(冲),丝瓜皮 6 g,淡竹叶 4.5 g,扁豆衣 4.5 g,水煎送服《湿温时疫疗法》飞马金丹10粒。

〖常用药物〗知母,石膏,青蒿,六一散,荷叶,西瓜翠衣,金银花,丝瓜皮,竹叶,香薷,薄荷,当归,羌活,防风,苍术,知母,黄芩,玄参,升麻,苦参。

〖思路拓展〗《广瘟疫论·渴》:渴乃热象,时疫为热证而有不渴者。盖初起湿热相兼,为蒸气,热未胜湿,则郁闷、心烦而不渴。热已大盛,在经而不在胃,则烦躁、身热而不渴。在下而不在上,则燥结而不渴。在血分不在气分,则昏沉而不渴。疫邪初从太阴发者,胸腹满、呕而不渴。此外,无有不渴者矣。初起在表,发热、头痛、舌白而渴,脉必不浮、不沉而数,六神通解散加石膏、葛根,或九味羌活汤加石膏、葛根。半表半里,口苦咽干,目胀而渴,脉必数,小柴胡汤加天花粉、知母,或亦加石膏,或达原饮加石膏、葛根。邪已入胃,作渴、身热、自汗,舌现黄苔,或酱色,或黑燥,当察其胸、胁、少腹,按之无痛处而渴者,为有热无结,脉必洪,宜白虎汤。按之有痛处,为有热有结,痛在心下,脉必滑大,关上尤甚,小陷胸汤。在脐上及当脐,关中脉必滑大,小承气汤。在脐下,尺中脉必滑大,调胃承气汤。心下至少腹俱痛,寸、关、尺必皆滑大,大承气汤。痛在左胁不可按,左关脉必弦,或涩,或芤,桃仁承气汤。痛在右胁不可按,右关脉必弦,或滑或迟,十枣汤。渴而小便不利,少腹不可按,尺脉必数,四苓散、猪苓汤、六一散。汗下后,身热已除而渴不止,余邪未尽也,宜将前所用药再作小剂以利之。屡经汗下,渴而舌上无苔,胸腹无满痛,心悸而烦,脉虚细,或浮散,或涩,亡阴也,六味合生脉为主。渴与烦躁同机,而渴轻于躁。渴有喜饮，而又有喜热饮、冷冻饮料之分。在他证不喜饮及喜热饮，则为真寒假热。在时疫喜热饮，多发斑疹；不喜饮，热在血分。真寒假热百不一见也。

重型登革热-暑瘟营分证

〖辨识要点〗① 符合重型登革热诊断；② 夏季多发；③ 双峰热；④ 发病 3～5 日后突然加重；⑤ 剧烈头痛呕吐；⑥ 谵妄狂躁；⑦ 消化道大出血；⑧ 斑疹；⑨ 舌红绛苔燥；⑩ 脉数。

〖临床决策〗清暑透营。

〖治疗推荐〗《温病条辨》清营汤：犀角三钱，生地五钱，玄参三钱，竹叶心一钱，麦冬三钱，丹参二钱，黄连一钱五分，金银花三钱，连翘二钱，水八杯，煮取三杯，每日三次送服《湿温时疫疗法》飞马金丹 10 粒。

〖常用药物〗犀角，生地，玄参，竹叶，麦冬，丹参，黄连，金银花，连翘。

〖思路拓展〗《温病条辨》：脉虚夜寐不安，烦渴舌赤，时有谵语，目常开不闭，或喜闭不开，暑入手厥阴也。手厥阴暑温，清营汤主之；舌白滑者，不可与也。夜寐不安，心神虚而阳不得入阴也。烦渴舌赤，心用恣而心体亏也。时有谵语，神明欲乱也。目常开不闭，目为火户，火性急，常欲开以泄其火、且阳不下交于阴也；或喜闭不喜开者，阴为亢阳所损，阴损则恶见阳光也。故以清营汤急清宫中之热，而保离中之虚也。若舌白滑，不惟热重，湿亦重矣，湿重忌柔润药，当于湿温例中求之，故曰不可与清营汤也。

登革出血热-暑瘟血分证

〖辨识要点〗① 符合登革出血热诊断；② 夏季多发；③ 双峰热；④ 退热前后 24 h 病情突然加重；⑤ 多器官较大量出血；⑥ 肝脏肿大；⑦ 血小板$<100\times10^9$/L；⑧ 血细胞容积增加$>$20%；⑨ 休克；⑩ 舌红苔燥脉数。

〖临床决策〗清暑凉血。

〖治疗推荐〗《温病条辨》犀角地黄汤：干地黄一两，生白芍三钱，牡丹皮三钱，犀角三钱，每日两次，水煎送服庆余辟瘟丹。

〖常用药物〗干地黄，生白芍，牡丹皮，犀角。

〖思路拓展〗《温病条辨》：太阴温病，血从上溢者，犀角地黄汤合银翘散主之。其中焦病者以中焦法治之。若吐粉红血水者死不治；血从上溢，脉七八至以上，面反黑者，死不治，可用清络育阴法。血从上溢，温邪逼迫血液上走清道，循清窍而出，故以银翘散败温毒，以犀角地黄清血分之伏热，而救水即所以救金也。至粉红水非血非液，实血与液交迫而出，有燎原之势，化源速绝。血从上溢,而脉至七八至,面反黑,火极而似水,反兼胜己之化也,亦燎原之势莫制,下焦津液亏极,不能上济君火,君火反与温热之邪合德,肺金其何以堪,故皆主死。化源绝,乃温病第一死法也。仲子曰:敢问死?孔子曰:未知生,焉知死。瑭以为医者不知死,焉能救生。细按温病死状百端,大纲不越五条。在上焦有二:一曰肺之化源绝者死;二曰心神内闭内闭外脱者死。在中焦亦有二:一曰阳明太实,土克水者死;二曰脾郁发黄,黄极则诸窍为闭,秽浊塞窍者死。在下焦则无非热邪深入,消烁津液,涸尽而死也。已用过表药者,去豆豉、荆芥穗、薄荷。

狂犬病

狂犬病(rabies)是狂犬病毒引起的中枢神经系统急性传染病。以高度兴奋与咽肌痉挛及进行性瘫痪等为主要临床表现。病死率几乎100%。

病原学：狂犬病毒中心为单股负链RNA，外面为核衣壳和含脂蛋白及糖蛋白的包膜。狂犬病毒包含5种蛋白质。病毒存于患者及病兽的唾液和神经组织中，对外界环境抵抗力不强，易被紫外线、苯扎溴铵、碘酊、高锰酸钾、乙醇、甲醛等灭活。

病理特点：急性弥漫性脑脊髓炎以咬伤部位相当的脊髓背根神经节和脊髓节段、大脑基底面海马回、延髓、中脑、脑桥、小脑等处为严重。神经细胞质嗜酸性包涵体即内基小体，呈圆形或卵圆形，直径3～10 μm，樱桃红色。

狂犬病-犬毒攻心症

【**辨识要点**】① 符合狂犬病诊断；② 伤口及其神经支配区域麻木痒痛蚁走感；③ 高度兴奋；④ 极度恐惧恐水；⑤ 咽肌痉挛；⑥ 呼吸困难；⑦ 高热头痛；⑧ 弛缓性瘫痪；⑨ 休克；⑩ 舌红苔燥脉数。

【**临床决策**】解毒安宫。

【**治疗推荐**】①《圣济总录·犬啮伤》治狂犬咬人重发者蟾蜍灰散方：蟾蜍三个烧灰，捣罗为细散，每服二钱匕，温水调下，服时不得令人知。治狂犬啮人方：地榆二两，捣罗为散，每服二钱匕，温水调下，更将末涂疮上，良。治犬啮人痛闷口噤者皮散方：皮（烧存性）、头发各一两，上二味共烧为灰，每服一钱匕，温水调下，口噤拗开灌之。治犬啮肉痛，愈后复发，并可服，韭汁方：韭不拘多少，捣取汁，每服七分盏，和温水饮之，日三服。治狂犬咬人毒瓦斯攻心闷乱方：桃白皮三两、甘草半两、桂心一两、杏仁三十枚，细锉，以水三大盏，煎取一盏，去滓入杏仁膏，搅令匀，分为二服，良久再服。又方：虾蟆一枚烧灰，细研为末，以粥饮调服之即愈。又方：梅子焙干细研为末，每服二钱匕，温酒调下。又方：死蛇一条炙令焦，细研为末，令以内孔中即愈。治狂犬伤毒入肉方：东南桃枝白皮一握洗锉，用水二升，煮取一升，去滓分三服，吐为效。治狂犬咬人成疮方：莨菪根锉一两，捣罗为末，和盐少许，涂疮上，日三易。②《辨证录》卷

13 活命仙丹：木鳖子三个，斑蝥七个，炒米一撮，大黄五钱，刘寄奴五钱，茯苓五钱，麝香一分，上药各为细末和匀，每服三钱，黄酒调下。

〖**常用药物**〗蟾蜍，木鳖子，斑蝥，大黄，刘寄奴，麝香，地榆，莨菪根，韭。

〖**思路拓展**〗①《肘后备急方》卷7治卒为犬所咬毒方第五十四：疗狂犬咬人方：先嗍却恶血，灸疮中十壮，明日以去。日灸一壮，满百乃止。姚云，忌酒。又云，地榆根，末服方寸匕。日一二，亦末，敷疮上。生根，捣敷，佳。又方，刮虎牙，若虎骨，服一匕。已发如猘犬者，服此药，即瘥。姚同。又方，仍杀所咬犬，取脑敷之，后不复发。又方，捣薤汁敷之。又饮一升，日三，疮乃瘥。又方，末矾石纳疮中裹之。止疮不坏，速愈，神妙。又方，头发，猬皮，烧末，水和饮一杯。若或已目赤口噤者，折齿下之。姚云，二物等分。又方，捣地黄汁，饮之。并以涂疮，过百度止。又方，末干姜，常服，并以纳疮中。凡猘犬咬人，七日一发。过三七日不发，则脱也。要过百日，乃为大免。每到七日，辄当饮薤汁三二升。又当终身禁食犬肉，蚕蛹食此。发则不可救矣，疮未瘥之间，亦忌生物。诸肥腻及冷，但于下蒸鱼，及就腻气中食便发。不宜饮酒，能过一年，乃佳。若重发疗方。生食蟾蜍，绝良，验，姚同。亦可烧炙食之，不必令其人知。初得啮便为之，则后不发。姚剥作绘吞，蒜齑下。又方，捣姜根汁，饮之，即瘥。又方，服蔓荆汁，亦佳。又凡犬咬人，取灶中热灰，以粉疮，敷之，姚同。又方，火炙蜡，以灌疮中，姚同。又方，以头垢少少，纳疮中。以热牛屎涂之，佳，姚同。又方，按蓼，以敷疮上。又方，干姜末，服二匕。姜汁服半升，亦良。又方，但根据猘犬法，弥佳。烧蟾蜍，及末矾石，敷之，尤佳。得犬啮者难疗，凡犬食马肉生狂。及寻常，忽鼻头燥，眼赤不食。避人藏身，皆欲发狂。便宜枸杞汁，煮糜饲之，即不狂。若不肯食糜，以盐伺鼻便。忽涂其鼻，既舐之则欲食矣，神验。附方《梅师方》，治狂狗咬人。取桃白皮一握，水三升，煎取一升，服。食疗，治犬伤人。杵生杏仁，封之，瘥。②《辨证录》：是方用木鳖、斑蝥者，以狗最畏二物也；木鳖大凉，又能泻出热毒，得大黄以迅扫之，则热毒难留；刘寄奴善能逐血，尤走水窍，佐茯苓利水更速，引毒气从小便而出也；麝香虽亦走窍，然用之不过制斑蝥、木鳖，使之以毒攻毒耳。中有妙理，非漫然而用之也。

艾滋病

获得性免疫缺陷综合征(acquired immune deficiency syndrome)简称艾滋病,是人类免疫缺陷病毒引起的慢性传染病。

病原学:人类免疫缺陷病毒是单链 RNA 病毒,直径 100~120 nm 的球形颗粒,病毒嗜淋巴细胞又嗜神经细胞,主要感染 $CD4^+$ T 细胞,也能感染单核-吞噬细胞、B 淋巴细胞、小神经胶质细胞和骨髓干细胞等。

病理特点:组织炎症反应少而机会性感染病原体多。淋巴结既可反应性病变,又可肿瘤性病变。胸腺萎缩,神经胶质细胞灶性坏死,血管周围炎性浸润及脱髓鞘。

无症状期艾滋病-伏气温毒证

〖辨识要点〗① 符合无症状期艾滋病诊断;② 持续时间一般为 6~8 年;③ HIV 病毒分离阳性;④ HIV 核心蛋白阳性;⑤ 包膜蛋白抗体阳性;⑥ $CD4^+$ T 细胞计数下降;⑦ 具有传染性;⑧ 舌红;⑨ 苔白;⑩ 脉缓。

〖临床决策〗解毒凉血。

〖治疗推荐〗①《圣济总录》卷 27 伤寒阴毒甘草汤:炙甘草、升麻、当归、雄黄、蜀椒、鳖甲、桂枝,常规剂量,每日两次水煎送服《中国药典》牛黄解毒丸 1 粒。②《圣济总录》卷 27 伤寒阳毒升麻汤:升麻、犀角、射干、黄芩、人参、甘草,常规剂量,每日两次水煎送服《中国药典》牛黄解毒丸 1 粒。③《中国药典》牛黄解毒丸:人工牛黄、雄黄、石膏、大黄、黄芩、桔梗、冰片、甘草,大蜜丸一次 1 丸,每日 2 次温水送服。④ 抗逆转录病毒治疗。

〖常用药物〗升麻,犀角,射干,黄芩,人参,甘草,当归,生地,鳖甲,雄黄,桂枝,射干,人工牛黄,石膏,大黄,冰片,牛黄解毒丸。

〖思路拓展〗①《圣济总录》卷 27 伤寒阴毒:论曰,阴气独盛,阳气暴衰,阳为阴所胜,内外皆阴,故成阴毒,伤寒有初得病便成阴毒者,有服汤药经五六日以上不瘥,变成阴毒者,以病本属阴;因服寒药过多,或腑脏内外受寒,阴气转盛,阳气不复所致。其候四肢逆冷,脐腹筑痛,身如被击,呕吐下利,其脉沉细而疾者是也。治伤寒初得病一二日,便结成阴毒。或服药经旬以上,变成阴毒,身重背强,腹中绞痛,咽喉不利,毒瓦斯攻心,心下坚强,短气不得息,呕逆,唇青面黑,四肢厥冷,其脉沉细,身如被击。五六日可治,至七日不可治,宜阴毒甘草汤。②《圣济总录》卷27伤寒阳毒:论曰,阳气独盛,阴气暴衰,阴为阳所胜,内外皆阳,故为阳毒伤寒,有初得病便成阳毒者,有服汤药经五六日以上不瘥,变成阳毒者,以病本属阳,或以火劫发其汗。或因灸焫阳气转盛,阴气内消所致,其候面赤发躁,狂走妄言,发斑如锦纹,咽喉疼痛,涕唾脓血,或下利黄赤,其脉洪实滑促是也。治伤寒一二日,便成阳毒,或服药吐下之后,变成阳毒,腰背痛,烦闷不安,面赤狂言,或见鬼神,或下利,脉浮大数,面赤斑纹如锦,咽喉痛,吐脓血,五日可治,七日不可治,宜升麻汤。

急性期艾滋病-温毒热盛证

〖辨识要点〗① 符合急性期艾滋病诊断;② 发热盗汗;③ 淋巴结肿大;④ 肌肉疼痛;⑤ 疲倦乏力;⑥ 皮疹;⑦ HIV RNA 阳性;⑧ HIV 病毒分离阳性;⑨ 舌红苔黄;⑩ 脉数。

〖临床决策〗清热解毒。

〖治疗推荐〗①《医宗金鉴》三黄石膏汤:石膏、黄芩、黄连、黄柏、麻黄、豆豉、栀子、葱,常规剂量每日两次水煎送服牛黄解毒丸1粒。② 抗逆转录病毒治疗。

〖常用药物〗石膏,黄芩,黄连,黄柏,麻黄,栀子,牛黄解毒丸。

〖思路拓展〗《医宗金鉴》:三黄石膏汤治伤寒阳证,表里大热而不得汗。或已经汗、下,过经不解,六脉洪数,面赤鼻干,舌燥大渴,烦躁不眠,谵语鼻衄,发黄,发疹,发斑。以上诸证,凡表实无汗,而未入里成实者,均宜主之。仲景于表里大热,立两解之法:如大青龙汤治表里大热,表实无汗,故发汗,汗出而两得解也;白虎汤治表里大热,因表有汗,不主麻、桂,因里未实,不主硝黄,惟以膏、知、甘草,外解阳明之肌热,内清阳明之腑热,表里清而两得解也。若夫表实无汗,热郁营卫,里未成实,热盛三焦,表里大热之证。若以大青龙汤两解之,则功不及于三焦;若以白虎汤两解之,则效不及于营卫。故陶华制此汤以麻黄开营卫之热郁。佐豉葱直走皮毛,使其在表之邪从外而散。石膏倍用重任之者,以石膏外合麻、豉,取法乎青龙,是知解诸表之热,不能外乎青龙也。内合三黄,取法乎白虎,是知解诸里之热,不能外乎白虎也。且麻、豉得石膏、三黄,大发表热,而不动里热;三黄得石膏、麻、豉,大清内热,而不碍外邪。是此方擅表里俱热之长,亦得仲景之心法者也。若表有微汗,麻黄减半,桂枝倍加,以防外疏;里有微溏,则减去石膏,倍加葛根,以避中虚也。以三黄泻三焦之火盛,佐栀子屈曲下行,使其在里诸热从下而出。

艾滋病期艾滋病-温毒阳斑证

〖辨识要点〗① 符合艾滋病期艾滋病诊断；② 发热盗汗；③ 消瘦；④ 面赤斑斑；⑤ 持续性全身淋巴结肿大；⑥ 各种机会性感染；⑦ 肿瘤；⑧ HIV RNA 阳性；⑨ HIV 病毒分离阳性；⑩ 舌红苔黄脉细数。

〖临床决策〗养阴解毒。

〖治疗推荐〗①《金匮要略》升麻鳖甲汤：升麻二两，当归一两，蜀椒一两，甘草二两，鳖甲一片，雄黄半两，以水四升，煮取一升，送服送服庆余辟瘟丹（方见前）。② 抗逆转录病毒治疗。

〖常用药物〗升麻、当归、蜀椒、甘草、鳖甲、雄黄、辟瘟丹。

〖思路拓展〗①《增订叶评伤暑全书》：赵以德曰，《肘后》《千金方》阳毒用升麻汤无鳖甲有桂，阴毒用甘草汤无雄黄，岂非皆是热毒之伤于阴阳二经络耶？在阳经络则面赤斑斑如锦文，吐脓血，在阴经络则面青身如被杖，此皆阴阳水火动静之本象如此，岂是寒热之邪乎？尝以升麻鳖甲之药考之本草，谓升麻能解时气毒厉诸毒，攻咽喉痛，与热毒成脓，开壅闭，疗发斑。当归能破恶血，养新血，补五脏肌肤。甘草和中，利血脉，缓急止痛，调药奏功。鳖甲去恶血。雄黄破骨节积聚，辟鬼邪恶气，骨蒸热极。蜀椒通血脉，调关节逐肌骨皮肤死肌，去留结破血，治天行时气。诸药所能者如此，即此观之，仲景于阴阳二毒之证，总用一方，盖可见矣。②《圣济总录》卷伤寒狐惑：论曰，狐惑之病，或初得状似伤寒，或因伤寒而变，皆虫证也，虫食其喉为惑，使人生嗄，虫食其下部为狐，使人咽干，其候皆默默欲眠，不得卧，起居不安，恶饮食，面目乍白乍黑是也，此由伤寒病腹内热，饮食少，肠胃空虚，而虫为之不安，故随所食上下部而病名狐惑也。

流行性斑疹伤寒

流行性斑疹伤寒（epidemic typhus）是普氏立克次体引起的急性传染病。以持续高热与剧烈头痛及皮疹等为主要临床表现。及中枢神经系统症状为主要特征。四十岁以上患者更为严重。自然病程 2～3 周。

病原学：普氏立克次体为细胞内寄生菌，呈多形性球杆状，最长达 4 μm。革兰染色阴性，吉姆萨染色呈紫色，胞壁组成近似于革兰阴性杆菌细胞壁，胞壁中有肽聚糖和脂多糖，后者有内毒性活性，病原体裂解时释出。寄生于人体小血管内皮细胞胞质及体虱肠壁上皮细胞内。普氏立克次体含有耐热的组特异性可溶性抗原与不耐热的种特异性颗粒性抗原。病原体不耐热，对紫外线及一般消毒剂敏感；但耐低温和干燥，在干燥虱粪中可存活数月。

病理特点：增生性、血栓性和坏死性血管炎。血管内皮细胞大量增生，形成血栓，血管壁有节段性或圆形坏死，血管周围有炎性细胞浸润，形成特征性的粟粒状的立克次体肉芽肿即斑疹伤寒结节。

典型流行性斑疹伤寒－冬温营血证

〖辨识要点〗① 符合典型流行性斑疹伤寒诊断；② 高热寒战；③ 斑疹；④ 剧烈头痛；⑤ 谵妄狂躁；⑥ 耳鸣震颤；⑦ 心律失常；⑧ 呼吸急促；⑨ 肝脾肿大；⑩ 外斐反应阳性；⑪ 舌红苔黄；⑫ 脉洪数。

〖临床决策〗清营解毒。

〖治疗推荐〗①《寿世保元·斑疹》解毒化斑汤：牡丹皮、生地黄、木通、归尾、远志、犀角、紫草、知母、牛蒡子、茜草、甘草、穿山甲，常规剂量，每日两次水煎服，调山甲末并犀角汁同服。②《温病条辨》化斑汤：石膏一两，知母四钱，生甘草三钱，玄参三钱，犀角二钱，白粳米一合，水八杯，煮取三杯，日三服，渣再煮一钟，夜一服。③ 红霉素成人每日 1.0 g，儿童每日 20～40 mg/kg 分 4 次口服，不能口服者可改为静脉给药。四环素成人每日 2.0 g，儿童每日（8 岁以下小儿不用）25 mg/kg，4 次分服；氯霉素成人每日 1.5～2.0 g，儿童每日 25～40 mg/kg，分 4 次口服，口服困难者可静脉滴注给药。

〖**常用药物**〗牡丹皮、生地、玄参、归尾、远志、犀角、紫草、知母、牛蒡子、茜草、石膏、穿山甲。

〖**思路拓展**〗《温病条辨》：太阴温病不可发汗。发汗而汗不出者必发斑疹，汗出过多者必神昏谵语。发斑者化斑汤主之，发疹者银翘散去豆豉加细生地、牡丹皮、大青叶，倍玄参主之。禁升麻、柴胡、当归、防风、羌活、白芷、葛根、三春柳。神昏谵语者清宫汤主之，牛黄丸、紫雪丹、局方至宝丹亦主之。温病忌汗者，病由口鼻而入，邪不在足太阳之表，故不得伤太阳经也。时医不知而误发之，若其人热甚血燥，不能蒸汗，温邪郁于肌表血分，故必发斑疹也。若其表疏，一发而汗出不止，汗为心液，误汗亡阳，心阳伤而神明乱，中无所主，故神昏。心液伤而心血虚，心以阴为体，心阴不能济阳，则心阳独亢，心主言，故谵语不休也。且手经逆传，世罕知之，手太阴病不解，本有必传手厥阴心包之理，况又伤其气血乎！

轻型流行性斑疹伤寒-冬瘟气分证

〖**辨识要点**〗① 符合轻型流行性斑疹伤寒诊断；② 发热 39℃左右；③ 斑疹数量少；④ 全身酸痛；⑤ 神经系统症状不明显；⑥ 肝脾肿大少见；⑦ 热程较短；⑧ 外斐反应阳性；⑨ 舌红苔黄；⑩ 脉洪数。

〖**临床决策**〗解毒清气。

〖**治疗推荐**〗①《太平惠民和剂局方》柴胡石膏散：赤芍、柴胡、前胡、石膏、葛根、升麻、黄芩、桑白皮、荆芥、生姜、豆豉，常规剂量，每日两次水煎送服二圣救苦丹一钱。②《万病回春》卷 2 二圣救苦丹：大黄四两，皂角二两，为末水丸，每服一钱。③ 红霉素成人每日 1.0 g，儿童每日 20～40 mg/kg 分 4 次口服，不能口服者可改为静脉给药。四环素成人每日 2.0 g，儿童每日（8 岁以下小儿不用）25 mg/kg，4 次分服；氯霉素成人每日 1.5～2.0 g，儿童每日 25～40 mg/kg，分 4 次口服。

〖**常用药物**〗柴胡，石膏，赤芍，前胡，葛根，升麻，黄芩，桑皮，荆芥，大黄，皂角，紫草。

〖**思路拓展**〗①《医宗金鉴·瘟疫》：瘟疫一证，乃天地之疠气流行，沿门阖户，无论老少强弱，触之者即病，盖邪气自口鼻而入，故传染之速迅如风火，但毒有在表在里在阴在阳之分，其或发或攻或清，当因春风夏热秋凉冬寒之四时各异，随人虚实，量乎轻重以施治也，古法皆以攻毒为急者，以邪自口鼻而入，在里之病多故也，发以荆防败毒散，清以普济消毒饮，攻以二圣救苦丹，则酌量合直审度医治，庶几临证时有得心应手之妙矣。②《删补名医方论》：天行时气，即四时不正之气，感而为病者，初不名疫也。因病气互相传染，老幼相似，沿门阖境而共病之，故曰：天行时气也。然此疫气从鼻而入，一受其邪，脏腑皆病，若不急逐病出，则多速死。急逐之法，非汗即下，故古人治疫之方，以下为主，以汗次之，是为病寻出路也。此二方（水解散、二圣救苦丹），一以治冬疫，一以治春疫。冬疫多寒，春疫多热。多寒者宜水解散，方中用麻、桂、芍、草发营卫之汗、大黄，黄芩泻疫毒之邪。多热者宜救苦丹，方中用皂角开窍而发表，大黄泻火而攻里，使毒亦从汗下而出也，二方审而用之，治疫之大法可类推矣。

复发型流行性斑疹伤寒－冬瘟卫分证

〖辨识要点〗① 符合复发型流行性斑疹伤寒诊断；② 散发；③ 无季节性；④ 病情轻；⑤ 病程短；⑥ 可无斑疹；⑦ 发热头痛；⑧ 补体结合试验阳性；⑨ 外斐反应常为阴性；⑩ 舌红苔白脉浮。

〖临床决策〗解毒透表。

〖治疗推荐〗①《奇效良方》柴胡升麻汤：柴胡、葛根、荆芥、赤芍、石膏各一钱半，前胡、升麻、桑皮、黄芩各一钱。水二钟，生姜三片，豆豉二十粒，煎至一钟，不拘时服。② 红霉素成人每日 1.0 g，儿童每日 20～40 mg/kg 分 4 次口服，不能口服者可改为静脉给药。四环素成人每日 2.0 g，儿童每日（8 岁以下小儿不用）25 mg/kg，4 次分服；氯霉素成人每日 1.5～2.0 g，儿童每日 25～40 mg/kg，分 4 次口服，口服困难者可静脉滴注给药。

〖常用药物〗柴胡，葛根，荆芥，赤芍，石膏，前胡，升麻，黄芩，豆豉。

〖思路拓展〗①《广瘟疫论·发疹》：时疫发疹，热邪从皮毛出也，与汗同机，以疏散清热为主。然与他证发疹不同。他证或无里热，此则未有不里热者，虽以疏散为要，而见烦渴、舌苔黄则硝、黄仍须兼用；他证发疹，疹散而病即愈，此则有屡发而病不衰者；他病发疹不过一二日为期，此则为期不定。治法必视里邪解否，为用药之准则，不可以疹之一证为据也。②《广瘟疫论·发斑》：时疫发斑，邪热出于经脉也，虽不及战汗，亦有外解之机，治以凉血清热为主，白虎化斑汤、吴氏举斑汤、犀角地黄汤选用。此亦与他证发斑有异，他证发斑，斑消则愈，此总不以斑之消否为轻重，而惟以里证为主。每每斑出而谵妄如故，或斑出数日已消而昏沉如故，必待里热全清，二便清利而后愈。故治斑药味可为辅，不可为主。发斑、发疹，热皆在经而不在胃，凡遇烦躁而不渴，目赤而舌白，即是将发斑疹之候，预以清凉、解表、透毒之药治之，使邪易出易净。

附：地方性斑疹伤寒

〖辨识要点〗① 符合地方性斑疹伤寒诊断；② 莫氏立克次体感染；③ 鼠蚤传播；④ 病情轻；⑤ 发热 39℃左右；⑥ 斑疹；⑦ 听力减退；⑧ 豚鼠阴囊反应阳性；⑨ 外斐反应阳性；⑩ 舌红苔白脉浮。

〖**临床决策**〗解毒透斑。

〖**治疗推荐**〗《寿世保元》卷 2 加减败毒散：防风一钱五分、荆芥二钱、羌活二钱、独活二钱、前胡二钱、升麻五分、葛根一钱、赤芍二钱、桔梗八分、川芎一钱五分、白芷二钱、薄荷八分、牛蒡子三钱、甘草八分、柴胡八分，上锉，加生姜、葱，水煎送服二圣救苦丹。

〖**常用药物**〗防风，荆芥，羌活，独活，前胡，升麻，葛根，桔梗，牛蒡子，柴胡，二圣救苦丹。

〖**思路拓展**〗《广瘟疫论·耳聋》：耳聋者少阳邪热挟痰上壅也。时疫耳聋者多，盖邪之传变，出表入里，必干少阳，又时疫属热，热至上升，挟痰涎浊气上壅隧道，故耳聋也。治法以疫邪大势为主，见于初起传表时，于表药中加荆、防、川芎；见于入里时，于里药中加黄芩、知母。屡经汗、下，耳聋不愈，不可急治，养阴调胃为主。须待粥食如常，二便调匀，始由渐而愈也。

恙虫病

　　恙虫病(tsutsugamnshi disease)是恙虫病立克次体引起的急性自然疫源性传染病。以高热皮疹焦痂和淋巴结肿大等为主要临床表现。

　　病原学：恙虫病立克次体呈短杆状或双球状，革兰染色阴性。只能在细胞内繁殖，在胞质内近核处成堆排列，吉姆萨染色呈紫蓝色。体外抵抗力甚弱不易在常温下保存，对各种消毒方法都很敏感，在0.5％石炭酸溶液中或加热至56℃10 min即死亡；对氯霉素、四环素和红霉素类均极敏感。

　　病理特点：全身小血管炎、血管周围炎及单核吞噬细胞系统增生。叮咬部位充血、水肿形成丘疹，组织液渗入成水泡，水泡中央坏死、出血，形成黑色痂皮，痂皮脱落后呈现溃疡。全身浅表淋巴结肿大，焦痂与溃疡附近的淋巴结肿大尤为显著，淋巴结中央可呈坏死。浆膜腔，如胸腔、腹腔、心包中可见黄绿色渗出液。血管周围可见单核细胞、淋巴细胞、浆细胞浸润，重型患者可见血管内皮细胞水肿及血管壁坏死、破裂。内脏普遍充血，肝脾增大，局灶性或弥漫性心肌炎、出血性肺炎、间质性肾炎及淋巴细胞性脑膜炎等。

恙虫病-时疫两感证

　　〖辨识要点〗① 符合恙虫病诊断；② 高热寒战；③ 剧烈头痛；④ 全身酸痛；⑤ 红色丘疹；⑥ 焦痂与溃疡；⑦ 淋巴结及肝脾大肿大；⑧ 外斐反应阳性；⑨ 补体结合试验阳性；⑩ 舌红苔燥脉数。

　　〖临床决策〗清疫解毒。

　　〖治疗推荐〗①《杏苑生春》两感羌活汤：羌活、独活、防己、防风、黄芩、川芎、苍术、白术、甘草、黄连、细辛、知母、生地黄，常规剂量，每日两次，水煎送服除瘟救苦丹20粒。②《仙拈集》卷1除瘟救苦丹：天麻、麻黄、松萝茶、绿豆粉各一两二钱，雄黄、朱砂、甘草各八钱，生大黄二两。上为细末，炼蜜为丸，如弹子大，收瓷器内，勿令泄气。每次20粒，每日两次温水送服。③ 多西环素成人剂量为每日200 mg，一次顿服，儿童剂量酌减；四环素成人剂量为2 g，儿童每日(8岁以下小儿不用)25 mg/kg，分3～4次口服；氯霉素成人剂量为每日2 g，儿童每日25～

40 mg/kg,静脉滴注或分 4 次口服。

〖**常用药物**〗羌活,独活,防己,防风,黄芩,川芎,苍术,白术,黄连,细辛,知母,生地,麻黄,雄黄,朱砂,大黄。

〖**思路拓展**〗《温热逢源·伏温外挟风寒暑湿各新邪为病》:伏温之邪,由春夏温热之气,蒸动而出,此其常也。亦有当春夏之间,感冒风寒,邪郁营卫而为寒热,因寒热而引动伏气。初起一二日,第见新感之象,意其一汗即解。乃得汗后,表证略减,而里热转甚。昧者眩其病状,几若无可把握。不知此新邪引动伏邪之证,随时皆有。治之者,须审其伏邪与新感,孰轻孰重。若新感重者,先撤新邪,兼顾伏邪。伏邪重者,则专治伏邪,而新感自解。盖伏温自内达外,苟由三阳而外解,则表分之新邪,自不能容留矣。《内经》云:凡病伤寒而成温者,先夏至日者为病温,后夏至日者为病暑。此指伏邪乘暑令而发者,尚非兼挟暑邪之病。其有兼挟暑热之邪而发者,则必另有暑热见证。其新病引动伏邪,大致亦与兼挟风寒者相似。须审其轻重缓急,厘清经界,方可着手也。至兼挟湿邪之证,有外感之湿,有内伏之湿。伏气既动,则热自内发,蒸动湿邪,与伏温之热混合,为病最属淹缠。治之者,须视其湿与热,孰轻孰重。须令其各有出路,勿使并合,则用药易于着手。再湿邪有宜温燥者,如平胃之类;有宜渗利者,如苓、泽之类,有宜通泄者,如车前、滑石之类;有宜清化者,如芩、连、栀、柏之类;以上皆专治湿邪之法。若与湿热并合,则为湿温,见证最繁且杂。其治法须随机应变,初起有芳香化湿者,如胃苓、正气之属;而通宣三焦者,如三仁、滑石之属;中焦热重,有清泄阳明者,如苍术、石膏之属;有苦泄太阴者,如茵陈、芩连之属。总之,需细察见证,如湿重者,自当治湿,若伏邪重者,仍当以伏邪为主也。

伤　寒

伤寒(typhoid fever)是伤寒杆菌引起的急性肠道传染病。以持续发热与相对缓脉及神经系统中毒症状等为主要临床表现。

病原学：伤寒杆菌革兰染色阴性，短杆状有鞭毛能运动无荚膜。只感染人类，不产生外毒素，菌体裂解释放出内毒素引起疾病。伤寒杆菌具有菌体"O"抗原、鞭毛抗原和表面抗原，伤寒杆菌在自然环境中生存力较强，耐低温，−20℃可长期存活。对阳光、干燥、热及消毒剂敏感，阳光直射数小时即死亡，60℃ 15 min 或煮沸均可杀死，消毒饮水余氯达 0.2～0.4 mg/L 时迅速死亡。

病理特点：全身单核-巨噬细胞系统的增生性反应，肠道淋巴组织增生肿胀，呈纽扣样突起，巨噬细胞浸润，伤寒细胞聚集成团形成伤寒肉芽肿或伤寒结节；肿大的淋巴结坏死；坏死组织脱落形成溃疡。

典型伤寒-募原湿瘟证

〖辨识要点〗① 符合典型伤寒诊断；② 高热寒战；③ 食欲不振；④ 腹胀腹痛；⑤ 表情淡漠；⑥ 肝脾肿大；⑦ 玫瑰斑疹与白痱；⑧ 肥达反应阳性；⑨ 血培养伤寒杆菌阳性；⑩ 舌红苔浊腻；⑪ 相对缓脉。

〖临床决策〗清透募原。

〖治疗推荐〗①《温疫论》达原饮：槟榔二钱，厚朴一钱，草果仁五分，知母一钱，芍药一钱，黄芩一钱，甘草五分，上用水二钟，煎八分，午后送服甘露消毒丹。②《温热经纬》甘露消毒丹(一名普济解毒丹)：飞滑石十五两，绵茵陈十一两，淡黄芩十两，石菖蒲六两，川贝母、木通各五两，藿香、射干、连翘、薄荷、白豆蔻各四两，各药晒燥，生研细末见火则药性变热。每服三钱，开水调服，日二次。或以神曲糊丸，如弹子大，开水化服。亦可。③ 苍术白虎汤：苍术五钱、石膏三钱、知母一钱五分、甘草一钱，水二盏，煎一盏送服甘露消毒丹。④ 左旋氧氟沙星每次200 mg 口服，或静脉滴注，每日 2 次；氧氟沙星成人每日 600 mg 分 2 次口服，或每日 400 mg分 2 次静脉滴注；环丙沙星，成人每日 1.0 g 分 2 次口服，或每日 400 mg 分 2 次静脉滴注；疗程

2 周。

〖**常用药物**〗槟榔,厚朴,草果,知母,芍药,黄芩,大黄,苍术。

〖**思路拓展**〗①《温疫论·自叙》:夫温疫之为病,非风、非寒、非暑、非湿,乃天地间别有一种异气所感。其传有九,此治疫紧要关节。奈何自古迄今,从未有发明者。仲景虽有《伤寒论》,然其法始自太阳,或传阳明,或传少阳,或三阳竟自传胃。盖为外感风寒而设,故其传法与温疫自是迥别。嗣后论之者纷纷,不止数十家,皆以伤寒为辞。其于温疫证则甚略之。是以业医者所记所诵而无所施,未免指鹿为马矣。余初按诸家咸谓:春、夏、秋皆是温病,而伤寒必在冬时。然历年较之,温疫四时皆有。及究伤寒,每至严寒,虽有头疼、身痛、恶寒、无汗、发热,总似太阳证,至六七日失治,未尝传经。每用发散之剂,一汗即解。间有不药亦自解者,并未尝因失汗以致发黄、谵语、狂乱、苔刺等证。此皆感冒肤浅之病,非真伤寒也。伤寒,感冒,均系风寒,不无轻重之殊。究竟感冒居多,伤寒稀有。况温疫与伤寒,感受有霄壤之隔。今鹿马攸分,益见伤寒世所绝少。仲景以伤寒为急病,仓促失治,多致伤生,因立论以济天下后世,用心可谓仁矣。然伤寒与温疫,均急病也。以病之少者,尚谆谆告世。至于温疫多于伤寒百倍,安忍反置勿论?或谓温疫之证,仲景原别有方论,历年既久,兵火湮没,即《伤寒论》乃称散亡之余,王叔和立方造论,谬称全书。温疫之论,未必不由散亡也明矣。崇祯辛巳,疫气流行,山东、浙省、南北两直,感者尤多,至五六月益甚,或至阖门传染。始发之际,时师误以伤寒法治之,未尝见其不殆也。或病家误听七日当自愈,不尔,十四日必瘳,因而失治,有不及期而死者;或有妄用峻剂,攻补失叙而死者;或遇医家见解不到,心疑胆怯,以急病用缓药,虽不即受其害,然迁延而致死者,比比皆是。所感轻者,尚获侥幸;感之重者,更加失治,枉死不可胜记。嗟乎!守古法不合今病,以今病简古书,原无明论,是以投剂不效,医者彷徨无措,病者日近危笃,病愈急,投药愈乱,不死于病,乃死于医,不死于医,乃死于圣经之遗亡也。吁!千载以来,何生民不幸如此。余虽固陋,静心穷理,格其所感之气,所入之门,所受之处,及其传变之体,平日所用历验方法,详述于下,以俟高明者正之。时崇祯壬午仲秋姑苏洞庭吴有性书于淡淡斋。②《温热经纬》雄按:甘露消毒丹治湿温时疫之主方也。六元正纪,五运分步,每年春分后十三日交二运。征,火旺,天乃渐温。芒种后十日交三运。宫,土旺,地乃渐湿。温湿蒸腾,更加烈日之暑,铄石流金,人在气交之中,口鼻吸受其气,留而不去,乃成湿温疫疠之病。而为发热倦怠,胸闷腹胀,肢酸咽肿,斑疹身黄,颐肿口渴,溺赤便闭,吐泻疟痢,淋浊疮疡等证。但看病患舌苔淡白,或浓腻,或干黄者,是暑湿热疫之邪尚在气分。悉以此丹治之立效。

不典型伤寒-湿瘟气分证

〖**辨识要点**〗① 符合不典型伤寒诊断;② 轻型不典型伤寒发热 38℃左右且全身毒血症状

轻；③ 暴发型不典型伤寒病情凶险且毒血症状严重；④ 迁延型不典型伤寒发热持续不退；⑤ 表情淡漠；⑥ 逍遥型不典型伤寒症状轻微，坚持工作，常突发肠出血就诊；⑦ 肥达反应阳性；⑧ 血培养伤寒杆菌阳性；⑨ 舌红苔腻；⑩ 相对缓脉。

〖临床决策〗辟秽化浊。

〖治疗推荐〗①《温病条辨》三仁汤：杏仁五钱、滑石六钱、通草二钱、白豆蔻二钱、竹叶二钱、厚朴二钱、生薏苡仁六钱、半夏五钱,甘澜水八碗,煮取三碗,每服一碗,每日三次送服《普济方》雄黄丸。②《普济方》卷 151 雄黄丸：安息香一两、朱砂半两、硫黄半两、雄黄一两、阿魏半两、松脂四两、榴叶四两、苍术四两、白芷三两、干桃叶三两,上为末,炼蜜为丸,如弹子大,每服五丸。③ 左旋氧氟沙星,每次 200 mg 口服或静脉滴注,每日 2 次；氧氟沙星,成人每日 600 mg 分 2 次口服,或每日 400 mg 分 2 次静脉滴注；环丙沙星,成人每日 1.0 g 分 2 次口服,或每日 400 mg 分 2 次静脉滴注；疗程 2 周。

〖常用药物〗杏仁,滑石,通草,白豆蔻,竹叶,厚朴,薏苡仁,半夏,苍术。

〖思路拓展〗《温病条辨》：头痛恶寒,身重疼痛,舌白不渴,脉弦细而濡,面色淡黄,胸闷不饥,午后身热,状若阴虚,病难速已,名曰湿温。汗之则神昏耳聋,甚则目瞑不欲言,下之则洞泄,润之则病深不解,长夏深秋冬日同法,三仁汤主之。头痛恶寒,身重疼痛,有似伤寒,脉弦濡,则非伤寒矣。舌白不渴,面色淡黄,则非伤暑之偏于火者矣。胸闷不饥,湿闭清阳道路也。午后身热,状若阴虚者,湿为阴邪,阴邪自旺于阴分,故与阴虚同一午后身热也。湿为阴邪,自长夏而来,其来有渐,且其性氤氲黏腻,非若寒邪之一汗而解,温热之一凉则退,故难速已。世医不知其为湿温。见其头痛恶寒身重疼痛也,以为伤寒而汗之,汗伤心阳,湿随辛温发表之药蒸腾上逆,内蒙心窍则神昏,上蒙清窍则耳聋目瞑不言。见其中满不饥,以为停滞而大下之,误下伤阴,而重抑脾阳之升,脾气转陷,湿邪乘势内渍,故洞泄。见其午后身热,以为阴虚而用柔药润之,湿为胶滞阴邪,再加柔润阴药,二阴相合,同气相求,遂有锢如而不可解之势。惟以三仁汤轻开上焦肺气,盖肺主一身之气,气化则湿亦化也。湿气弥漫,本无形质,以重浊滋味之药治之,愈治愈坏。伏暑湿温,吾乡俗名秋呆子,悉以陶氏《六书》法治之,不知从何处学来,医者呆,反名病呆,不亦诬乎! 再按：湿温较诸温,病势虽缓而实重,上焦最少,病势不甚显张,中焦病最多,详见中焦篇,以湿为阴邪故也,当于中焦求之。

再燃与复发伤寒-湿瘟再燃证

〖辨识要点〗① 符合再燃伤寒与复发伤寒诊断；② 伤寒恢复期前体温尚未降至正常而再次升高；③ 发热持续 5～7 日后回到正常；④ 血培养阳性；⑤ 伤寒进入恢复期体温正常 1～3 周后发热等症状再现血培养阳性；⑥ 舌红；⑦ 苔腻；⑧ 脉濡数。

〔**临床决策**〕清气化湿。

〔**治疗推荐**〕①《医原》藿朴夏苓汤：藿香6 g、厚朴3 g、姜半夏4.5 g、赤茯苓9 g、杏仁9 g、生薏苡仁12 g、白豆蔻末1.8 g、猪苓4.5 g、淡香豉9 g、泽泻4.5 g，水煎送服甘露消毒丹。注：本方《医原》无方名，据《感证辑要》卷4补。② 左旋氧氟沙星，每次200 mg 口服或静脉滴注，每日2次；氧氟沙星，成人每日600 mg 分2次口服，或每日400 mg 分2次静脉滴注；环丙沙星，成人每日1.0 g 分2次口服，或每日400 mg 分2次静脉滴注；疗程2周。

〔**常用药物**〕藿香，厚朴，半夏，茯苓，杏仁，薏苡仁，白豆蔻，猪苓，豆豉，泽泻，甘露消毒丹。

〔**思路拓展**〕①《温热经纬·叶香岩外感温热篇》：舌苔不燥，自觉闷极者，属脾湿盛也。或有伤痕血迹者，必问曾经搔挖否。不可以有血而便为枯证仍从湿治可也。再有神情清爽，舌胀大不能退场门者，此脾湿胃热，郁极化风，而毒延口也。用大黄磨入当用剂内，则舌胀自消矣。再舌上白苔黏腻，吐出浊浓涎沫，口必甜味也，为脾瘅病。乃湿热气聚，与谷气相搏，土有余也。盈满则上泛，当用省头草，芳香辛散以逐之则退。若舌上苔如碱者，胃中宿滞挟浊秽郁伏，当急急开泄，否则闭结中焦，不能从膜原达出矣。若舌无苔而有如烟煤隐隐者，不渴，肢寒，知挟阴病。如口渴烦热，平时胃燥舌也，不可攻之。若燥者，甘寒益胃。若润者，甘温扶中，此何故？外露而里无也。若舌黑而滑者，水来克火，为阴证，当温之。若见短缩，此肾气竭也，为难治。欲救之，加人参、五味子，勉希万一。舌黑而干者，津枯火炽，急急泻南补北，若燥而中心浓者，土燥水竭，急以咸苦下之。舌淡红无色者，或干而色不荣者，当是胃津伤而气无化液也，当用炙甘草汤。不可用寒凉药。若舌白如粉而滑，四边色紫绛者，温疫病初入膜原，未归胃腑，急急透解，莫待传陷而入为险恶之病。且见此舌者，病必见凶，须要小心。②《医原·枢机论》：窃闻三阴三阳，有枢机焉。枢者，如门户之枢，乃阴阳开阖之转机也。《内经》枢机有二：一曰少阴为枢；一曰少阳为枢。阴之初生为少阴，少阴，稚阴也。手少阴属心，足少阴属肾。心为人身君主之官，神明所从出。肾为阴阳互根之地，精气之本原。故少阴为转阳至阴之机窍，阴之枢也。由少阴而太阴，由太阴而厥阴，《经》曰：太阴为开，厥阴为阖。盖太阴脾土，得此枢而散精以升于上；太阴肺金，得此枢而布精以降于下，能升能降，故谓之开。由是厥阴心包络，得此枢而阴血以生；厥阴肝木，得此枢而阴血以藏，以生以藏，故谓之阖。是太阴、厥阴之开阖，皆少阴之枢所默运者也。厥阴为阴之极，阴极则阳生，而阴转入于阳，阳之初生为少阳，少阳，稚阳也。手少阳属三焦，足少阳属胆。三焦具真阳之火，其体虚润，其气氤氲。焦，热也。满腔中热气布，能通调水道也。按三焦从右肾生出，心肾阴至阳之机括，阳之枢也。由少阳而太阳，由太阳而阳明，《经》曰：太阳为开，阳明为阖。盖太阳膀胱，得此枢而水道通调；太阳小肠，得此枢而食物变化，通调变化，故谓之开。由是阳明胃腑，得此枢而阳气含纳；阳明大肠，得此枢而阳气收藏，含纳收藏，故谓之阖。是太阳、阳明之开阖，皆少阳之枢所默运者也。阳明为阳之极，阳极则阴生，而阳又转入于阴。然则少阴、少阳，非阴阳出入开阖之枢机者哉？若其枢一有不利,则出入之机停;出入机停,则开阖之机废。能开不能阖,则泄泻诸病生;能阖不能开,则噎膈、便闭诸病生。病先天则从肾起,病后天则从脾胃起。脾胃病则土不生金而金败,金败则水衰,水衰则木枯,木枯则火炽,火炽则水益涸,水涸则龙火起,龙火起而风火、雷火、燥火亦相继而起,则一身无非火矣。夫此火之来,总由于枢之不利,火即阳气外越,而不能根据附于阴者也。若寒以降之,则火益烈而元气亡矣。故欲其枢之利,非温润之、咸柔之不可。法当滋肾之阴,纳肾之阳,盖肾为水火互根之脏,肾阴足而后水济火,肾阳固而后气归精也;法当养肝之血,达胆之气,盖肝胆为东方震巽之木,木之阴液不可耗,木之生气尤不可伐也。知少阴、少阳之为枢,而治法可悟矣。

附：副伤寒-湿瘟斑疹

〖辨识要点〗① 符合副伤寒诊断;② 副伤寒甲或临床表现与伤寒类似;③ 病情较轻病程较短;④ 相对缓脉及重脉少见;⑤ 玫瑰斑疹出现较早较多颜色较深;⑥ 呕吐腹泻;⑦ 副伤寒丙常表现为败血症型及急性胃肠炎型;⑧ 肠出血与肠穿孔少见;⑨ 舌红苔腻;⑩ 脉濡数。

〖临床决策〗清浊化斑。

〖治疗推荐〗①《随息居重订霍乱论》卷 4 石菖蒲、酒炒黄芩、制半夏各一钱,姜汁炒川连五六分,苏叶三四分,制厚朴八分,鲜竹茹、枇杷叶各二钱,芦根一两,水煎送服牛黄八宝丸五丸。②《杂病源流犀烛》卷 21 牛黄八宝丸:雄黄 15 g、玄参 15 g、炒羌活 9 g、黄连 9 g、羚羊角 9 g、犀角 9 g、炒贝母 9 g、乳香 9 g、没药 9 g、青黛 6 g、珍珠 1.2 g、朱砂 15 g、牛黄 6 g、冰片 6 g,上药共为细末。另用金银花、紫花地丁、菊花各 60 g,甘草 15 g,长流水 1.25 L,煎取汁熬膏,入炼蜜 150 ml 再熬,与前药末和丸,每丸重 1 g。③ 左旋氧氟沙星,每次 200 mg 口服或静脉滴注,每日 2 次;氧氟沙星,成人每日 600 mg 分 2 次口服,或每日 400 mg 分 2 次静脉滴注;环丙沙星,成人每日 1.0 g 分 2 次口服,或每日 400 mg 分 2 次静脉滴注;疗程 2 周。

〖常用药物〗石菖蒲,黄芩,半夏,黄连,苏叶,厚朴,鲜竹茹,枇杷叶,芦根,牛黄八宝丸。

〖思路拓展〗①《温病经纬》:此泻心汤证也,何必另立方治。以暑热秽浊之邪与伤寒不同,故无泻心皆由园柄方凿之格,漫为引用,岂徒无益已哉。兹以石菖蒲为君,辛香不燥,一名昌阳者,谓能扫除浊邪,而昌发清阳之气也,和诸药以为剂,共奏蠲痰泄热、展气通津之绩,已历验不爽矣。②《退思集类方歌注》:苍术白虎汤治湿温,立夏后湿土司令,暑湿相搏,病成湿温,不可发汗,治在太阴。脉沉细为湿,数为热。身疼胫冷为湿,胸腹满为湿热弥漫三焦,气机不达。发热汗多苦妄言,湿上甚为热。热与湿合,郁蒸肌表,则多汗;蒙痹清窍,则苦妄言矣。口燥渴而不欲饮,虽渴而不欲多饮,湿温之义尤明。刚柔相济此方尊。方中甘草佐苍术,知母佐石膏,刚柔相济,用以燥湿清热,不伤脏腑之正气。前白虎加桂枝汤,治寒化为热,乃太阳阳明同治之方;此苍术白虎汤,治湿化为热,乃太阴阳明同治之方。虽一味之转旋,其义各有微妙。

细菌性痢疾

细菌性痢疾(bacillary dysentery)是痢疾杆菌引起的肠道传染病。以腹痛、腹泻及全身毒血症症状等为主要临床表现。

病原学：痢疾杆菌为革兰阴性杆菌,菌体短小,无鞭毛及荚膜,不形成芽孢,有菌毛,为兼性厌氧菌,在普通培养基上生长良好。各型痢疾杆菌死亡后均能释放内毒素引起全身反应。A 群痢疾志贺菌还可产生外毒素,该毒素又称为志贺毒素具有细胞毒、肠毒性和神经毒性活性,故 A 群痢疾志贺菌引起的临床症状最重。

病理特点：急性菌痢弥漫性纤维蛋白渗出性炎症,肠黏膜表面有大量黏液脓性渗出物覆盖。大片坏死的肠黏膜上皮细胞与黏液脓性渗出物共同形成灰白色假膜,脱落后可见黏膜溃疡。慢性菌痢肠黏膜水肿和肠壁增厚,黏膜溃疡反复形成和修复,肠壁息肉样增生及瘢痕形成,少数病例因肠壁纤维瘢痕组织收缩而引起肠腔狭窄。肠腺开口处阻塞及形成脓肿,脓肿破溃可间歇排菌。中毒性菌痢多数脏器微血管痉挛及通透性增加,大脑及脑干水肿,神经细胞变性及点状出血。肾小管上皮细胞变性坏死,部分病例可有肾上腺皮质出血和萎缩。

典型细菌性痢疾-疫痢湿热证

〖辨识要点〗① 符合典型细菌性痢疾诊断;② 高热畏寒;③ 头痛乏力;④ 食欲减退;⑤ 腹痛腹泻;⑥ 里急后重;⑦ 脱水;⑧ 酸中毒及电解质失衡;⑨ 粪便培养痢疾杆菌阳性;⑩ 舌红绛苔黄燥脉滑数。

〖临床决策〗清热燥湿。

〖治疗推荐〗①《伤寒论》白头翁汤：白头翁二两、黄连、黄柏、秦皮各三两,水七升煮取二升,温服一升,不愈更服一升;送服《洞天奥旨》八仙丹五丸或《奇方类编》卷上白虎丹二丸。②《洞天奥旨》卷六八仙丹：大黄 6 g,金银花 120 g,当归尾 30 g,玄参 60 g,柴胡 9 g,炒栀子 9 g,黄柏 9 g,贝母 9 g,水煎,面糊为丸如黑豆大,每服 5 丸。③《奇方类编》卷上白虎丹：生白矾一两、枯白矾一两,上为末,用艾叶熬汤,面糊为丸,如黑豆大,雄黄为衣,每服五丸。④ 诺氟沙星,成人每次口服 200 mg,每日 2～4 次;环丙沙星,成人每次口服 500 mg,每日 2 次;疗程

3～5 日。

〖常用药物〗白头翁,黄连,黄芩,黄柏,秦皮,生地,赤芍,大黄,当归,白芍,木香,牡丹皮,地锦草,辣蓼,车前草,穿心莲。

〖思路拓展〗《删补名医方论》:三阴俱有下利证,自利不渴者,属太阴也;自利而渴者,属少阴也。惟厥阴下利属于寒者,厥而不渴,下利清谷;属于热者,消渴下重,下利脓血。此热利下重,乃火郁湿蒸,秽气奔迫广肠魄门,重滞而难出。《内经》云暴注下迫者是矣。君以白头翁寒而苦辛,臣以秦皮寒而苦涩。寒能胜热,苦能燥湿,辛以散火之郁,涩以收下重之利也。佐黄连清上焦之火,则渴可止。使黄柏泻下焦之热,则利自除也。治厥阴热利有二,初利用此方,以苦燥之,以辛散之,以涩固之,是谓以寒治热之法;久利则用乌梅丸之酸以收火,佐以苦寒,杂以温补,是谓逆之从之,随所利而行之,调其气使之平也。

非典型细菌性痢疾-疫痢湿毒证

〖辨识要点〗① 符合非典型细菌性痢疾诊断;② 发热;③ 头痛;④ 疲倦乏力;⑤ 食欲减退;⑥ 腹痛腹泻;⑦ 黏液稀便无脓血;⑧ 全身毒血症状轻;⑨ 粪便培养痢疾杆菌阳性;⑩ 舌红苔黄燥脉滑数。

〖临床决策〗燥湿解毒。

〖治疗推荐〗①《霍乱论》卷 4 连朴饮:制厚朴二钱、黄连一钱、石菖蒲一钱、制半夏一钱、豆豉三钱、焦栀子三钱、芦根二两,水煎送服八仙丹五丸或白虎丹五丸。② 诺氟沙星,成人每次口服 200 mg,每日 2～4 次;环丙沙星,成人每次口服 500 mg,每日 2 次;疗程 3～5 日。

〖常用药物〗厚朴,黄连,石菖蒲,半夏,豆豉,栀子,芦根,白虎丹,八仙丹。

〖思路拓展〗《温热经纬·薛生白湿热病篇》:古之所谓滞下,即今所谓痢疾也。由湿热之邪,内伏太阴,阻遏气机,以致太阴失健运,少阳失疏达,热郁湿蒸,传导失其常度,蒸为败浊脓血,下注肛门,故后重气壅不化,仍数至圊而不能便。伤气则下白,伤血则下赤,气血并伤,赤白兼下。湿热盛极,痢成五色。汪按:昔人有谓红痢属热、白痢属寒者,谬说也。痢疾大抵皆由暑热,其由于寒者千不得一,惟红属血白属气则为定论。故用厚朴除湿而行滞气,槟榔下逆而破结气,黄芩清庚金之热,木香、神曲疏中气之滞,葛根升下陷之胃气,柴胡升土中之木气,汪按:蛮升无益而有害。热侵血分而便血,以金银花、荆芥入营清热。汪按:地榆炭、丹皮炭亦可用。若热盛于里,当用黄连以清热。大实而痛,宜增大黄以逐邪。昔张洁古制芍药汤以治血痢,方用归、芍、芩、连、大黄、木香、槟榔、甘草、桂心等味。而以芍药名汤者,盖谓下血必调藏血之脏,故用之为君,不特欲其土中泻木,抑亦赖以敛肝和阴也。然芍药味酸性敛,终非湿热内蕴者所宜服。汪按:芍药甘草乃治痢疾腹痛之圣剂。与湿热毫无所碍不必疑虑。倘遇痢久中虚,而宜用芍药、甘草之化土者,恐难任芩、连、大黄之苦寒,木香、槟榔之破气。若其下痢初作,湿热正盛者,白芍酸敛滞邪,断不可投,汪按:初起用之亦无碍,并不滞邪已屡试矣。此虽昔人已试之成方,不敢引为后学之楷式也。雄按:呕恶者忌木香。汪按:后重非木香不能除,则用木香佐以止呕之品可也。无表证者忌柴、葛。汪按:即有表证亦宜慎用。盖胃以下行为顺,滞下者垢浊欲下而气滞也,杂以升药,浊气反上冲而为呕恶矣。汪按:升清降浊,则可今反升浊,岂不大谬?至洁古芍药汤之桂心,极宜审用。苟热邪内盛者,虽有芩、连、大黄之监制,亦恐其有跋扈之患也,若芍药之酸,不过苦中兼有酸味,考《本经》原主除血痹,破坚积,寒热疝瘕,为敛肝气,破血中气结之药,仲圣于腹中满痛之证多用之。故太阴病脉弱,其人续自便利,设当行大黄、芍药者宜减之,以胃气弱易动故也。盖大黄开阳结,芍药开阴结,自便利者宜减,则欲下而窒滞不行之痢,正宜用矣。杨云:是极。芍药汤治湿热下利,屡有奇效,其功全在芍药,但桂心亦须除去为妥。汪按:白芍开结佐以甘草和中。必不有碍胃气。乃治痢必用之品。不但治血痢也。况白芍之酸嗽证尚且不忌。则治痢用之有何顾忌乎。

中毒型细菌性痢疾-疫痢热毒证

〖辨识要点〗① 符合中毒型细菌性痢疾诊断;② 多见儿童;③ 起病高热;④ 面色青灰;⑤ 四肢厥冷;⑥ 昏迷抽搐;⑦ 中毒性休克;⑧ 呼吸衰竭;⑨ 粪便培养痢疾杆菌阳性;⑩ 舌红苔黄燥脉数。

〖临床决策〗清痢解毒。

〖治疗推荐〗①《医学传灯》仓连人参汤:黄连七钱、陈仓米三钱、人参五钱,水煎送服贯众丸十五丸或清暑痢疾丸9 g。②《圣济总录·脓血痢》贯众丸:贯众一两,黄连、板蓝根、木香各半两,胡黄连一分,诃黎勒皮、肉豆蔻各三分,上七味捣罗为末,煮面糊丸,如梧桐子大,每服十五丸。③《金匮》卷下白头翁加甘草阿胶汤:白头翁、甘草、阿胶各二两,秦皮、黄连、黄柏各三两,水煎送服贯众丸。④《揣摩有得集》清暑痢疾丸:黄连 30 g,归身 75 g,白芍 75 g,黄芩 75 g,槟榔 75 g,枳壳 75 g,半夏 60 g,地榆 60 g,焦山楂 150 g,厚朴 60 g(炒),木香 30 g,熟大黄 60 g,二丑 60 g(炒),扁豆 150 g(炒),滑石 60 g,青皮 60 g,干姜 9 g,生姜 60 g,共为细末,以荷叶煎水为丸,如梧桐子大。大人每服 9 g,小儿 3～6 g,用糖开水送下。⑤ 诺氟沙星,成人每次口服 200 mg,每日 2～4 次;环丙沙星,成人每次口服 500 mg,每日 2 次;疗程 3～5 日。

〖常用药物〗黄连,陈仓米,人参,贯众,板蓝根,木香,胡黄连,诃黎勒皮,马齿苋,白头翁,白芍,阿胶,地榆。

〖思路拓展〗《广瘟疫论·便脓血》:时疫便脓血与便血有燥湿之分。便血属燥热,凉润为主;便脓血属湿热,清热兼分利为主。时疫初起,头痛发热便脓血者,即古所谓疫痢是也。不必治脓血,但解其表,表解则便数自减,决不可早施清里攻下之药,即分利、清凉亦所当慎。盖邪方在表,清里邪则内陷深入,后极难治。且时疫一见便脓血,则烦渴之热势反缓,盖热随利减也。所以苦寒之品不可浪用,惟以仓廪汤为主,详见夹痢条下。时疫传变至半表半里便脓血者,柴葛解肌汤加苓、泽、木通、黄芩。时疫传变入里,烦、渴、谵妄悉具而便脓血者,黄芩汤、葛根芩连汤选用。兼里急后重,腹中拒按者,加槟榔、大黄。时疫屡经攻下而便脓血滑利者,当以养中、调气、养血为主,清热为佐。老人、虚人亦仿此例。

慢性迁延型细菌性痢疾−休息痢证

【辨识要点】① 符合慢性迁延型细菌性痢疾诊断;② 病程超过 2 个月;③ 腹痛腹泻腹胀;④ 疲倦乏力;⑤ 贫血;⑥ 时轻时重;⑦ 便秘与腹泻交替;⑧ 粪便培养痢疾杆菌阳性;⑨ 舌淡苔白;⑩ 脉细。

【临床决策】健脾益气。

【治疗推荐】①《陈素庵妇科补解》卷 5 参术芍甘汤:人参、赤苓、白术、炙甘草、川芎、当归、白芍、生地、木香、陈皮、乌药,水煎送服纯阳救苦丹;②《春脚集》卷三纯阳救苦丹:砂仁、木香、青木香、紫苏、川芎、羌活、独活、青黛、枳壳、黄连、雄黄、甘草、黄柏、厚朴、郁金、神曲各五钱,栀子、柴胡、木通、香附、桔梗、苦梗、泽泻、远志各八钱,藿香、石菖蒲、苍术、大腹皮、黄芩、防风、杏仁、陈皮、半夏、白矾各一两,茯神、当归、麦冬、生地、木瓜各二两,上为极细末,炼蜜为丸,每丸重二钱,朱砂为衣。③ 诺氟沙星,成人每次口服 200 mg,每日 2～4 次;环丙沙星成人每次口服 500 mg,每日 2 次;疗程 3～5 日。

【常用药物】人参,茯苓,白术,炙甘草,川芎,当归,白芍,木香,陈皮,乌药,红花,山楂,乌梅,槟榔,地榆,葛根,香附。

【思路拓展】《陈素庵妇科补解·参术芍甘汤》:大人病重者,每服不过四丸,病轻者二丸,小儿十岁以外者一丸,十岁以内者半丸,周岁内外者,用一丸,烧黄土水泡开,灌饮十分之三四。妇女胎前,用当归汤送下;产后,用红花汤送下,或桃仁为引亦可;催生,佛手三钱煎汤送下;妇女临产不下,用酥龟板汤送下;便血,用阿胶汤送下;胎漏,用阿胶汤送下;妇人不能生育,用当归汤送下;红白崩症,红症用白狗尾花汤送下,白症用红狗尾花汤送下;妇女行经腹痛,用艾叶汤送下;癥瘕,用红花茨菇根汤送下;妇女干血痨症,用真红花汤送下;血虚,用当归红花汤送下;幼童幼女,风续天花,痘疹等症,用姜葱汤,加朱砂送下,痘疹不出,用三川柳汤送下;小儿急慢惊风,食积胃热,脾虚等症,用烧黄土浸水化服;疯癫因痰,用密陀僧为引;若邪魔,用肥皂子一枚,烧灰同朱砂送下;疯疾,加生麝香一二厘送下;瘟疫,用雄黄五分送下;寒嗽,用姜汁为引;喘嗽,用杏仁七个煎汤送下;劳嗽,用老米汤送下;久嗽,用杏仁七个,红枣三个,为引;伤寒,用防风紫苏汤送下;内热,用竹茹为引;心口闷,用砂仁汤送下;头疼,用荷叶汤送下;腰疼,用杜仲汤送下;腿痛,用木瓜牛膝汤送下;遗尿,用覆盆子煎汤送下;尿粪结尿,用盘龙草煎汤送下;结粪,用麻酱搅水送下;膈症,用开元钱煎汤送下,此钱用荸荠切片同嚼下;吐血痢疾,姜葱汤送下;疮疾瘰疬疥癣,无名肿毒,用菊花连翘汤送下;疟疾,姜葱汤送下,或贴十一节腰骨上,愈热愈速好;劳伤黄病蛊症,用姜葱汤,加地骨皮、瞿麦送下;偏正头疼,用药为饼烤热,贴两太阳穴即愈;各种胃气疼痛,用豆蔻一枚,杵碎,烧酒浸兑,生姜汁送下;小肠疝气攻心疼痛,用川楝子七个煎汤送下,若气卵,用茴香汤送下,如暴得,用黄连砂仁汤送下。余症俱用烧黄土浸水送下。

急性发作型慢性细菌性痢疾-疫痢脾虚证

〖辨识要点〗① 符合急性发作型慢性细菌性痢疾诊断;② 慢性细菌性痢疾病史;③ 又有急性细菌性痢疾表现;④ 腹痛;⑤ 腹泻;⑥ 脓血便;⑦ 发热等毒血症状较轻;⑧ 粪便培养痢疾杆菌阳性;⑨ 舌淡苔白;⑩ 脉细。

〖临床决策〗健脾解痢。

〖治疗推荐〗①《镐京直指》卷2归芍葛芩汤:当归四钱,白芍三钱,延胡索三钱,炒山楂二钱,广木香一钱,葛根二钱,黄芩一钱半,黄连六分,厚朴一钱,枳壳三钱,水煎送服穿心莲片三片,每日两次。②《中国药典》(2015版)穿心莲片:穿心莲粗粉,85%乙醇热浸提取2次,每次2h,合并提取液,滤过,滤液回收乙醇,浓缩成稠膏状,干燥至干浸膏,加辅料适量,制成颗粒,干燥,压制成片,包糖衣或薄膜衣。③ 诺氟沙星,成人每次口服200 mg,每日2~4次;环丙沙星成人每次口服500 mg,每日2次;疗程3~5日。

〖常用药物〗当归,白芍,木香,葛根,黄芩,黄连,厚朴,枳壳,穿心莲,地锦草,车前草。

〖思路拓展〗《温热经纬·薛生白湿热病篇》:李东垣云脾胃受劳役之疾,饮食又复失节,耽病日久,及事息心安,饱食太甚,病乃大作,向者壬辰改元,京师戒严,迨三月下旬,受敌者凡半月,解围之后,都人之不受病者,万无一二,既病而死者,继踵不绝,都门十有二所,每日各门所送,多者二千,少者不下一千。似此者几三月,此百万人,岂俱感风寒外伤者耶?大抵人在围城中,饮食失节,劳役所伤,不待言而知,由其朝饥暮饱,起居不时,寒温失所,动经两三月,胃气亏乏久矣。一旦饱食太过,感而伤人,而又调治失宜,或发表,或攻下,致变结胸发黄。又以陷胸、茵陈等汤下之,无不死者。盖初非伤寒,以误治而变似真伤寒之证,皆药之罪也。因以生平已试之效,著《内外伤辨惑论》一篇云。俞惺斋曰:此即大兵之后,继以大疫之谓也。观此论,而始晓然于劳役饥饱之病源,诚哉其为内伤矣,必如是之疫,不宜凉泻,而宜温养矣。若白虎、承气、达原饮,正犯东垣所苛责也。考其时为金天兴元年,因蒙古兵退而改元耳,寻以疫后,医师僧道园户价棺者擅浓利，命有司倍征以助国用，民生其时，岂不苦极？若太平之世，民皆逸乐饱暖，纵有劳役及饮食失节者，不过经营辛苦之辈，设不兼外感，亦不遘病，故如是之疫绝无，而恰合东垣内伤论之病亦甚少。惟饱暖思淫欲，凡逸乐者，真阴每耗，则外感病中之阴虚证反不少耳！

隐匿型慢性细菌性痢疾-脾虚肝郁

〖辨识要点〗① 符合隐匿型慢性细菌性痢疾诊断；② 1 年内有细菌性痢疾病史；③ 临床症状消失 2 个月以上；④ 乙状结肠镜检查可发现肠黏膜有炎症甚至溃疡等病变；⑤ 粪便培养痢疾杆菌阳性；⑥ 舌淡苔白；⑦ 脉细。

〖临床决策〗健脾和肝。

〖治疗推荐〗①《慈航集》卷 2 补脾和肝饮：白芍五钱、炙甘草五分、茯苓三钱、白术三钱、陈皮一钱、神曲一钱五分、车前子二钱，水煎送服穿心莲片三片，每日两次。②《中国药典》穿心莲片（2015 版）：穿心莲粗粉，85％乙醇热浸提取 2 次，每次 2 h，合并提取液，滤过，滤液回收乙醇，浓缩成稠膏状，干燥至干浸膏，加辅料适量，制成颗粒，干燥，压制成片，包糖衣或薄膜衣。③ 诺氟沙星，成人每次口服 200 mg，每日 2～4 次；环丙沙星成人每次口服 500 mg，每日 2 次；疗程 3～5 日。

〖常用药物〗白芍，茯苓，白术，陈皮，车前子，穿心莲，葛根，木香，厚朴。

〖思路拓展〗《温热经纬·薛生白湿热病篇》：罗谦甫云总帅相公年近七旬，南征过扬州，俘虏万余口，内选美色室女近笄者四，置于左右。余曰：新房之人，其惊忧之气蓄于内，加以饮食失节，多致疾病，近之则邪气传染，为害最大，况年高气弱，尤宜慎也。总帅不听，至腊月班师大雪，新房人冻馁，皆病头疼咳嗽，自利腹痛，多致死亡。正月至汴，相公因赴贺宴，痛饮数次，遂病，脉沉细而弦，三四动一止，见证与新房人无异，三日而卒。《内经》云：乘年之虚，遇月之空，失时之和。因而感邪，其气至骨，可不畏哉！俞惺斋曰：按喻氏论疫引仲景《辨脉篇》中，"寸口脉阴阳俱紧"者一节，阐发奥理。谓清邪中上，从鼻而入于阳，浊邪中下，从口而入于阴。在阳，则发热头疼，项强颈挛；在阴，则足膝逆冷，便溺妄出。大凡伤寒之邪，由外廓而入，故递传六经。疫邪由口鼻而入，故直达三焦，三焦相溷，内外不通，致有口烂食龈，声哑咽塞，痛脓下血，脐筑湫痛等变。治法：未病前，预饮芳香正气药，使邪不能入。若邪既入，则以逐秽为第一义，此与吴又可之论暗合，较之李、罗二家所述，劳疫忧惊，冻馁致病者迥别。然各有至理，医者须详察病因，谛参脉证而施治也。汪按：据此则知疫病之因不一。断不能执一方以概治矣。惟云因病致死，病气尸气，混合不正之气、种种恶秽，交结互蒸，人在其中，无隙可避，斯无人不病，是诚诸疫所同然。曩崇祯十六年，自八月至十月，京城大疫，猝然而死，医祷不及，后有外省人员到京，能识此证，看膝弯后有筋肿起，紫色无救，红色速刺出血可无患，以此救活多人，病亦渐息。是亦医者所当知也。盖血出则疫毒外泄，故得生也。按：又有羊毛瘟者。病患心前背后有黑点如蚊蚤斑者是也。以小针于黑处挑之，即有毛出，须挑拔净尽乃愈。又，《辍耕录》载：元伯颜平宋后，搜取大黄数十车，满载而去，班师过淮，俘掠之民及降卒，与北来大兵咸病疫，以大黄疗之，全活甚众。《宋元通鉴》载：作耶律楚材灭夏之事，则大黄洵治疫之妙品也。又可《温疫论》赞大黄为起死神丹，原非杜撰。然则李、罗二家之说，又未可为兵后病疫之定法矣。汪按：李罗二说，虽非定法，然亦不可不知，近年所见，颇有合于李、罗之说者，但谓之非正疫治法则可，医家大抵各明一义，全在善读书者融会贯通也。盖今世谓治疫必宜温热之剂。固属谬论。然谓疫病断无宜用温热者。则又胶滞之见矣。要在随证施治用得其当耳。雄按：《续医说》云王宇泰谓圣散子方，因东坡先生作序，由是天下神之，宋末辛未年永嘉瘟疫，服此方被害者，不可胜纪。余阅《石林避暑录话》云：宣和间，此药盛行于京师，太学生信之尤笃，杀人无算，医顿废之。昔坡翁谪居黄州时，其地濒江，多卑湿，而黄之居人所感者，或因中湿而病，或因雨水浸淫而得，所以服之多效，以是通行于世，遗祸无穷也。弘治癸丑年，吴中疫疠大作，吴邑令孙磐，令医人修合圣散子，遍施街衢，并以其方刊行，病者服之，十无一生，率皆狂躁昏瞀而死。噫！孙公之意，本以活人，殊不知圣散子方中，有附子、高良姜、吴茱萸、豆蔻、麻黄、藿香等药，皆性味温燥，反助热邪，不死何待？苟不辨证而一概施治，杀人利于刀剑，有能广此说以告人，亦仁者之一端也。余谓疫疠多属热邪，如老君神明散、务成萤火丸、仓公辟瘟丹、子建杀鬼丸，皆为禁剂。设好仁不好学，轻以传人，其祸可胜道哉！汪按：曰辨证，曰好学，皆宜着眼。此等温燥之方，本以治寒湿，乃用以治燥热，宜其杀人也。即此论而反观之，则知遇寒湿之证而以治燥热之方投之，亦必杀人矣。故传方者非轻淡平稳之方，切勿妄传，否则有利，亦必有害也。夫以东坡之淹博，尚有误信圣散子之事，况下此者乎。今之绅先生，涉猎医书，未经临证，率尔著书立说，多见其不知量也。汪按：泂溪有涉猎医书，误人论语皆切中。

弯曲菌肠炎

弯曲菌肠炎（campylobactor enteritis）是弯曲菌引起的小肠结肠炎。以腹痛腹泻脓血便及里急后重等为主要临床表现。

病原学：弯曲菌革兰染色阴性，形态细长，呈弧形、螺旋形、S 型等多形态小杆菌。最适宜生长温度为 42℃，外界环境存活力较强，但可被干燥、直射阳光及弱消毒剂等所杀灭。

病理特点：肠黏膜上皮细胞内质网明显肿胀，细胞脱落，空肠、回肠及结肠非特异性炎症反应，肠黏膜水肿，点状出血，浅表溃疡，黏膜下层中性粒细胞、浆细胞和淋巴细胞浸润。

【辨识要点】① 符合弯曲菌肠炎诊断；② 发热 38～40℃；③ 恶寒；④ 头痛；⑤ 全身不适；⑥ 痉挛性腹绞痛；⑦ 腹泻；⑧ 病原菌培养阳性；⑨ 舌红苔黄脉数。

【临床决策】清热止泻。

【治疗推荐】①《伤寒论》葛根黄芩黄连汤：葛根半斤、黄连三两、黄芩三两、炙甘草二两，水八升，先煮葛根，减二升；内诸药，煮二升，送服痢泻丸五钱；②《经验奇方》卷上痢泻丸：当归、白芍各六两，枳壳、槟榔、莱菔子各二两，车前子、生甘草各一两，共研细末，水发为丸，如莱菔子大；③《明医指掌》卷 4 苍术防风汤：苍术三钱，防风一钱五分，黄连五分，木香五分，厚朴一钱，陈皮一钱，枳壳一钱，甘草、生姜七片；头痛、身疼、发热加川芎、羌活、柴胡、黄芩各一钱；腹痛加当归、芍药、砂仁各一钱；里急后重加槟榔一钱；水煎送服痢泻丸五钱。④ 红霉素，成人每日 0.8～1.2 g，小儿每日 40～50 mg/kg，分 3～4 次口服，疗程 1 周。

【常用药物】葛根，黄芩，黄连，当归，白芍，枳壳，槟榔，莱菔子，车前子，苍术，防风，木香，厚朴，枳壳，羌活，槟榔。

【思路拓展】《删补名医方论》柯琴曰：外热不除，是表不解，下利不止，是里不解，病因则同。一以微弱之脉而心下痞硬，是脉不足而证有余；一以脉促而喘，反汗自出，是脉有余而证不足，表里虚实，当从脉而辨证矣。弱脉见于数下后，则痞硬为虚。故用理中之辛甘温补，止利消痞硬，又加桂枝以解表。先煮四味后内桂枝，和中之力饶，而解肌之气锐，是于两解中寓权宜法也。桂枝证脉本缓，误下后而反促，阳气重，可知邪束于表，阳扰于内。故喘而汗出，利遂不止者，是暴注下迫，属于热也。故君气清质轻之葛根，以解肌而止利；佐苦寒清肃之芩连，以止汗而除喘；又加甘草以和中。先煮葛根后内诸药，解肌之力缓，而清中之气锐，又与补中逐邪者殊法矣。又曰：上条脉证是阳虚，虽协热于外，而里则虚寒；下条脉证是阳盛，虽下利不止，而表里俱实。同一协热利，同是表里不解，而寒热虚实攻补不同。前方理中加桂枝，而冠桂枝于人参之上；后方泻心加葛根，而冠葛根于芩连之首。不名理中泻心者，总为表未解故耳。补中亦能解表，凉中亦能散表，补中亦能散痞，凉中亦能止利。仲景制两解方，神化如此。

幽门螺杆菌感染

幽门螺杆菌感染（helicobacter infection）是胃及十二指肠球部幽门螺杆菌感染疾病。以胃痛反酸及上腹部不适等为主要临床表现。

病原学：幽门螺杆菌是微需氧革兰阴性菌，长 $2.5\sim5\ \mu m$，粗 $0.5\ \mu m$，有鞭毛，呈 S 型或有 $1\sim3$ 个螺旋。生长最适宜温度为 $37℃$，pH 为 $5.5\sim8.5$。对外界环境的抵抗力不强，对干燥、热均很敏感。室温空气中只能存活数小时，对多种抗生素敏感。幽门螺杆菌首先由巴里·马歇尔（Barry J. Marshall）和罗宾·沃伦（J. Robin Warren）二人发现并获 2005 年诺贝尔生理学或医学奖。

幽门螺杆菌感染-脾胃寒气证

〖辨识要点〗① 符合幽门螺杆菌感染诊断；② 上腹部不适；③ 胃脘疼痛；④ 反酸；⑤ 嗳气；⑥ 消化性溃疡；⑦ 一过性消化道出血；⑧ 胃黏膜幽门螺杆菌培养阳性；⑨ 易反复发作；⑩ 舌淡苔白脉沉迟。

〖临床决策〗温中散寒。

〖治疗推荐〗①《圣济总录》卷 55 白术汤：白术一两二钱、人参、陈皮、附子、桂枝各半两，上七味锉如麻豆，每服五钱匕，水一盏半，煎至八分，去滓温服，日二。②《圣济总录》卷 55 木香三棱散：木香、枳壳、白芷、蓬莪术、白术、益智仁、陈曲、京三棱各四两，炙甘草二两，桂枝半两，青皮三两，上一十一味捣罗为散，每服半钱匕，入盐少许，沸汤点服不计时。③ 口服奥美拉唑肠溶片 20 mg＋克拉霉素 0.25 g＋阿莫西林 1.0 g，每日 2 次，疗程 1～2 周；口服奥美拉唑肠溶片 20 mg＋阿莫西林 1.0 g＋甲硝唑 0.4 g，每日 2 次，疗程 1～2 周；口服奥美拉唑肠溶片 20 mg＋克拉霉素 0.25 g＋甲硝唑 0.4 g，每日 2 次，疗程 1～2 周。

〖常用药物〗白术，人参，附子，桂枝，木香，莪术，三棱，炙甘草，干姜，吴茱萸，荜澄茄，丁香，砂仁，胡椒，阿魏，沉香，香附。

〖思路拓展〗《圣济总录》卷 55 脾心痛：论曰脾者中州，为孤藏以灌四旁。脾气盛则四脏皆得所养，今脾虚受病，气上乘心，故其为痛特甚。古方谓如针锥所刺而急迫者是为脾心痛之候。

治脾心痛如刺白术汤方(方见上)。治脾心痛木香三棱散方(方见上)。治脾心痛,泄泻不止,虚冷膈气木香宽中散方:木香、肉豆蔻、白茯苓、炙甘草、陈曲、诃黎勒皮、人参各一两,麦一两半,草豆蔻、白豆蔻、附子各半两,上一十一味捣罗为散,每服一钱匕,入盐生姜各少许,空心沸汤点服。治心脾冷痛不可忍、霍乱吐泻诃黎勒汤方:诃黎勒、炙甘草、干姜、厚朴、白豆蔻、陈皮、高良姜、茯苓、神曲、麦各一两,上一十味粗捣筛,每服三钱匕,水二盏,入盐少许,煎至七分,去滓温服,不拘时候。治心脾痛霍乱吐泻蓬莪术丸方:蓬莪术、青皮、香子、干姜、炙甘草、吴茱萸各一两,阿魏,上七味捣罗为末,醋煮面糊为丸如鸡头大,每服一丸,加至二丸,煨生姜煎汤嚼下。治脾心痛如刺或绕脐痛,汗出吴茱萸汤方:吴茱萸、干姜、厚朴、炙甘草各一两,附子一枚,上五味锉如麻豆,每服三钱匕,水一盏半,入枣二枚劈破同煎至七分,去滓温服食前。治脾心痛浓朴汤方:厚朴、吴茱萸,上二味粗捣筛,每服五钱匕,水一盏半,入生姜一分拍碎,枣二枚劈破,同煎至七分,去滓温服,空心日午临卧各一。治脾心痛兼吐水茱萸汤方:食茱萸、白术、干姜炮各一两,上三味粗捣筛,每服三钱匕,水一盏,煎至七分,去滓温服,空心午间临卧各一。治脾心痛,痛则胀痛如锥刺吴茱萸汤方:吴茱萸、葱花半升,上二味拌令匀,每服五钱匕,水一盏半,煎取七分,去滓温服,食顷再服。

幽门螺杆菌感染-肝胃气滞证

〖辨识要点〗① 符合幽门螺杆菌感染诊断;② 上腹部不适;③ 胃脘疼痛;④ 反酸;⑤ 嗳气;⑥ 消化性溃疡;⑦ 一过性消化道出血;⑧ 胃黏膜幽门螺杆菌培养阳性;⑨ 易反复发作;⑩ 舌红苔白脉弦。

〖临床决策〗疏肝行气。

〖治疗推荐〗①《圣济总录》卷55胃心痛:荜澄茄丸方,荜澄茄、白豆蔻、肉豆蔻、木香、草豆蔻、丁香、白术、缩砂仁、附子、香子、槟榔、胡椒、干姜、阿魏、青皮、陈皮、炙甘草,常规剂量,每日2次水煎服。② 口服奥美拉唑肠溶片20 mg + 克拉霉素0.25 g + 阿莫西林1.0 g,每日2次,疗程1~2周;口服奥美拉唑肠溶片20 mg + 阿莫西林1.0 g + 甲硝唑0.4 g,每日2次,疗程1~2周;口服奥美拉唑肠溶片20 mg + 克拉霉素0.25 g + 甲硝唑0.4 g,每日2次,疗程1~2周。

〖常用药物〗荜澄茄,白豆蔻,肉豆蔻,木香,草豆蔻,丁香,白术,砂仁,附子,香子,胡椒,干姜,阿魏,青皮,陈皮,炙甘草,沉香,槟榔,桂枝。

〖思路拓展〗《圣济总录》卷55胃心痛:论曰胃为水谷之海,冲气属焉,围而保之则邪不能袭。若经气虚,风冷伤动则逆乘于心之络脉,痛归于心而腹胀,是为胃心痛也。治胃心痛,腹胀满。口吐酸水,饮食无味,及一切气疾荜澄茄丸方(方见上)。治胃心痛腹胁虚胀,胸膈不利,痰逆不思食,呕吐酸水,沉香阿魏丸方:沉香、木香、丁香、荜澄茄、香子、青皮、干姜、陈皮、槟榔、阿魏各等分,上一十味捣罗为末,炼蜜和丸如樱桃大,研丹砂为衣,每服一丸,细嚼炒生姜盐汤或温酒下。治胃心痛丁香汤方:丁香、肉豆蔻各半两,干姜、青皮、藿香各三分,麝香半钱,上六味粗捣筛,每服二钱匕,酒一盏半,煎至七分,去滓温服。治脾胃伤冷心腹疼痛霍乱吐泻六气汤方:白术、高良姜、桂枝、陈皮、香子、炙甘草各等分,上六味粗捣筛,每服三钱匕,水一盏,入生姜三片,煎至七分,去滓稍热服。治胃心痛吐清水,上吐下泻及一切冷痰煨姜丸方:附子二枚、丁香半两,上二味捣罗为末,新汲水和丸梧桐子大,每服七丸。生姜一块切两片剜空。入药在内,以湿纸裹煨。令姜软,和姜细嚼。盐汤下。

霍 乱

霍乱(cholera)是霍乱弧菌引起的烈性肠道传染病。以腹泻呕吐伴电解质紊乱及酸碱失衡等为主要临床表现。

病原学：霍乱弧菌革兰染色阴性，无芽孢，无荚膜，呈弧形或逗点状杆菌，运动极为活泼，霍乱弧菌有耐热的菌体抗原和不耐热的鞭毛抗原。最适宜生长温度为37℃。霍乱弧菌产生三种毒素，Ⅰ型毒素为内毒素，Ⅱ型毒素为外毒素，Ⅲ型毒素发病作用意义不大。

病理特点：严重脱水，皮肤干燥、发绀，皮下组织及肌肉干瘪；心、肝、肾、脾等实质性脏器均见缩小；肾脏毛细血管扩张，肾小管上皮浊肿、变性及坏死；胃肠道的浆膜层干黏，色深红，肠内充满米泔水样液体。

霍乱泻吐期-霍乱湿热证

〖辨识要点〗① 符合霍乱泻吐期诊断；② 急骤起病；③ 剧烈腹泻；④ 呕吐；⑤ 发热；⑥ 腹痛；⑦ 腓肠肌痛性痉挛；⑧ 粪便细菌培养阳性；⑨ 小便短赤；⑩ 舌苔黄腻脉数。

〖临床决策〗解毒清热拨乱。

〖治疗推荐〗①《霍乱论》卷下蚕矢汤：晚蚕沙15 g，生薏苡仁、大豆黄卷各12 g，陈木瓜9 g，黄连9 g，制半夏、黄芩、通草各3 g，焦山栀4.5 g，陈吴茱萸0.9 g，水煎送服恽铁樵辟瘟丹一锭。②《恽铁樵全集·霍乱新论》辟瘟丹：羚羊角、朴硝、牙皂、广木香、黄药、茅术、茜草、黄芩、姜制半夏、文蛤、金银花、黄连、犀角、厚朴、川乌、玳瑁、大黄、藿香、玄精石、广郁金、茯苓、香附、桂心各三两，赤小豆、降真香、鬼箭羽、朱砂、毛茨菇、大枣各四两，甘遂、大戟、桑皮、千金霜、桃仁霜、槟榔、蓬莪术、胡椒、葶苈子、西牛黄、巴豆霜、细辛、白芍药、公丁香、当归、禹余粮、滑石、山豆根各一两，麻黄、麝香、石菖蒲、水安息、干姜、蒲黄、丹参、天麻、升麻、柴胡、紫苏、川芎、草河车、檀香、桔梗、白芷各二两，紫菀八钱，芫花五钱，雌黄、琥珀、冰片、广皮、腰黄各一两五钱，斑猫三十双，蜈蚣七条，石龙子三条。各研净纷，糯米糊为锭，每重一分，密收勿泄气。用法：每服一锭，重者倍之，小儿减半。周岁儿一二分熟汤或温酒调下，如急暴恶证不限锭数，小儿痘后余毒磨敷患处，已有头者圈头出毒，尤名财毒骑磨教之。③ 多西环素成人200 mg，每日

2 次,小儿每日 6 mg/kg,分 2 次口服。环丙沙星 0.25~0.5 g,每日 2 次。诺氟沙星 0.2~0.4 g,每日 3 次。

〖常用药物〗蚕沙,薏苡仁,大豆黄卷,木瓜,黄连,半夏,黄芩,通草,焦栀子,吴茱萸,广木香,茅术,厚朴,藿香,茯苓,鬼箭羽,毛茛菇,槟榔,当归,石菖蒲,雌黄,腰黄,恽铁樵辟瘟丹。

〖思路拓展〗《霍乱论·总义》:《素问·六元正纪大论》曰:太阴所至,为中满,霍乱吐下。太阴湿土之气,内应于脾。中满,霍乱吐下,多中焦湿邪为病。故太阴所至,不必泥定司天在之气上腾,烈日之暑下烁,人在气交之中,受其蒸淫。邪由口鼻皮毛而入,留而不去,则成温热暑疫诸病,霍乱特其一证也。若其人中阳素馁,土不胜湿,或饮冷贪凉太过,则湿遂从寒化,而成霍乱者亦有之。然热化者,天运之自然;寒化者,体气之或尔。知常知变,庶可治无不当也。《灵枢·经脉篇》曰:足太阴厥气上逆,则霍乱。足太阴脾,土脏也,其应在湿,其性喜燥,镇中枢而主升清降浊之司。惟湿盛而滞其升降之机,则浊反厥逆于上,清反抑陷于下,而为霍乱。虽有热化、寒化之分,治宜宣其浊,则逆自平,而乱乃定,清自升也。《伤寒论》曰:病有霍乱者,何? 答曰:呕吐而利,名曰霍乱。此设为问答,以明霍乱之病。谓邪在上者,多吐;邪在下者,多利;邪在中焦,上逆而为呕吐,复下注而利者,则为霍乱。霍乱者,挥霍闷乱,成于顷刻,变动不安之谓也。若上不能纳,下不能禁之久病,但名吐利。不得谓之霍乱也。又曰:病发热头痛,身痛恶寒,吐利者,此属何病? 答曰:此名霍乱。自吐下,又利止,复更发热也。徐洄溪曰:此霍乱是伤寒变证。郭白云曰:此论霍乱,似伤寒之证。盖伤寒而霍乱者,阴阳二气乱于胸中也。初无病而霍乱者,往往饮食失节,而致胸中逆乱也。《经》云:清气在阴,浊惟乱于胸,所以吐。乱于肠,所以利。《经》言五乱,霍乱其一也。张路玉曰:伤寒吐利,由邪气寒霍乱也。雄案:霍乱,有因饮食所伤者,有因湿邪内蕴者,有因气郁不舒者。但既有发热头痛,身痛恶寒之表证,则治法必当兼理其表,此仲圣主五苓散之义也。然表证之可兼者,不独寒也。如吸受温热风暑之邪者,皆能兼见表证。举隅三反,活法在人。其温暑直侵脾胃,与内邪相协为虐,迨里气和而吐利止,则邪复还之表而为发热者,驾轻汤主之。寒霍乱后,表不解者,有仲圣之桂枝法在。《医彻》曰:霍乱之候,其来暴疾,腹中痛,扰乱不安。有吐泻交作,有吐而不泻、泻而不吐,有不得吐而又不得泻。则邪有上下浅深之分,而总以得吐为愈。邪有入,必有出,盐汤探吐故邪入焉。至饮食失和,秽邪触感者尤多。胃气一伤,清浊相干,邪不去则正不安,所以攻邪尤要于扶正也。即至肢冷脉伏,转筋声哑,亦必驱逆至尽。盖邪去则正安,非比他证,养正而邪自除也。所以当其发时,不可用米饮。先哲谆谆戒之,岂无谓哉! 观于干霍乱,上不得吐,下不得泻,亦因邪不能出,所以为剧。治者,益可思其故矣。此治霍乱之大法也。总以得吐为邪有出路者,承上不得吐泻之干霍乱言也。邪不去则正不安,尤为治诸病之名言。但霍乱虽无养正则邪自除之理,而虚多邪少之证,亦间有之,治宜攘外安中并用,又未尝无其法也。《病源》曰:霍乱,脉大可治,微细不可治。霍乱吐下,脉微迟,气息劣,口不欲言者,不可治。《治法汇》曰:吐泻,脉代,乃是顺候。气口脉弦滑,乃膈间有宿食,虽吐,犹当以盐汤鹅翎探之。吐尽,用和中药。凡吐泻,脉见结、促、代,或隐伏,或洪大,皆不可断以为死。果脉来微细欲绝,少气不语,舌卷囊缩者,方为不治。《医通》曰:脉伏,或微涩者,霍乱。脉长,为阳明本病。霍乱脉洪大,吉。虚、微、迟、细兼喘者,凶。霍乱之囊缩,皆为死候。《金斋转筋证治》云:此证重者,立时脉伏,乃邪闭而气道不宣。勿轻信庸工,为脉绝不救也。案:营虚气夺,脉微欲绝者,复脉汤主之。气散阳飞,脉微欲绝者,四逆汤主之。若客邪深入脉,阳亡而死;闭者误补,邪锢而死。又案,天士云:《经》曰,暴病暴死,皆属于火,火郁于内,不能外达,故似寒证。关窍闭塞,经络不通,脉道不行,多见沉滞无火之脉。愚谓各证皆然,举一可例其余,然非阅历深者,不能知此。

霍乱泻吐期-霍乱湿浊证

〖辨识要点〗① 符合霍乱泻吐期诊断;② 急骤起病;③ 剧烈腹泻;④ 呕吐;⑤ 发热;⑥ 腹痛;⑦ 腓肠肌痛性痉挛;⑧ 粪便细菌培养阳性;⑨ 小便短少;⑩ 舌淡白脉数。

〖临床决策〗癖秽拨乱。

〖治疗推荐〗①《奇效良方》卷 14 大藿香散:藿香 30 g,陈皮、厚朴、青皮、木香、人参、肉豆蔻、良姜、麦蘖、神曲、诃子、白豆蔻、炙甘草各 15 g,炮白干姜 9 g,上为细末,每次 9 g,水煎送服恽铁樵辟瘟丹一锭。②《霍乱论》卷下燃照汤:草果仁 3 g、豆豉 9 g、栀子 6 g、佩兰 4.5 g、厚朴 3 g、半夏 3 g、黄芩 4.5 g、滑石 12 g,水煎送服恽铁樵辟瘟丹一锭或《杨氏家藏方》艾硫丸 50 丸。③《杨氏家藏方》卷 9 艾硫丸:熟艾十两(用糯米一升煎成粥,浇在艾上,用手拌令匀,于日中晒干),附子(炮,去皮脐)二两,生硫黄(别研极细)二两,干姜十两(炮),上为细末,面糊为丸,如梧桐子大,每服三十丸或五十丸。④ 多西环素成人 200 mg,每日 2 次,小儿每日 6 mg/kg,分 2 次口服。环丙沙星 0.25~0.5 g,每日 2 次。诺氟沙星 0.2~0.4 g,每日 3 次。

〖常用药物〗草果仁,佩兰,厚朴,半夏,藿香,木香,人参,肉豆蔻,高良姜,诃子,白豆蔻,干姜,恽铁樵辟瘟丹,艾硫丸。

〖思路拓展〗《恽铁樵全集·霍乱新论》:辟瘟丹药方治时行痧疫初起,呕恶、霍乱、转筋、吐泻、绞肠腹痛、中风、中暑、中痰猝然倒地不省人事、山岚瘴疠、疹初起、烂喉、隐疹、伤寒、疟疾初起、肝胃疼痛、久积、哮喘、呃逆、心腹胀满、周身掣痛、二便不通、虫积、虫毒、癖块、妇女腹中结块、小儿惊痫、十积、五痛、痘后余毒、无名肿毒。铁樵夫子临终遗言:辟瘟丹但呕者予之,但泻者予之,呕泻交作者予之。每服一分,幸勿多服。夫子于国医学贡献之多,早为海内同仁所共知,弥留之时神志清楚异常,犹拳拳以著作未了为憾,诏慧庄世妹夏今辟瘟丹之用法,此为最后数语,爰附记于此。

霍乱脱水期-霍乱阴伤证

〖辨识要点〗① 符合霍乱脱水期诊断；② 剧烈腹泻；③ 呕吐口渴；④ 脱水；⑤ 电解质紊乱；⑥ 酸碱失衡；⑦ 循环衰竭；⑧ 粪便细菌培养阳性；⑨ 舌红少津苔薄；⑩ 脉微细。

〖临床决策〗拨乱救津。

〖治疗推荐〗①《伤暑全书》卷下加味桂苓甘露饮：人参、香薷、茯苓、白术、猪苓、炙甘草、泽泻各一两，寒水石一两，桂枝半两，滑石二两，水煎送服水煎送服恽铁樵辟瘟丹一锭。②《霍乱论》卷4黄芩定乱汤：黄芩、焦栀子、香豉各一钱五分，原蚕沙三钱，制半夏、橘红各一钱，蒲公英四钱，鲜竹茹二钱，黄连六分，吴茱萸一分，转筋者加生薏苡仁八钱、丝瓜络三线，溺行者用木瓜三钱，湿盛者加连翘、茵陈各三钱，阴阳水二盏煎一盏，送服水煎送服恽铁樵辟瘟丹一锭。③ 多西环素成人200 mg，每日2次，小儿每日6 mg/kg，分2次口服。环丙沙星0.25～0.5 g，每日2次。诺氟沙星0.2～0.4 g，每日3次。

〖常用药物〗人参，香薷，茯苓，猪苓，泽泻，寒水石，石膏，滑石，恽铁樵辟瘟丹，黄芩，栀子，蚕沙，半夏，蒲公英，鲜竹茹，黄连，吴茱萸，木瓜。

〖思路拓展〗《温热经纬·叶香岩外感温热篇》：再温热之病，看舌之后，亦须验齿。齿为肾之余，龈为胃之络。热邪不燥胃津，必耗肾液，且二经之血，皆走其地，病深动血，结瓣于上。阳血者色必紫，紫如干漆；阴血者色必黄，黄如酱瓣。阳血若见，安胃为主；阴血若见，救肾为要。然豆瓣色者多险，若证还不逆者尚可治，否则难治矣。何以故耶？盖阴下竭，阳上厥也。齿若光燥如石者，胃热甚也。若无汗恶寒，卫偏胜也，辛凉泄卫透汗为要。若如枯骨色者，肾液枯也，为难治。若上半截润，水不上承，心火上炎也。急急清心救水，俟枯处转润为妥。若切牙啮齿者，湿热化风，痉病。但切牙者，胃热气走其络也。若切牙而脉证皆衰者，胃虚无谷以内荣，亦切牙也，何以故耶？虚则喜实也。舌本不缩而硬，而牙关咬定难开者，此非风痰阻络，即欲作痉证，用酸物擦之即开，木来泄土故也。若齿垢如灰糕样者，胃气无权，津亡，湿浊用事，多死。而初病齿缝流清血，痛者，胃火冲激也；不痛者，龙火内燔也。齿焦无垢者，死；齿焦有垢者，肾热胃劫也。当微下之，或玉女煎清胃救肾可也。

霍乱脱水期-霍乱阳损证

〖辨识要点〗① 符合霍乱脱水期诊断；② 剧烈腹泻；③ 呕吐口渴；④ 脱水；⑤ 电解质紊乱；⑥ 酸碱失衡；⑦ 循环衰竭；⑧ 粪便细菌培养阳性；⑨ 舌淡少津苔薄；⑩ 脉微细。

〖临床决策〗拨乱救津。

【治疗推荐】①《揣摩有得集》加减回阳汤：党参一两、附子片五钱、干姜三钱、白术五钱、上元桂一钱半、当归三钱、扁豆五钱、半夏三钱、蔻米五分、茯神三钱、伏龙肝三钱，水煎送服恽铁樵辟瘟丹。② 多西环素成人 200 mg，每日 2 次，小儿每日 6 mg/kg，分 2 次口服。环丙沙星 0.25～0.5 g，每日 2 次。诺氟沙星 0.2～0.4 g，每日 3 次。

【常用药物】人参，附子，干姜，白术，桂枝，当归，扁豆，蔻仁，伏龙肝，恽铁樵辟瘟丹。

【思路拓展】霍乱之病理：欲明霍乱之救治法，必须先明霍乱之病理，此病第一步易治，第二步可救，第三步危险，第四步绝望。第一步何故呕泻交作？人身胃与肠恒互相呼应，古人以腹部为太阴，照现在研究所得，实是指内呼吸说，无病之人，食物入胃，则消化而下降，故云胃气下降，其腹部之内呼吸，则有热力上升，故云脾气上升，升降互相呼应，则脾胃协周，且胃气不与脾气协调，则胃气上逆而作呕，脾不与胃气协调，则肠部无弹力而洞泄，以故呕甚必见泄泻，泻甚必见呕吐，霍乱之病，呕泻并见，即是此理。以故古人谓霍乱之病，是中宫阴阳决离，痧药红灵丹、辟瘟丹等，有麝香、蟾酥辈，能取效于俄顷者，因此等药能助呼吸，增加吸酸除炭之作用，得此则外呼吸调，内呼吸亦调，脾胃升降之作用立刻拨乱反正故也。其所以汗出如雨者，即因中宫阴阳决离之故。中宫之与肌表，亦互相呼应，如脾之与胃，《内经》谓阳者卫外，阴者内守，阴破则阳消，是脾胃与肌表形能上有密切之关系，通常因热而排泄之汗出，与脾胃不相协调之汗出不同。排泄之汗出，汗虽多，常见一种蒸发现象，其手脚必不冷；内部阴阳决离之汗出，常呈一种涣散现象，其手脚无有不冷者。此为呕吐、泄泻、出汗三种病症同见之所以然之故。因是涣汗，体温都随之涣散，故肤冷；因是洞泄，全体水分都奔迫向下，故锐瘠而血骤干。实是躯体功能呈总崩溃现象，故三四点钟即能致命。

霍乱恢复期-霍乱正复

【辨识要点】① 符合霍乱恢复期诊断；② 病情好转；③ 发热反应；④ 尿量增多；⑤ 电解质紊乱；⑥ 粪便细菌培养阳性；⑦ 舌红苔白；⑧ 脉缓。

【临床决策】调理阴阳。

【治疗推荐】《霍乱论》卷下致和汤：北沙参 12 g、枇杷叶 9 g、鲜竹叶 9 g、生甘草 1.8 g、生扁豆 12 g、陈木瓜 3 g、金石斛 12 g、麦冬 9 g、陈仓米 12 g，水煎服。

【常用药物】北沙参，竹叶，扁豆，木瓜，石斛，麦冬，仓米，芦根，白茅根，蚕沙，甘草。

【思路拓展】《霍乱论·药性》谓原蚕沙：诸霍乱之主药也。黄芩：温病转霍乱之主药。凡吐下而热邪痞结上焦，胸次不舒者，并可与黄连、半夏同用。石膏：暑热霍乱之主药。凡吐利而苔黄大渴者，并宜用之。外挟风寒者，佐以紫苏、桂枝、内挟痰滞者，佐以厚朴、半夏、石菖蒲、橘红之类。下兼寒湿者，佐以防己、细辛、海桐皮、滑石，湿热霍乱之主药。热甚者，佐石膏；湿甚者,佐茵陈。薏苡仁：霍乱转筋、溺秘者之主药也。木瓜：霍乱转筋、溺不秘者之主药也。香薷：夏令浴水,迎风而霍乱之主药也。扁豆：中虚而暑湿霍乱之主药也。西洋人参：虚人霍乱之主药也。枳、桔、芦菔子：停食霍乱之主药也。栀、豉、石菖蒲：秽浊霍乱之主药也。棟实、黄柏、桑叶、丝瓜：霍乱而肝火盛者之主药也。白茅根、紫花地丁、益母、蒲公英：霍乱而血分热炽之主药也。竹茹、石斛、芦根、栀子、枇杷叶：霍乱呕哕之主药也。厚朴、芦菔、大腹皮：霍乱胀满之主药也。茵陈、连翘、绿豆皮、丝瓜络：霍乱身黄之主药也。通草、车前、海金沙：霍乱无溺之主药也。绿豆、金银花、竹叶、黄连：霍乱误服热药之主药也。旋覆花、紫菀、麦冬、莱菔子：霍乱误补之主药也。人参、龙骨、牡蛎、甘草、赤石脂、禹余粮：霍乱大虚欲脱之主药也。桂枝：伤寒转霍乱之主药也。紫苏、藿香、生姜、厚朴、白豆蔻：霍乱因外寒之主药也。吴茱萸、乌药、砂仁、高良姜：霍乱因内寒之主药也。人参、白术、炙甘草、莲子：中虚而寒湿霍乱之主药也。丁香、木香、川椒、神曲：瓜果鱼蟹生冷伤中霍乱之主药也。干姜、附子、肉桂、硫黄：阳虚中寒而霍乱及寒霍乱误服寒药之主药也。

细菌性食物中毒

细菌性食物中毒(bacterial food poisoning)是进食被细菌或细菌毒素污染的食物引起的急性感染中毒性疾病。

病原学：引起胃肠型食物中毒的细沙门菌属、副溶血性弧菌、大肠埃希菌、金黄色葡萄球菌等。神经型食物中毒病原是肉毒毒素。

胃肠型食物中毒−湿毒食秽证

〖辨识要点〗① 符合胃肠型食物中毒诊断；② 夏秋多发；③ 集体发病；④ 恶心；⑤ 呕吐；⑥ 腹痛；⑦ 腹泻；⑧ 呕吐物及粪便细菌学培养阳性；⑨ 舌红苔白脉濡。

〖临床决策〗芳香辟浊。

〖治疗推荐〗①《和剂局方》六和汤：砂仁、半夏、杏仁、人参、炙甘草各一两，赤茯苓、藿香、白扁豆、木瓜各二两，香薷、厚朴各五两，上锉，每服四两，水一盏半，生姜三片，枣子一枚，煎至八分，去滓，不拘时送服藿香正气胶囊四粒。②《和剂局方》藿香正气散：大腹皮、白芷、紫苏、茯苓各一两，半夏曲、白术、陈皮、厚朴、苦桔梗各二两，藿香三两，炙甘草二两半，上为细末，每服二钱，水一盏，姜钱三片，枣一枚，同煎至七分，送服避秽回苏丹。③《全国中药成药处方集》(上海方)避秽回苏丹：银消二钱五分，麻黄四钱，冰片四钱，蟾酥二钱五分，明矾五钱，朱砂二两，牛黄二钱，青黛五钱，牙皂三钱，麝香三钱，腰黄一两，珍珠三钱，灯草灰一两，月石三钱，人中白八钱，每次一二分，外用嗅鼻取嚏。

〖常用药物〗砂仁，半夏，人参，茯苓，藿香，木瓜，香薷，厚朴，藿香正气胶囊，避秽回苏丹。

〖思路拓展〗《伤寒明理论·自利》：伤寒自利何以明之？自利者，有不经攻下自然溏泄者，谓之自利也。伤寒自利多种，须知冷热虚实，消息投汤，无致失瘥。杂病自利，多责为寒；伤寒下利，多由协热，其与杂病有以异也。表邪传里，里虚协热则利，不应下而便攻之。内虚协热遂利，是皆协热，已又合病，皆作自利。太阳与阳明合病，必自下利，葛根汤主之。太阳与少阳合病，必自下利，黄芩汤主之。阳明与少阳合病，必自下利，大承气汤主之。三者皆合病下利，一者发表，一者攻里，一者和解，所以不同者，盖六经以太阳阳明为表，少阳太阴为在半表半里，少阴厥阴为在里。太阳阳明合病为在表者也，虽曰下利，必发散经中邪气而后已，故与葛根汤以汗之。太阳与少阳合病，为在半表半里者也，虽曰下利，必和解表里之邪而后已，故与黄芩汤以散之。阳明少阴合病，为少阳邪气入腑者也，虽曰下利，必逐去胃中之实而后已，故与承气汤以下之。是三者所以有异也。下利家何以明其寒热耶？且自利不渴属太阴，以其脏寒故也，下利欲饮水者，以有热也，故大便溏小便自可者，此为有热自利。小便色白者，少阴病形悉具，此为有寒，恶寒脉微，自利清谷，此为有寒。发热后重，泄色黄赤，此为有热。皆可理其寒热也。凡腹中痛，转气下趋少腹者，此欲自利也，自利家身凉脉小为顺，身热脉大为逆。少阴病脉紧下利，脉暴微，手足反温，脉紧反去者，此为欲解，下利脉大者为未止，脉微弱数者为欲自止，虽发热不死。是知下利脉大为逆，而脉小为顺也。自利宜若可温，理中白通诸四逆辈，皆温脏止利之剂。又有肠胃有积结与下焦客邪，皆温剂不能止之，必也或攻泄之，或分利之而后已。《经》曰：理中者理中焦，此利在下焦，宜赤石脂禹余粮汤。复不止，当利其小便，是湿在下焦，渗泄而聚利者也。少阴病自利清水，色纯青，心下必痛，口干燥，与下利三部皆平，按之心下硬，或脉沉而滑，或不欲食而谵语，或瘥后至年月日复发，此数者，皆肠胃有积结，而须攻泄者也。《内经》有曰：大热内结，注泄不止，热宜寒疗，结伏须除，以寒下之，结散利止，大寒凝内，久利泄溏，愈而复发，绵历岁年，以热下之，寒去利止，谓之通因通用。下利虽有表证，又不可发汗，以下利为邪气内攻，走津液而胃虚也，故《经》曰下利不可攻其表，汗出必胀满者是矣。

神经型食物中毒-风秽

〖辨识要点〗① 符合神经型食物中毒诊断；② 突然起病；③ 头痛头晕；④ 恶心呕吐；⑤ 视力模糊或复视；⑥ 眼睑下垂；⑦ 瞳孔散大；⑧ 肌力减退；⑨ 可疑食物进行厌氧菌培养肉毒杆菌阳性；⑩ 舌红苔黄脉弦。

〖临床决策〗祛风辟浊。

〖治疗推荐〗①《苏沈良方》通关散：旌德乌头四两，藁本、防风、当归、白芷、天南星、川芎、干姜、雄黄、桂枝各半两，上为末，煨葱酒下一字或半钱。瘫痪加牛黄、麝香，小儿减半。水煎送服十滴水5 ml。②《中国药典》(2015年版)一部十滴水：樟脑、干姜、大黄、小茴香、肉桂、辣椒、桉油。口服一次2～5 ml，儿童酌减。

〖常用药物〗乌头，藁本，防风，当归，白芷，天南星，川芎，干姜，雄黄，桂枝，牛黄，麝香，十滴水，白附子，蜈蚣，全蝎，僵蚕。

〖思路拓展〗《苏沈良方》：此散予目见医数人，今聊记其一二。曾在江南，见市门有卧者。问之，乃客贩，因病偏风。医之，遂至病困，为邸家所委。时伯氏为邑，使人舁到令舍，调药饮之。又与十服，数日伯氏出。市有一人，扶倚床而呼曰：昔日卧者，今能扶榻而行矣。药尽，愿少继之。伯氏又与十服,服讫能起。又一吏病疮而挛,逾岁月卧矣。伯氏与散二钱匕,为八服。吏谬以为一服,服已,僵眩呕吐,几困将殂。数日疮挛悉,除大瘥。中风挛弛,治之须先去痰,去已,乃用续命汤辈汗之,未乃用此为宜。盖风病多挟热,若未发散,便投乌头辈,或不相当也,更消息治之,必瘥。

流行性脑脊髓膜炎

流行性脑脊髓膜炎（epidemic cerebrospinal meningitis）是脑膜炎奈瑟菌引起的急性化脓性脑膜炎疾病。以高热头痛呕吐与皮肤黏膜瘀点及脑膜刺激征阳性等为主要临床表现。

病原学：脑膜炎奈瑟菌革兰染色阴性，呈卵圆形，直径为 $0.6\sim1.0\,\mu m$，常凹面相对，成对排列或四联排列，能产生毒力较强的内毒素。抵抗力很弱，对寒冷、干燥、热及一般消毒剂极为敏感，温度低于 30℃ 或高于 50℃ 均死亡。

病理特点：败血症期血管内皮损害，血管壁炎症、坏死、血栓形成和血管周围出血，皮肤黏膜和浆膜也可有局灶出血。暴发休克型皮肤内脏血管广泛出血。脑膜脑炎期大脑两半球表面及颅底软脑膜充血、少量浆液性渗出和局灶性小出血点，大量纤维蛋白、中性粒细胞及细菌。炎症沿血管侵入脑组织，引起充血、水肿、局灶性中性粒细胞浸润及出血。暴发型脑膜脑炎型脑组织明显出血和水肿，颅内压明显增高。

普通型流行性脑脊髓膜炎前驱期－温毒初起证

〖辨识要点〗① 符合普通型流行性脑脊髓膜炎前驱期诊断；② 冬春多发；③ 发热；④ 咽痛；⑤ 咳嗽；⑥ 鼻咽拭子培养脑膜炎球菌阳性；⑦ 舌红；⑧ 苔黄；⑨ 脉浮数。

〖临床决策〗清瘟解毒。

〖治疗推荐〗① 银翘散去豆豉加细生地、丹皮、大青叶，倍玄参方：连翘一两、金银花一两、桔梗六钱、薄荷六钱、竹叶四钱、生甘草五钱、芥穗四钱、牛蒡子六钱、生地四钱、大青叶三钱、牡丹皮三钱、玄参一两，水煎服，每日两次。② 青霉素成人每日 800 万～1 200 万 U，儿童每日 20 万～40 万 U/kg，分次加入 5％葡萄糖液内静脉滴注，疗程 5～7 日。

〖常用药物〗连翘，金银花，桔梗，薄荷，竹叶，芥穗，牛蒡子，生地，大青叶，牡丹皮，玄参。

〖思路拓展〗《温病条辨》：吴又可有托里举斑汤，不言疹者，混斑疹为一气也。考温病中发疹者，十之七八。发斑者十之二三。盖斑乃纯赤，或大片，为肌肉之病，故主以化斑汤，专治肌肉；疹系红点高起，麻、瘄、痧皆一类，系血络中病，故主以芳香透络，辛凉解肌，甘寒清血也。其托里举斑汤方中用归、升、柴、芷、穿山甲，皆温燥之品，岂不畏其灼津液乎？且前人有痘宜温、疹宜凉之论,实属确见。况温疹更甚于小儿之风热疹乎!其用升、柴,取其升发之义,不知温病多见于春夏发生之候,天地之气,有升无降,岂用再以升药升之乎?且经谓"冬藏精者,春不病温",是温病之人,下焦精气久已不固,安庸再升其少阳之气,使下竭上厥乎!经谓"无实实,无虚虚,必先岁气,无伐天和",可不知耶?后人皆尤而效之,实不读经文之过也。再按:时人发温热之表,二三日汗不出者,即云斑疹蔽伏,不惟用升、柴、羌、葛,且重以山川柳发之。不知山川柳一岁三花,故得三春之名,俗转音三春为山川,此柳古称柽木,诗所谓"其柽其椐"者是也。其性大辛大温,生发最速,横枝极细,善能入络,专发虚寒白疹,若温热气血沸腾之赤疹,岂非见之如仇乎?夫善治温病者,原可不必出疹,即有邪郁二三日,或三五日,既不得汗,有不得不疹之势,亦可重者化轻,轻者化无,若一派辛温刚燥,气受其灾而移于血,岂非自造斑疹乎?再时医每于疹已发出,便称放心,不知邪热炽甚之时,正当谨慎,一有疏忽,为害不浅。再疹不忌泻,若里结须微通之,不可令大泄,致内虚下陷,法在中焦篇。

普通型流行性脑脊髓膜炎败血症期-温毒斑疹证

〖辨识要点〗① 符合普通型流行性脑脊髓膜炎败血症期诊断;② 冬春多发;③ 高热寒战;④ 头痛;⑤ 呕吐;⑥ 斑疹;⑦ 全身乏力;⑧ 肌肉及关节疼痛;⑨ 鼻咽拭子培养脑膜炎球菌阳性;⑩ 舌红苔黄脉数。

〖临床决策〗解毒化斑。

〖治疗推荐〗①《伤寒六书》三黄石青汤:石膏两半、黄芩、黄连、黄柏、麻黄各七钱,淡豆豉二合、栀子三十个,每服一两,加葱三根,水煎送服《医效秘传》神犀丹一丸。②《医效秘传》卷1神犀丹:乌犀角尖、石菖蒲、黄芩各六两,怀生地、金银花各一斤,金汁、连翘各十两,板蓝根九两,玄参七两,香豆豉八两,天花粉、紫草各四两,法制为丸,每重三钱,日服二丸。③ 青霉素成人每日 800 万~1 200 万 U,儿童每日 20 万~40 万 U/kg,分次加入 5% 葡萄糖液内静脉滴注,疗程 5~7 日。

〖常用药物〗石膏,黄芩,黄连,黄柏,麻黄,豆豉,栀子,神犀丹。

〖思路拓展〗《删补名医方论·三黄石青汤》:仲景于表里大热,立两解之法。如大青龙汤治表里大热,表实无汗,故发汗,汗出而两得解也;白虎汤治表里大热,因表有汗,不主麻、桂,因里未实,不主硝黄,惟以膏、知、甘草,外解阳明之肌热,内清阳明之腑热,表里清而两得解也。若夫表实无汗,热郁营卫,里未成实,热盛三焦,表里大热之证。若以大青龙汤两解之,则功不及于三焦。若以白虎汤两解之,则效不及于营卫。故陶华制此汤,以三黄泻三焦之火盛,佐栀子屈曲下行,使其在里诸热从下而出。以麻黄开营卫之热郁,佐豉葱直走皮毛,使其在表之邪从外而散。石膏倍用重任之者,以石膏外合麻、豉、取法乎青龙,是知解诸表之热,不能外乎青龙也。内合三黄,取法乎白虎,是知解诸里之热,不能外乎白虎也。且麻、豉得石膏、三黄,大发表热,而不动里热;三黄得石膏、麻、豉,大清内热,而不碍外邪。是此方擅表里俱热之长,亦得仲景之心法者也。若表有微汗,麻黄减半,桂枝倍加,以防外疏;里有微溏,则减去石膏,倍加葛根,以避中虚也。

普通型流行性脑脊髓膜炎脑膜脑炎期-温毒神闭证

〖辨识要点〗① 符合普通型流行性脑脊髓膜炎脑膜脑炎期诊断;② 冬春多发;③ 高热寒战;④ 剧烈头痛;⑤ 喷射性呕吐;⑥ 瘀斑;⑦ 烦躁不安;⑧ 意识障碍;⑨ 抽搐不止;⑩ 脑膜炎球菌培养阳性;⑪ 舌质红绛;⑫ 舌苔黄腻;⑬ 脉象弦数。

〖临床决策〗清瘟醒脑。

〖治疗推荐〗①《重订通俗伤寒论》犀地清络饮:犀角汁 20 ml(冲)、牡丹皮 6 g、带心连翘 4.5 g、竹沥 60 ml(和匀)、鲜生地 24 g、赤芍 4.5 g、桃仁 9 粒、生姜汁 2 滴(同冲),水煎送服安宫牛黄丸 1 颗或局方至宝丹 1 颗或《中国药典》(2015 年版)牛黄千金散 1 g。②《中国药典》(2015 年版)牛黄千金散:全蝎、僵蚕各 120 g,牛黄 24 g,天麻、黄连、朱砂各 160 g,冰片 20 g,胆南星、甘草各 80 g,上九味,除牛黄、冰片外,朱砂水飞成极细粉;其余全蝎等六味粉碎成细粉,将牛黄、冰片研细,与上述粉末配研混匀。口服一次 1 g,一日 2～3 次。③ 青霉素成人每日 800 万～1 200 万 U,儿童每日 20 万～40 万 U/kg,分次加入 5％葡萄糖液内静脉滴注,疗程 5～7 日。

〖常用药物〗牛黄,犀角,麝香,珍珠,朱砂,雄黄,黄连,黄芩,栀子,郁金,冰片,玄参,连翘,麦冬,竹沥,安宫牛黄丸,局方至宝丹,牛黄千金散。

〖思路拓展〗《医经溯洄集·伤寒温病热病说》:有病因、有病名、有病形,辨其因、正其名、察其形,三者俱当,始可以言治矣。一或未明而曰不误于人,吾未之信也。且如伤寒,此以病因而为病名者也。温病热病,此以天时与病形而为病名者也。由三者皆起于感寒,或者通以伤寒称之。夫通称伤寒者,原其因之同耳。至于用药,则不可一例而施也。何也? 夫伤寒盖感于霜降后、春分前,然不即发,郁热,而发于春夏者也。伤寒即发于天令寒冷之时,而寒邪在表,闭其腠理,故非辛甘温之剂不足以散之。此仲景桂枝麻黄等汤之所以必用也。温病热病后发于天令暄热之时,怫热自内而达于外,郁其腠理,无寒在表,故非辛凉或苦寒或酸苦之剂不足以解之。此仲景桂枝麻黄等汤,独治外者之所以不可用,而后人所处水解散、大黄汤、千金汤、防风通圣散之类,兼治内外者之所以可用也。夫即病之伤寒,有恶风恶寒之证者,风寒在表,而表气受伤故也。后发之温病热病,有恶风恶寒之证者,重有风寒新中,而表气亦受伤故也。若无新中之风寒,则无恶风恶寒之证。故仲景曰:太阳病,发热而渴,不恶寒者,为温病。温病如此,则知热病亦如此。是则不渴而恶寒者,非温热病矣。然或有不因新中风寒,亦见恶风恶寒之证者,盖病患表气本虚,热达于表,又重伤表气,故不禁风寒,非伤风恶风,伤寒恶寒也。但卫虚则恶风,荣虚则恶寒耳。且温病热病,亦有先见表证而后传里者,盖怫热自内达外,热郁腠理,不得外泄,遂复还里,而成可攻之证。非如伤寒从表而始也。或者不悟此理,乃于春夏温病热病,而求浮紧之脉,不亦疏乎? 殊不知紧为寒脉,有寒邪则见之,无寒邪则不见也。其温病热病,或见脉紧者,乃重感不正之暴寒与内伤过度之冷食也,岂其本然哉! 又或者不识脉形,但见弦便呼为紧,断为寒而妄治。盖脉之盛而有力者,每每兼弦,岂可错认为紧而断为寒。夫温病热病之脉,多在肌肉之分而不甚浮,且右手反盛于左手者,诚由怫热在内故也。其或左手盛或浮者,必有重感之风寒,否则非温病热病,自是暴感风寒之病耳。凡温病热病,若无重感,表证,虽间见,而里病为多,故少有不渴者,斯时也,法当治里热为主而解表兼之。亦有治里而表自解者。余每见世人治温热病,虽误攻其里亦无大害,误发其表变不可言。此足以明其热之自内达外矣。其间有误攻里而致大害者,乃春夏暴寒所中之疫证,邪纯在表,未入于里故也,不可与温病热病同论。夫惟世以温病热病混称伤寒,故每执寒字以求浮紧之脉,以用温热之药,若此者,因名乱实而戕人之生,名其可不正乎? 又书方多言四时伤寒,故以春夏之温病热病与秋冬之伤寒,一类视之而无所别。夫秋冬之伤寒,真伤寒也。春夏之伤寒,寒疫也。与温病热病自是两涂,岂可同治。吁! 此弊之来,非一日矣。历考方书,并无救弊之论,每每雷同,良可痛哉。虽然,伤寒与温病热病,其攻里之法,若果是以寒除热,固不必求异。其发表之法,断不可不异也。况伤寒之直伤阴经,与太阳虽伤不及郁热即传阴经为寒证而当温者,又与温病热病大不同。其可妄治乎? 或者知一不知二,故谓仲景发表药,今不可用。而攻里之药,乃可用。呜呼! 其可用不可用之理,果何在哉? 若能辨其因、正其名、察其形,治法其有不当者乎? 彼时行不正之气所作及重感异气而变者,则又当观其何时何气,参酌伤寒温热病之法,损益而治之,尤不可例以仲景即病伤寒药通治也。

普通型流行性脑脊髓膜炎恢复期-温毒津复证

〖辨识要点〗① 符合普通型流行性脑脊髓膜炎脑膜脑炎期诊断;② 冬春多发;③ 体温逐渐降至正常;④ 瘀斑局限;⑤ 单纯疱疹;⑥ 口干;⑦ 舌红;⑧ 苔薄黄;⑨ 鼻咽拭子培养脑膜炎球菌阳性;⑩ 脉缓。

〖临床决策〗解毒复津。

〖治疗推荐〗《伤寒论》竹叶石膏汤:竹叶二把,石膏一斤,半夏半升,麦冬、人参三两,甘草二两,粳米半升,以水一斗,煮取六升,去滓,内粳米,煮米熟,汤成,去米,温服一升,日三服。

〖常用药物〗竹叶,石膏,半夏,麦冬,人参,粳米,芦根,生地,石斛。

〖**思路拓展**〗《温热经纬·叶香岩外感温热篇》：温邪上受，首先犯肺，逆传心包。肺主气，属卫；心主血，属营。辨营卫气血，虽与伤寒同，若论治法，则与伤寒大异也。盖伤寒之邪，留恋在表，然后化热入里，温邪则热变最速。未传心包，邪尚在肺，肺主气，其合皮毛，故云在表。在表，初用辛凉轻剂。挟风，则加入。薄荷、牛蒡之属；挟湿，加芦根、滑石之流。或透风于热外或渗湿于热下，不与热相搏，势必孤矣。不尔，风挟温热而燥生，清窍必干，谓水主之气，不能上荣，两阳相劫也。湿与温合，蒸郁而蒙蔽于上，清窍为之壅塞，浊邪害清也。其病有类伤寒，其验之之法，伤寒多有变证；温热虽久，在一经不移。以此为辨。前言辛凉散风，甘淡驱湿，若病仍不解，是渐欲入营也。营分受热，则血液受劫，心神不安，夜甚无寐，成斑点隐隐，即撤去气药。如从风热陷入者，用犀角、竹叶之属；如从湿热陷入者，犀角、花露之品，参入凉血清热方中。若加烦躁，大便不通，金汁亦可加入。老年或平素有寒者，以人中黄代之，急急透斑为要。若斑出热不解者，胃津亡也。主以甘寒，重则如玉女煎，轻则如梨皮、蔗浆之类。或其人肾水素亏，虽未及下焦，先自彷徨矣，必验之于舌，如甘寒之中，加入咸寒，务在先安未受邪之地，恐其陷入易易耳。若其邪始终在气分流连者，可冀其战汗透邪，法宜益胃，令邪与汗并，热达腠开，邪从汗出。解后胃气空虚，当肤冷一昼夜，待气还自温暖如常矣。盖战汗而解，邪退正虚，阳从汗泄，故渐肤冷，未必即成脱证。此时宜令病者安舒静卧，以养阳气来复。旁人切勿惊惶，频频呼唤，扰其元神，使其烦躁。但诊其脉，若虚软和缓，虽倦卧不语，汗出肤冷，却非脱证。若脉急疾，躁扰不卧，肤冷汗出，便为气脱之证矣。更有邪盛正虚，不能一战而解，停一二日再战汗而愈者，不可不知。再论气病有不传血分，而邪留三焦，亦如伤寒中少阳病也。彼则和解表里之半，此则分消上下之势，随证变法，如近时杏、朴、苓等类，或如温胆汤之走泄。因其仍在气分，犹可望其战汗之门户，转疟之机括。大凡看法，卫之后，方言气，营之后，方言血。在卫汗之可也，到气才可清气，入营犹可透热转气，如犀角、玄参、羚羊角等物，入血就恐耗血动血，直须凉血散血，加生地、牡丹皮、阿胶、赤芍等物。否则前后不循缓急之法，虑其动手便错，反致慌张矣。且吾吴湿邪害人最广，如面色白者，须要顾其阳气，湿胜则阳微也。法应清凉，然到十分之六七，即不可过于寒凉。恐成功反弃，何以故耶？湿热一去，阳亦衰微也。面色苍者，须要顾其津液，清凉到十分之六七，往往热减身寒者，不可就云虚寒，而投补剂，恐炉烟虽熄，灰中有火也，须细察精详，方少少与之，慎不可直率而往也。又有酒客，里湿素盛，外邪入里，里湿为合。在阳旺之躯，胃湿恒多；在阴盛之体，脾湿亦不少，然其化热则一。热病救阴犹易，通阳最难，救阴不在血，而在津与汗；通阳不在温，而在利小便。然较之杂证，则有不同也。再论三焦不得从外解，必致成里结。里结于何？在阳明胃与肠也。亦须用下法，不可以气血之分，就不可下也。但伤寒邪热在里，劫烁津液，下之宜猛；此多湿邪内搏，下之宜轻。伤寒大便溏为邪已尽，不可再下；湿温病大便溏为邪未尽，必大便硬。慎不可再攻也，以粪燥为无湿矣。

暴发型流行性脑脊髓膜炎休克型-温毒脱证

〖辨识要点〗① 符合暴发型流行性脑脊髓膜炎休克型诊断;② 急骤起病;③ 高热寒战;④ 头痛呕吐;⑤ 瘀斑;⑥ 休克;⑦ 舌红;⑧ 苔白;⑨ 脉微细;⑩ 鼻咽拭子培养脑膜炎球菌阳性。

〖临床决策〗解毒固脱。

〖治疗推荐〗①《伤寒论》乌梅丸:乌梅三百个、细辛六两、干姜十两、黄连一斤、当归四两、附子六两、蜀椒四两、桂枝六两、人参六两、黄柏六两,捣筛,丸如梧桐子大,水煎 10 丸送服《太平圣惠方》返阴丹 30 丸。②《圣惠》卷 11 返阴丹:硫黄、太阴玄精石、消石、附子、干姜、桂心各半两,前三味同研,后三味捣罗为末,与前药同研令匀,用软饭和丸,如梧桐子大,每服 30 丸。③ 青霉素成人每日 800 万~1 200 万 U,儿童每日 20 万~40 万 U/kg,分次加入 5% 葡萄糖液内静脉滴注,疗程 5~7 日。

〖常用药物〗人参,附子,当归,干姜,黄连,桂枝,白芍,黄柏,返阴丹。

〖思路拓展〗《温热经纬·叶香岩外感温热篇》:再人之体,脘在腹上,其地位处于中,按之痛,或自痛,或痞胀,当用苦泄,以其入腹近也。必验之于舌,或黄,或浊,可与小陷胸汤或泻心汤随证治之。或白不燥,或黄白相兼,或灰白,不渴,慎不可乱投苦泄。其中有外邪未解,里先结者,或邪郁未伸,或素属中冷者,虽有脘中痞闷,宜从开泄,宣通气滞,以达归于肺,如近俗之杏、蔻、橘、桔等,是轻苦微辛,具流动之品可耳! 再前云:舌黄或渴,须要有地之黄。若光滑者,乃无形湿热中有虚象,大忌前法。其脐以上为大腹,或满,或胀,或痛,此必邪已入里矣。表证多无,或十只存一。亦要验之于舌,或黄甚,或如沉香色,或如灰黄色,或老黄色或中有断纹,皆当下之,如小承气汤,用槟榔、青皮、枳实、玄明粉、生首乌等。若未见此等舌,不宜用此等法。恐其中有湿聚。太阴为满,或寒湿错杂为痛,或气壅为胀,又当以别法治之。再黄苔不甚浓而滑者,热未伤津,犹可清热透表;若虽薄而干者,邪虽去而津受伤也,苦重之药当禁,宜甘寒轻剂可也。

暴发型流行性脑脊髓膜炎脑膜脑炎型-温毒肝风证

〖辨识要点〗① 符合暴发型流行性脑脊髓膜炎休克型诊断;② 冬春多发;③ 急骤起病;④ 高热寒战;⑤ 头痛;⑥ 呕吐;⑦ 瘀斑;⑧ 频繁惊厥;⑨ 锥体束征阳性;⑩ 鼻咽拭子培养脑膜炎球菌阳性;⑪ 舌红苔黄;⑫ 脉弦数。

〖临床决策〗解毒息风。

〖**治疗推荐**〗① 《普济方》卷 360 撮风散：蜈蚣半条、白僵蚕 7 个、麝香 1 字、朱砂、川乌、半夏、天南星、钩藤、天麻、荆芥各 1 钱，上为末，水煎送服《松峰说疫》除秽靖瘟丹。② 《松峰说疫》除秽靖瘟丹：苍术、降香、川芎、大黄各二钱，虎头骨、细辛、斧头木、鬼箭羽、桃枭、檀香、羊踯躅、羌活、甘草、草乌、藁本、白芷、荆芥、葛根、穿山甲、羚羊角、大枣、干姜、桂枝、附子、煅灶灰、川椒、山柰、甘松、排草、桂皮各一钱，共为粗末；明雄二钱、朱砂二钱、乳香一钱、没药一钱，四味另研，共和为末。每服三钱。③ 青霉素成人每日 800 万～1 200 万 U，儿童每日 20 万～40 万 U/kg，分次加入 5‰ 葡萄糖液内静脉滴注，疗程 5～7 日。

〖**常用药物**〗蜈蚣，僵蚕，麝香，朱砂，川乌，半夏，天南星，钩藤，天麻，苍术，降香，川芎，大黄，鬼箭羽，羊踯躅，羌活，草乌，白芷，全蝎，穿山甲，羚羊角，明雄，朱砂，乳香，没药。

〖**思路拓展**〗《温热经纬·叶香岩外感温热篇》：再论其热传营，舌色必绛。绛，深红色也。初传，绛色中兼黄白色，此气分之邪未尽也，泄卫透营，两和可也。纯绛鲜色者，包络受病也，宜犀角、鲜生地、连翘、郁金、石菖蒲等。延之数日，或平素心虚有痰，外热一陷，里络就闭，非菖蒲、郁金等所能开，须用牛黄丸、至宝丹之类以开其闭，恐其昏厥为痉也。再色绛而舌中心干者，乃心胃火燔，劫烁津液，即黄连、石膏，亦可加入。若烦渴烦热，舌心干，四边色红，中心或黄或白者，此非血分也。乃上焦气热烁津，急用凉膈散，散其无形之热，再看其后转变可也。慎勿用血药，以滋腻难散。至舌绛望之若干，手扪之原有津液，此津亏湿热熏蒸，将成浊痰，蒙闭心包也。舌色绛而上有黏腻，似苔非苔者，中挟秽浊之气，急加芳香逐之。舌绛欲伸退场门而抵齿，难骤伸者，痰阻舌根，有内风也。舌绛而光亮，胃阴亡也。急用甘凉濡润之品。若舌绛而干燥者，火邪劫营，凉血清火为要。舌绛而有碎点白黄者，当生疳也。大红点者，热毒乘心也。用黄连、金汁。其有虽绛而不鲜，干枯而痿者，肾阴涸也。急以阿胶、鸡子黄、地黄、天冬等救之。缓则恐涸极而无救也。再舌苔白浓而干燥者，此胃燥气伤也，滋润药中加甘草，令甘守津还之意。舌白而薄者，外感风寒也，当疏散之。若白干薄者，肺津伤也，加麦冬、花露、芦根汁等轻清之品，为上者上之也。若白苔绛底者，湿遏热伏也。当先泄湿透热，防其就干也。勿忧之，再从里透于外，则变润矣。初病，舌就干，神不昏者，急加养正透邪之药。若神已昏，此内匮矣，不可救药。又不拘何色，舌上生芒刺者，皆是上焦热极也。当用青布拭冷薄荷水揩之。即去者轻，旋即生者险矣。

轻型流行性脑脊髓膜炎－温毒轻证

〖**辨识要点**〗① 符合轻型流行性脑脊髓膜炎诊断；② 冬春多发；③ 急骤起病；④ 发热恶寒；⑤ 瘀斑；⑥ 头痛；⑦ 轻微脑膜刺激征；⑧ 脑脊液变化不明显；⑨ 鼻咽拭子培养脑膜炎球菌阳性；⑩ 舌红苔薄黄；⑪ 脉浮数。

〖临床决策〗解毒透表。

〖治疗推荐〗①《圣济总录》卷 22 百解汤：前胡、柴胡、甜葶苈、半夏、麻黄、羌活、独活、桔梗、人参、陈皮、白术、枳壳、炙甘草、茯苓、川芎、石膏、杏仁各等分为粗末，水煎送服大黄龙丸 5 粒，每日两次。②《三因极一病证方论》大黄龙丸：硫黄、硝石各一两，雄黄、滑石、白矾各半两，寒食面四两，上为末，滴水为丸，如梧子大。每服五丸至七丸，渐加至二十丸。③ 青霉素成人每日 800 万～1 200 万 U，儿童每日 20 万～40 万 U/kg，分次加入 5%葡萄糖液内静脉滴注，疗程 5～7 日。

〖常用药物〗前胡，柴胡，麻黄，羌活，独活，桔梗，枳壳，黄芩，石膏，硫黄，雄黄，白矾。

〖思路拓展〗《温热经纬·叶香岩外感温热篇》：再妇人病温与男子同，但多胎前产后，以及经水适来适断。大凡胎前病，古人皆以四物加减用之，谓护胎为要，恐来害妊，如热极用井底泥、蓝布浸冷、覆盖腹上等，皆是保护之意，但亦要看其邪之可解处。用血腻之药不灵，又当省察，不可认板法。然须步步保护胎元，恐损正邪陷也。至于产后之法，按方书谓，慎用苦寒，恐伤其已亡之阴也。然亦要辨其邪能从上中解者，稍从证用之，亦无妨也。不过勿犯下焦，且属虚体，当如虚怯人病邪而治。总之，无犯实实虚虚之禁。况产后当气血沸腾之候，最多空窦，邪势必乘虚内陷，虚处受邪为难治也。如经水适来适断，邪将陷血室，少阳伤寒，言之详悉，不必多赘。但数动与正伤寒不同，仲景立小柴胡汤，提出所陷热邪，参、枣扶胃气，以冲脉隶属阳明也，此与（唐本作"惟"）虚者为合治。若热邪陷入，与血相结者，当从陶氏小柴胡汤去参、枣，加生地、桃仁、山楂肉、牡丹皮或犀角等。若本经血结自甚，必少腹满痛。轻者，刺期门；重者，小柴胡汤去甘药，加延胡索、归尾、桃仁。挟寒，加肉桂心。气滞者，加香附、陈皮、枳壳等。然热陷血室之证，多有谵语如狂之象，防是阳明胃实，当辨之。血结者，身体必重，非若阳明之轻旋便捷者，何以故耶？阴主重浊，络脉被阻，侧旁气痹，连胸背皆拘束不遂。故祛邪通络，正合其病，往往延久，上逆心包，胸中痛，即陶氏所谓血结胸也。王海藏出一桂枝红花汤加海蛤、桃仁，原是表里上下一齐尽解之理，看此方大有巧手，故录出以备学人之用。

慢性败血症型流行性脑脊髓膜炎-温毒伏营证

〖辨识要点〗① 符合慢性败血症型流行性脑脊髓膜炎诊断；② 冬春多发；③ 成人多患；④ 病程迁延数周甚至数月；⑤ 间歇性发热恶寒；⑥ 瘀斑；⑦ 四肢关节疼痛；⑧ 脾脏肿大；⑨ 鼻咽拭子培养脑膜炎球菌阳性；⑩ 舌红苔薄黄；⑪ 脉沉数。

〖临床决策〗清营解毒。

〖治疗推荐〗①《凌临灵方·紫斑》搜伏邪法：玄参、大青叶、人中黄、郁金、竹叶、犀角、牡丹皮、连翘、荆芥、鲜生地、赤芍、金银花、天虫，水煎服。水煎送服避瘟丸五粒，每日两次。②《医方简义》避瘟丸：雄黄、鬼箭羽、丹参、赤小豆各一两，上药为末炼蜜为丸如梧桐子大，每服五丸。③ 青霉素成人每日 800 万～1 200 万 U，儿童每日 20 万～40 万 U/kg，分次加入 5％葡萄糖液内静脉滴注，疗程 5～7 日。

〖**常用药物**〗石膏，生地，麦冬，知母，牛膝，金银花，连翘，黄连，雄黄，鬼箭羽，丹参，紫草。

〖**思路拓展**〗《温热经纬·叶香岩三时伏气外感篇》：春温一证，由冬令收藏未固，昔人以冬寒内伏，藏于少阴，入春发于少阳，以春木内应肝胆也。寒邪深伏，已经化热，昔贤以黄芩汤为主方，苦寒直清里热，热伏于阴，苦味坚阴，乃正治也。知温邪忌散，不与暴感门同法。若因外邪先受，引动在里伏热。必先辛凉以解新邪，继进苦寒以清里热。况热乃无形之气，时医多用消滞，攻治有形，胃汁先涸，阴液劫尽者多矣。风温者，春月受风，其气已温。经谓春病在头，治在上焦。肺位最高，邪必先伤，此手太阴气分先病，失治则入手厥阴心包络，血分亦伤。盖足经顺传，如太阳传阳明，人皆知之。肺病失治，逆传心包络，人多不知者。俗医见身热咳喘，不知肺病在上之旨，妄投荆、防、柴、葛，加入枳、朴、杏、苏、菔子、楂、麦、橘皮之属，辄云解肌消食。有见痰喘，便用大黄礞石滚痰丸，大便数行，上热愈结。幼稚谷少胃薄，表里苦辛化燥，胃汁已伤，复用大黄大苦沉降丸药，致脾胃阳和伤极，陡变惊痫，莫救者多矣。夏为热病，然夏至以前，时令未为大热，经以先夏至病温，后夏至病暑。温邪前已申明。暑热一证。医者易眩，夏暑发自阳明，古人以白虎汤为主方。后贤刘河间创议，迥出诸家，谓温热时邪，当分三焦投药，以苦辛寒为主，若拘六经分证，仍是伤寒治法，致误多矣。盖伤寒外受之寒，必先从汗解。辛温散邪是已。口鼻吸入之寒，即为中寒阴病，徐云：亦不尽然。治当温里，分三阴见证施治。若夫暑病，专方甚少，皆因前人略于暑，详于寒耳。考古如《金匮》暑暍痉之因，而洁古以动静分中暑、中热，各具至理，兹不概述。论幼科病暑热，夹杂别病有诸，而时下不外发散消导，加入香薷一味，或六一散一服。考《本草》香薷辛温发汗，能泄宿水。夏热气闭无汗，渴饮停水，香薷必佐杏仁，以杏仁苦降泄气，大顺散取义若此。长夏湿令，暑必兼湿。暑伤气分，湿亦伤气，汗则耗气伤阳，胃汁大受劫烁，变病由此甚多，发泄司令，里真自虚。张凤逵云：暑病首用辛凉，继用甘寒，再用酸泄酸敛，不必用下。可称要言不烦矣。夏令受热，昏迷若惊，此为暑厥。即热气闭塞孔窍所致。其邪入络，与中络同法，牛黄丸、至宝丹芳香利窍可效。徐云：妙法。雄按：紫雪亦可酌用。神苏以后，用清凉血分，如连翘心、竹叶心、玄参、细生地、鲜生地、二冬之属。此证初起，大忌风药。初病暑热伤气，竹叶石膏汤，或清肺轻剂。大凡热深厥深，四肢逆冷，但看面垢齿燥，二便不通，或泻不爽，为是，大忌误认伤寒也。秋深初凉，稚年发热咳嗽，证似春月风温证。但温乃渐热之称，凉即渐冷之意。春月为病，犹是冬令固密之余；秋令感伤，恰值夏月发泄之后。其体质之虚实不同。徐云：通人之言也。但温自上受，燥自上伤，理亦相等，均是肺气受病,世人误认暴感风寒,混投三阳发散,津劫燥甚,喘急告危。若果暴凉外束,身热痰嗽,只宜葱豉汤,或苏梗、前胡、杏仁、枳、桔之属,仅一二剂亦可。更有粗工亦知热病,与泻白散加芩、连之属,不知愈苦助燥,必增他变,当以辛凉甘润之方,气燥自平而愈。慎勿用苦燥劫烁胃汁。

猩红热

猩红热(scarlet fever)是 A 组 β 型溶血性链球菌引起的急性呼吸道传染病。以发热、咽峡炎、全身弥漫性猩红色皮疹和疹退后皮肤明显脱屑等为主要临床表现。

病原学：A 组 β 型溶血性链球菌革兰染色阳性，呈球形或卵圆形，直径 0.5～1.0 μm，可形成荚膜，无芽孢及动力。A 组链球菌的抗原主要有三种。A 组链球菌的致病力与菌体本身及其产生的毒素、酶类有关。该菌在痰、渗出物中可存活数周之久。对热及干燥抵抗力不强，56℃ 30 min 及一般消毒剂均能将其杀灭。

病理特点：病变部位化脓性炎症，咽部及扁桃体充血、水肿，浆液性纤维蛋白渗出及白细胞浸润，扁桃体周围脓肿、鼻旁窦炎、颈淋巴结炎、蜂窝织炎等化脓性病变。外毒素进入血循环引起毒血症，皮肤和黏膜血管弥漫性充血、水肿，上皮细胞增殖和白细胞浸润，病变以毛囊周围最为明显，形成典型的猩红热样皮疹。肝、脾、淋巴结等间质血管周围有单核细胞浸润，并有不同程度的充血及脂肪变性。心肌有混浊肿胀及变性，严重者有坏死。肾脏可呈间质性炎症表现。中毒型患者的中枢神经系统可发生营养不良变化。少数患者在病程第 2～3 周时可在心、肾、关节滑膜等组织出现非化脓性炎症，表现为风湿性关节炎、心包炎、心内膜炎及急性肾小球肾炎等。

典型猩红热前驱期-喉痧初起证

〖辨识要点〗① 符合典型猩红热前驱期诊断；② 持续性发热 39℃ 左右；③ 头痛；④ 咽痛；⑤ 杨梅舌；⑥ 食欲减退；⑦ 全身不适；⑧ 婴幼儿可出现谵妄和惊厥；⑨ 溶血性链球菌培养阳性；⑩ 舌红苔黄脉数。

〖临床决策〗解毒清喉。

〖治疗推荐〗①《温热经解》银翘败毒汤：金银花 9 g、马勃 4.5 g、葛根 6 g、牛蒡子 4.5 g、蝉蜕 3 g、连翘 6 g、石膏 15 g、僵蚕 6 g、板蓝根 4.5 g，水煎送服《雷允上诵芬堂方》六神丸 10 粒或《中国药典》(2015 年版)珠黄散五厘。②《雷允上诵芬堂方》六神丸：珍珠粉、犀牛黄、麝香各 4.5 g，雄黄、蟾酥、冰片各 3 g，各研细末，用酒化蟾酥，与前药末调匀为丸，如芥子大，百草霜为衣。每次 10 粒,每日 2~3 次。亦可外用。③《中华人民共和国药典》(2015 年版)珠黄散:珍珠、牛黄。烂喉痧散。④ 青霉素成人每次 80 万~120 万 U,每日 3~4 次肌内注射;儿童每日 2.5~5 U/kg,分 2~4 次肌内注射。疗程 7~10 日。

【常用药物】金银花,马勃,葛根,牛蒡子,蝉蜕,连翘,石膏,僵蚕,板蓝根,烂喉痧散,六神丸,珠黄散。

【思路拓展】《吴医汇讲》:烂喉痧一症,古书不载,起于近时,而并易传染。治之者,每谓太阴阳明二经风热之毒。而至烂之由,亦不可不详察也,譬之于物,以盛火逼之,只见干燥,而不知湿热郁蒸,所以致烂耳。此症凡风热者,治宜清透;湿热者,治宜清渗;痰火凝结者,治宜消降。盖邪达则痧透,痧透则烂自止矣;若过用寒凉,势必内陷,其害可胜言哉!夫症有可治,有不可治。口中作臭者,谓之回阳。其色或淡黄,或深黄者,此系痰火所致,皆可治之症。他如烂至小舌者,鼻塞者,合眼朦胧者,并有元气日虚,毒瓦斯深伏,色白如粉皮样者,皆不可治之症也。总之,因天地不正之气,感而受之,故体有虚实之不同,即症有重轻之各异耳。其余喉症、痧症,古人言之详矣,概不复赘。

典型猩红热出疹期-喉痧血毒证

【辨识要点】① 符合典型猩红热出疹期诊断;② 高热;③ 皮疹;④ 出血性皮疹;⑤ 口周苍白圈;⑥ 全身中毒症状明显;⑦ 咽痛;⑧ 杨梅舌;⑨ 溶血性链球菌培养阳性;⑩ 舌红苔黄脉数。

【临床决策】解毒凉血。

【治疗推荐】① 凌晓五《凌临灵方》烂喉丹痧方:玄参、连翘、犀角盘、怀牛膝、象贝母、射干、炒牛蒡子、鲜生地、赤芍、山豆根、川郁金、牡丹皮、炒天蚕、碧玉散、鲜竹沥、鲜石菖蒲、活水芦根水煎冲服《雷允上诵芬堂方》六神丸 10 粒或《中国药典》(2015 年版)珠黄散五厘。②《青囊秘传》烂喉痧散:石膏、人中黄、煅月石、煅儿茶、薄荷、朱砂、冰片各二分,麝香、濂珠、琥珀、牛黄各五厘,为细末。每次五厘,每日两次,温水送服。③ 青霉素成人每次 80 万~120 万 U,每日 3~4 次肌内注射;儿童每日 2.5~5 U/kg,分 2~4 次肌内注射。疗程 7~10 日。

【常用药物】玄参,连翘,犀角,牛膝,射干,牛蒡子,生地,赤芍,山豆根,牡丹皮,天蚕,竹沥,芦根,六神丸,珠黄散。

【思路拓展】①《凌临灵方·烂喉丹痧》:烂喉丹痧身热脘闷,痰随气升,咽喉肿痛,糜腐肌膜,已现风疹,未得宣达,适值经转之时,热入血室,热盛神蒙,烦渴引饮,脉弦滑数,右寸关浮洪,姑拟辛凉透解,以犀角地黄汤为法,冀其转机,否恐痰升内闭之忧,附方请专家酌政。②《吴医汇讲·烂喉丹痧治宜论》:夫丹痧一症,方书未有详言,余究心是症之所来,不外乎风寒温热时厉之气而已。故解表清热,各有所宜,治之得当,愈不移时,治失其宜,祸生反掌,无非宜散、宜清之两途也。其症初起,凛凛恶寒,身热不甚,并有壮热而仍兼憎寒者,斯时虽咽痛烦渴,先须解表透达为宜;即或宜兼清散,总以散字为重,所谓"火郁发之"也。苟漫用寒凉,则外益闭而内火益焰,咽痛愈剧,溃腐日甚矣。不明是理者,反云如此凉药,尚且火势勃然,不察未散之误,犹谓寒之未尽,于是愈凉愈遏,以致内陷而毙者有之。或有云是症专宜表散者,余谓所见亦偏。前所云寒热之时,散为先务,俾汗畅而丹痧透发;已无恶寒等症,至此则外闭之风寒已解,内蕴之邪火方张,寒凉泄热,是所宜投,热一尽而病自愈矣。若仍执辛散之方,则火得风而愈炽,肿势反增,腐亦滋蔓,必至滴水下咽,痛如刀割。间有议用清凉者,乃以郁遏诽之,炎热燎原,杀人最暴,此偏于散而谤匪清者之为害也。彼言散之宜,此言散之祸,彼言寒之祸,此言寒之宜,要惟于先后次第之间,随机权变,斯各中其窍耳。再此症愈后,每有四肢酸痛,难以屈伸之状,盖由火烁阴伤,络失所养,宜进滋阴,非同痹症,此又管窥之所及,敢以质之高明。

典型猩红热恢复期-烂喉津复证

【辨识要点】① 符合典型猩红热恢复期诊断;② 皮疹脱屑;③ 脱屑持续 2～4 周;④ 舌红;⑤ 苔少;⑥ 脉细;⑦ 溶血性链球菌培养阳性。

【临床决策】通津滋液。

【治疗推荐】《景岳全书》卷 51 玉女煎:石膏、熟地各五钱,麦冬二钱,知母、牛膝各一钱半,每日两次水煎服。

【常用药物】石膏,生地,麦冬,知母,竹叶,玉竹,炙甘草,薏苡仁,白木耳。

【思路拓展】①《医门补要·喉痧论》:喉系于肺,肺开窍于鼻,则鼻外通天气,一触非时厉气,由肺传胃,先见鼻塞,咳嗽,恶寒,发热,遂喉肿痛腐,其病似喉风。传染他人,甚则耳下漫肿,或肿串左右,牙关紧胀,痰壅气急,或身发红斑,治法见《青囊集》。下手误进苦寒药,冰伏风热,随转沿烂,声哑呛咳。②《温疫论·劳复、食复、自复》:疫邪已退,脉证俱平,但元气未复,或因梳洗沐浴,或因多言妄动,遂致发热,前证复起,惟脉不沉实为辨,此为劳复。盖气为火之舟楫,今则真气方长,劳而复折,真气既亏,火亦不前,如人欲济、舟楫已坏,其可渡乎? 是火也,某经气陷,则火随陷于某经,陷于经络则为表热,陷于脏腑则为里热,虚甚热甚,虚微热微。治法:轻则静养可复,重则大补气血,候真气一回,血脉融和,表里通畅,所陷之火,随气输泄,自然热退,而前证自除矣。若误用承气及寒凉剥削之剂,变证蜂起,卒至殒命,宜服安神养血汤。若因饮食所伤者,或吞酸作噯,或心腹满闷而加热者,此名食复,轻则损谷自愈,重则消导方若无故自复者,以伏邪未尽,此名自复,当问前得某证,所发亦某证,稍与前药,以彻其余邪,自然获愈。安神养血汤:茯神、酸枣仁、当归、远志、桔梗、芍药、地黄、陈皮、甘草、龙眼肉,水煎服。

轻型非典型猩红热-烂喉轻证

〖辨识要点〗① 符合典型猩红热恢复期诊断；② 低热或无热；③ 皮疹少；④ 消退快；⑤ 脱屑轻或无脱屑；⑥ 咽峡炎症状轻微；⑦ 可发生变态反应性；⑧ 溶血性链球菌培养阳性；⑨ 舌红苔黄；⑩ 脉数。

〖临床决策〗清热利喉。

〖治疗推荐〗①《寿世保元》卷 2 加减解毒汤：黄连、栀子、黄芩、人参各一钱五分，柴胡、知母、羌活各二钱，防风、连翘、当归、生地、甘草各一钱，葛根三钱，水煎送服射干丸。②《圣济总录·喉痹》射干丸：射干一两、豉一合、杏仁、川芎、犀角各半两，升麻一两，炙甘草半两，上七味，捣罗为末，炼蜜和丸，如小弹丸大，每服一丸，日可三五服。③ 青霉素成人每次 80 万～120 万 U，每日 3～4 次肌内注射；儿童每日 2.5～5 U/kg，分 2～4 次肌内注射。疗程 7～10 日。

〖常用药物〗黄连，栀子，黄芩，柴胡，知母，羌活，防风，连翘，当归，生地，葛根，射干，川芎，升麻，紫草，玄参，皂角。

〖思路拓展〗《尤氏喉症指南·治症秘诀》：凡治症，三日前症虽重，尚未成脓，药能消散。若至五六日，成脓穿破后，必腐烂难愈。烂处多用八味口疳丹，加龙骨珍珠散。凡伤寒之后，患连珠蛾及喉闭者，不治。盖其颈项硬强，目睛上视，故不治也。凡喉症，一二日即发寒热者轻；若初起不发寒热者，至第三日发寒热者重。大小便通利则易愈，不过浮游火上攻，宜服消风清火解毒之剂。若通二便，则火易泄，病易愈。若大小便不通，其症必重。若内有寒而外有火，用降火解毒重剂。若头痛，恐传变伤寒，则难治矣。凡症势虽凶，发于外者易治。若初起大便闭结，宜用大黄玄明粉下之，则自下降而愈。若至六七日不愈，仍闭结者，用之立死。盖病久胃虚，元气大亏，宜禁用硝黄等味矣。虽大便闭甚，只宜用蜜煎导法，如牙皂、细辛。凡喉症无形便红肿者，宜用元丹。凡妇人喉肿痛者，有因经闭虚火上升而作。痛者，宜服通经药。凡喉症凶者，面色白亮无光，脉息沉微无力，此系神气外泄亡阳之征，不治。若面色红肿，脉来洪大有力，其势虽凶，而元气尚存者，治之可效。若肿而不痛，即系死肉，症难治矣。凡舌肿胀，满口塞住，不能入药，用僵蚕、牙皂二味，炒研细末，吹鼻中。牙关开而痰涎出，然后用箸卷丝棉蘸甘草汤，润其喉舌。凡碎处、肿处，吹药要细，须要各处吹到，不可忽略，因能得药力，其势即减矣。凡治喉症最要细心，即如喉花，名曰蒂丁。若用刀刺，必须谨慎，切勿可碍，倘或伤之，即有性命之忧。至于走马疳、虚劳喉癣等症不一，论附于后。喉痹，肝胃肺三经积热所致，复感时邪而骤发。其形如海棠叶背紫纹，其纹样碎烂，有小泡生于纹旁，饮食如常，治此症，煎剂须用滋阴降火养肺之药，最利乎清火之品，惟走马喉痹之症，其症至险，尤宜早治，用膏子药不时含咽；吹用真禁散、珠黄散,加参叶末吹。呛食哑喉,此症不红不肿,因伏邪在肺,声哑呛食,六脉迟细,甚属险症,饮食不进而死。其脉若有根,或可调治。宜先表伏邪,后用健脾峻补。内外喉痛,喉痛,因过食浓味感热而发,生于喉关,内外皆肿,发热头痛,四五日可愈。吹用真禁珠黄散,煎用清凉之品。

中毒型非典型猩红热-烂喉毒盛证

〖辨识要点〗① 符合中毒型非典型猩红热诊断;② 高热;③ 头痛;④ 呕吐;⑤ 皮疹或出血疹;⑥ 意识障碍;⑦ 中毒性心肌炎;⑧ 感染性休克;⑨ 溶血性链球菌培养阳性;⑩ 舌红苔黄脉数。

〖临床决策〗利喉解毒。

〖治疗推荐〗① 五福化毒丹:参叶二钱,真禁二钱,珠黄散一钱,洋参八分,冰片五分,白桔梗五分,黄连五分,青黛三分,当门子二分,飞金三十张,蜜和为丸如梧桐子大,朱砂为衣,每次20粒,每日两次温水送服。② 青霉素成人每次 200 万～300 万 U,每日 3～4 次静脉滴注;儿童每日 10 万～20 万 U/kg,分次静脉滴注。

〖思路拓展〗《尤氏喉症指南·用药秘诀》:凡治喉症,于风、痈、痹、蛾等实症,宜先出其痰;于虚者虽应出痰,不可一时吊尽其痰。吹药宜用金、碧二丹,轻重配合适宜。煎药看症轻重,以主方加减用之。如寒症,宜去凉药;虚症,宜用滋阴,临症时必须细心酌夺,不可草率。主方(喉两旁属肺,颈项属肝,引经之药酌用)黄连、栀子、连翘、黄芩、海浮石、牛蒡子、薄荷、前胡,凡治喉癣呛食音哑,宜独用碧金丹,以膏子药不时含咽,再服煎剂。大约滋阴降火,补气健脾为法。其主药然不可常服。凡治牙症、喉风、牙痛、菌毒、上痛等症,用八味口疳丹吹之。若治牙宣,宜珍珠散。喉关起刺:多因虚劳,虚火上炎,营阴虚亏将竭。喉间红点,密如蚊虫足迹者,难治。哑瘴风,此因感触时邪,牙关不利开合,风痰上壅,不能言语。若急欲开关,必须探吐风痰,俟痰涎将行吐尽。然后吹药,再服煎剂,可保无虞。如面色与舌皆现青紫,而唇见黑,爪甲带青,鼻中流涕者,不治。乳蛾:多因酒色郁结而生。初起一日病,二日红肿,三日有形,四日势定,其症生于关口两旁,小舌左右,轻者五六日可愈。如有寒热交作者,其症重险,然生此又有分别。单蛾:因伤寒之后,发散未尽,身热恶心,恐见痧症。双蛾:因感时邪而发,如樱桃大,发寒热,六脉弦数,肺胃之症也。凡看喉症,如遇深夜之际,须要细心审症,再三照看详明,方可用药,不得粗心忽略,误人自误。如病患以舌叠起,见症不明,必用搦舌压之,斯可见喉中症象。若见症能明,吹药煎药,分两须要照方配合,不得任意加减。而病家亦不得因药味重而生疑,以致自误。戒之,慎之。

脓毒型非典型猩红热-烂喉毒壅证

〖辨识要点〗① 符合脓毒型非典型猩红热诊断；② 高热；③ 化脓性咽峡炎；④ 脓性假膜；⑤ 皮疹或粟粒疹；⑥ 邻近组织化脓性炎症；⑦ 败血症；⑧ 感染性休克；⑨ 溶血性链球菌培养阳性；⑩ 舌红苔黄脉数。

〖临床决策〗解毒消脓。

〖治疗推荐〗①《古方汇精》卷 1 龙虎双降散：大黄、天花粉各六两，玄参十两，麦冬、滑石各五两，银柴胡、荆芥、丹参各二两，白芍、石膏各三两；每服八钱，地浆水煎送服救命散。②《圣济总录·咽喉生疮》救命散方：大黄、黄连、白僵蚕、甘草各半两，腻粉三钱匕、五倍子一分，上六味，捣研为细散，每服一字。③ 青霉素成人每次 200 万～300 万 U，每日 3～4 次静脉滴注；儿童每日 10 万～20 万 U/kg，分次静脉滴注。

〖常用药物〗大黄，天花粉，玄参，麦冬，柴胡，荆芥，丹参，石膏，黄连，僵蚕，五倍子。

〖思路拓展〗《尤氏喉症指南·尤氏喉症秘方》：五福化毒丹：参叶二钱、真禁二钱、珠黄散一钱、洋参八分、冰片五分、白桔梗五分、黄连五分、青黛三分、当门子二分、飞金三十张，蜜和为丸，朱砂为衣。行痰丸：川郁金二钱、瓜蒌霜五分、巴豆霜五分、雄黄五分蜜丸。雄黄解毒丸：雄黄一两、巴豆十四粒去油、郁金二钱，研末，醋丸，如绿豆大，热茶送下七丸，去痰便苏；如不吐痰者，再服七丸。如人已死，心上温者，研末灌之。又方：巴豆三十粒去油、郁金一两、绿豆一两、雄黄一两。犀角解毒丸：犀角二钱、桔梗一两、赤苓一钱、甘草一钱、朴硝二钱、生地五钱、牛蒡子五钱、连翘六钱、玄参六钱、青黛二钱，研细，糊丸如桂圆大，服一丸。有惊者，以朱砂为衣。犀角丸：犀角三钱、羚羊角三钱、黄连二钱，面糊为丸，如桐子大，每日三服，白汤送下。雄黄真珠解毒丸：雄黄二两、珠粉二分、乳香五分、没药五分、血竭一钱、轻粉一分、大梅片一分、儿茶一钱、杭粉一钱。化毒丸：犀角二钱、乳香二钱、没药二钱、炙甘草三钱、制黄柏三钱，糊丸。牛黄清心丸：陈胆星一两、麝香五分、珍珠五分、冰片五分、川雅连二钱、荆芥二钱、天竺黄二钱、犀角一钱、文蛤一钱、防风一钱、玄参一钱、白桔梗一钱、茯苓一钱、当归一钱、轻粉三分，共为细末，和甘草、青黛为丸，如龙眼大，辰砂为衣，薄荷汤送下。润喉膏：鹿角霜、石膏、九制薄荷研末，蜜浸，润喉。走马疳方：熊胆一钱、青黛一钱、黄连一钱、芦荟一钱、甜瓜蒂一钱、甘中黄五分、丁香五分、珍珠五分、牛黄五分、冰片五分、安息香五分、蝉蜕五分、元寸五分、蜣螂五分、夜明砂五分、以甘草膏化熊胆为丸，辰砂为衣，如桐子大，乳研化，用新笔蘸涂患处，外用桃柳枝煎汤洗鼻尖。喉风吹药：制火硝、蒲黄、硼砂、薄荷、冰片共为末。喉蛾吹药：白明矾一两（用巴豆三钱八分，熬枯去豆）、白芷三厘、甘草少许、冰片五厘、百草霜五厘、蒲黄五厘、贝母五厘、薄荷一分、制硝二分。又方：百药煎三钱、月石七分、甘草七分、薄荷一钱四分、枯矾三钱、鹿角霜一钱八分、大梅片五厘、牙皂一钱八分、蒲黄一钱八分、瓜蒂一钱九分、常山五分、灯心草八钱、勾钞硝一两。真青药：制矾三分、青黛二分、百草霜五厘、甘草一分、薄荷二分、元丹一厘、月石一分五厘、冰片一分、真禁药、蒲黄一分、冰片一分、薄荷一分、制硝六分、月石三分。膏子药：薄荷四钱、制矾二分、元丹三厘、贝母二分、甘草五厘、百草霜五厘、冰片五厘、先将百草霜与矾研入元丹，再研诸药。研匀后，入冰片，以蜜调之。遇喉痹、喉癣、喉菌，须时时噙化。若症重者，宜兼服煎剂。玉锁匙：制火硝一两五钱、僵蚕一钱、冰片二分、雄黄三钱。通窍散：炙牙皂十条、元寸五厘，研末，吹鼻得嚏。生肌散：龙骨、血竭、没药、乳香、黄丹、儿茶、月石、赤石脂、石膏、冰片，上药照雷公炮制，等分吹掺。一切口舌发毒吹药：薄荷一钱、儿茶八分、珍珠二分、甘草一分、牛黄一分、朱砂三分、西月石五分、冰片一分，研细末吹。如治广疮结毒，加轻粉少许。尤氏方有天灵盖三分、滴乳石一分，无西月石。秘传十宝丹：薄荷二两、儿茶一两、制梅矾一两、甘草五钱、牛黄一钱、冰片一钱、血竭三钱、琥珀三钱、珠末三钱、滴乳石四钱，症轻去牛黄，梅矾出痰甚捷。吹药内俱宜和用，单用亦可，此药妙甚，不可轻视。冰黄散：甘中白一钱、冰片一钱、蒲黄一钱、甘草五分、青黛五分、月石五分、薄荷一钱五分、川连一钱五分、桔矾少许。尤氏方无桔矾有朴硝。三黄散：大黄一钱、姜黄一钱、冰片五厘、元寸五厘，调敷患处，加姜汁、葱汁各二三匙更妙。或芭蕉、扁柏汁皆可。如喉肿不消，因气血凝滞，或痰块结而不散，此阴证也，非葱姜汁不可。玉液上清丸：薄荷十四两、柿霜五两、桔梗四两五钱、甘草一两一钱、百药煎五钱、川芎二两八钱、砂仁五钱、防风一两五钱、青黛三钱、月石三钱、玄明粉三钱、冰片二钱，炼蜜为丸，如桐子大，每服一丸。又治风热喉肿痛、口舌生疮等症。白灵丹：制硝三钱二分、明矾一两、月石三钱三分，入铜勺内化研。专治喉痹、菌瘤、牙宣、舌菌、松子风等症。用时酌加禁药、珠黄散吹之。沈慕溪喉症秘方：炙鸡内金、挂金灯子、蒲黄、薄荷、鹿角胶、甘草、白芷、冰片，先以甘草、薄荷研细，再将诸药研和。治牙咬、重舌，七日愈；蛾，三日愈。喉科金药：朱砂三钱、雄黄三钱、黄柏三钱、山豆根三钱、甘草一钱、枯矾三钱、牛黄三分、冰片三分、鸡内金三分，痰多加牙皂五厘。珍珠散：龙骨三钱、乌贼骨二钱、降香节一钱、参三七一钱、珍珠一钱、炙象皮一钱、乳香一钱、没药一钱、冰片二分，共研细末，以棉花蘸药塞患处，以纸抵之，用一二次即止。如有烂处，用生肌散掺之。生肌散方二（治牙宣腐烂）：醋、花蕊石二钱、儿茶二钱、鸡内金二钱、伟丹二钱、冰片三分、大红绒灰一钱、乳香一钱、黄连一钱。吹药方：冰片三分、麝香二分、川连五分、珍珠一钱、月石一钱、牛黄三分、大红绒灰一钱、青黛一钱、中白一钱、玄明粉一钱、蜜炙黄柏一钱、鹿角霜二钱、雄黄五分、文蛤五分，如无珠粉、绒灰，加枯矾一钱、粉草一钱、铜绿五分、鸡内金二钱。希涎散：牙皂、绿矾、藜芦、紫雪、青矾、冰片、麝香、月石、玄明粉。祛腐丹：硼砂、文蛤各等分，加鸭嘴胆矾，研末吹之。治缠喉风一切急症方：梅矾二两、生草三钱、儿茶三钱、雄黄二钱、珍珠六分、血珀六分、僵蚕四分、麝香少许、开关散、甘草四钱、冰片一分、牛黄六分，先以甘草末入青鱼胆收干，临用加冰片、牛黄，再用络麻子末少许，和匀，但此非轻症所能用,若遇喉症,吹金、碧二丹而无用无痰者,非痰也,急加此药于金、碧二丹内吹之。急救喉症神效方:大木鳖子一百粒,净水洗,晒干;陈松罗茶五钱,浓煎一大盏,浸七日,冬天浸十日,沥出晒干,以碗锋刮去黑壳,刮至白色,以麻油六两入广勺内。文武火煎滚,以余粒为一次入滚油中,熬至将沉,然前取出,候冷,研末,每药一钱,加冰片少许。勿向上仰,吹处宜在两旁,轻者一次即愈,重者吹二三次,有起死回生之妙。吹口药方:黄连、川贝母、青黛、冰片、人中白、青果将枣子去核,入内包好,红,去枣炭,用果灰各等分吹之。引经药同《疡医大全》。药梅方:用大青梅银针去蒂,清水洗,以枪硝、明矾末拌一昼夜,取起晒干以后用。池菊二两、滑石二两、荆芥一两、大贝母一两、木通一两、连翘一两、天花粉一两、赤芍一两、牛蒡子一两、甜橘红一两、双钩一两、栀子一两、桔梗一两、前胡一两、赤茯苓一两、麦冬二两、黄芩二两、黄柏二两、玄参二两、生地三两、薄荷三两、金银花四两、羌活五钱、白芷五钱、防风五钱、熬膏收入梅子内晒干,浸入滴卤内,临症用时取淡竹叶汁煎须服之。如火冲,入童便可也。制硝法(名真禁):用枪硝半斤、白萝卜汁四大碗,做品字样,放盆内,浮水面上。过一夜,至明晨拿起竹片凝结挂上,味平性平者可用。再以甘草汤煮提一次。复用所开各药,煎浓去渣,入硝在内,提一次,取起晒干,用青果汁收入硝内。即名之曰真禁。池菊二两、滑石二两、荆芥一两、大贝母一两、木通一两、连翘一两、天花粉一两、赤芍一两、牛蒡子一两、甜橘红一两、双钩一两、栀子一两、桔梗一两、前胡一两、赤茯苓一两、麦冬二两、淡芩二两、黄柏二两、玄参二两、生地三两、薄荷三两、金银花四两、羌活五钱、白芷五钱、防风五钱,将前药煎汤提好硝,硝陈久更佳。制梅矾法(名雪丹):青梅切下盖,去核,不可破碎。即用白矾末塞满,仍以盖盖好,竹丝签好。过一夜,将梅子平排炭火中,烧至梅成炭,取起,去灰听用。惟做时需竹丝签好,外再用泥裹之,否则恐矾走出也。制矾,名夺命丹。任其煎煮,不可扇动。用明矾二两五钱,打碎,度次将枪硝打碎投下;少时,再将月石二十分之三打碎投下,矾用十分,硝用三分。先以矾下,次硝,次月石,如是逐渐投入,待药铺起罐口如馒头状,方加炭火烧至干枯,取净瓦一块盖口,稍时取起。用牛黄少许为末,再用水五六匙调和,以箸挑起滴丹上,将罐仍入火内干,即起,连罐覆地上,以纸衬之于罐,取丹如豆大,人乳一杯,共入铜勺内,在炭火上烧至高突如馒头样,以文武火烧至枯如紫霞色,极松者佳,黑者不可用。凡遇口中难过之症,配入八味口疳药内吹之。玉丹:用明矾打碎入罐内,用桴炭火,以箸搅之无块为度,再用瓦覆之。过七日,贮之听用。松者佳,坚实者不用,因能杀人也。然此矾可留作蜜调药用。玉丹宜多制,愈陈愈佳。此即玉丹配法内之制矾也。走马疳验方:野蔷薇根捣汁漱之,能止溃烂、去腐肉、生新肉,用叶煎汁亦可。络麻子一味,治一切喉症,研末吹之,无不药到病除。酉字散:鸡内金,每钱加冰片一分、儿茶二分,能止痛收功。

百日咳

百日咳(whooping cough)是百日咳杆菌引起的急性呼吸道传染病。以阵发性痉挛性咳嗽及咳嗽终止时伴有鸡鸣样吸气性吼声等为主要临床表现。新生儿和2～3月龄幼儿以阵发青紫及窒息屏气为主要临床表现。

病原学：百日咳杆菌革兰染色阴性，有荚膜，无鞭毛，55℃ 30 min灭活。外膜蛋白中的凝集抗原、黏附素、丝状血凝素和外毒素诱导宿主产生保护性抗体。

病理特点：支气管和细支气管黏膜上皮细胞基底部中性粒细胞和单核细胞浸润，柱状上皮细胞坏死、脱落，支气管周围淋巴细胞和粒细胞聚集形成间质性炎症，继发性支气管肺炎、肺不张、支气管扩张、胸腔积液等。百日咳脑病神经细胞变性或血栓形成及栓塞。

百日咳痉咳前期-气滞顿咳证

〖辨识要点〗① 符合百日咳痉咳前期诊断；② 发热；③ 咳嗽；④ 流涕喷嚏；⑤ 上呼吸道症状好转但咳嗽加重；⑥ 夜间剧咳；⑦ 鼻咽拭子培养阳性；⑧ 舌红；⑨ 苔白；⑩ 脉浮数。

〖临床决策〗降气镇咳。

〖治疗推荐〗①《太平圣惠方》卷46百部散：百部、枳壳、麦冬、木通、天冬、紫菀、贝母、赤茯苓各一两，炙甘草三分，上为粗散，每服四钱，水煎送服，不拘时候。② 红霉素每日30 mg/kg或复方磺胺甲噁唑(SMZ 40 mg/kg及TMP 8 mg/kg)，疗程14～21日。

〖常用药物〗皂荚，郁金，百部，枳壳，麦冬，木通，天冬，紫菀，贝母。

〖思路拓展〗《医门法律》卷5咳嗽续论律六条：凡治咳不分外感内伤，虚实新久，袭用清凉药，少加疏散者，因仍苟且，贻患实深，良医所不为也。凡治咳遇阴虚火盛，干燥少痰，及痰咯艰出者，妄用二陈汤，转劫其阴而生大患者，医之罪也。凡咳而且利，上下交征，而罔顾其人中气者，十无一起。如此死者，医杀之也。此有肺热肾寒两证，水火不同，毋论用凉用温，总以回护中气为主。凡邪盛，咳频，断不可用劫涩药。咳久邪衰，其势不脱，方可涩之。误则伤肺，必至咳无休止，坐以待毙，医之罪也。凡属肺痿、肺痈之咳，误作虚劳，妄补阴血，转滞其痰，因致其人不救者，医之罪也。凡咳而渐至气高汗渍，宜不俟喘急痰鸣，急补其本。若仍治标亡本，必至气脱卒亡,医之罪也。

百日咳痉咳期-络瘀顿咳证

〖辨识要点〗① 符合百日咳痉咳期诊断;② 阵发性痉挛性咳嗽;③ 涕泪交流;④ 面红耳赤;⑤ 鸡鸣样哮吼声;⑥ 大量黏稠痰液;⑦ 夜间剧咳;⑧ 鼻咽拭子培养阳性;⑨ 舌质红;⑩ 舌苔黄腻脉滑数。

〖临床决策〗和络镇咳。

〖治疗推荐〗①《医学真传》和络脉之血方:当归60 g,川芎30 g,白芍10 g,红花10 g,香附10 g,水煎送服《备急千金要方》紫菀丸10粒。②《备急千金要方·咳嗽第五》紫菀丸:紫菀、贝母、半夏、桑白皮、百部、射干、五味子各五分,皂荚、干姜、款冬花、细辛、橘皮、鬼督邮各四分,白石英、杏仁各八分,蜈蚣二枚,上十六味为末蜜和为丸如梧子大,饮服十丸,日再服,稍加至二十丸。③ 红霉素每日30 mg/kg或复方磺胺甲噁唑(SMZ 40 mg/kg及TMP 8 mg/kg),疗程14~21日。

〖常用药物〗当归,川芎,白芍,红花,香附,百部,胆南星,黄芩,天冬,麦冬,金沸草,天浆壳。

〖思路拓展〗《医学真传·咳嗽》:语云,诸病易治,咳嗽难医。夫所以难治者,缘咳嗽根本甚多,不止于肺。今世遇有咳嗽,即曰肺病,随用发散、消痰、清凉、润肺之药,药日投而咳日甚,有病之经脉,未蒙其治,无病之经脉,徒受其殃,至一月不愈,则弱证将成,二月不愈,则弱证已成,延至百日,身命虽未告殂,而此人已归不治之症矣。呜呼!本属可治之病,而坏于凡医之手,举世皆然,莫可如何!余因推本而约言之。《素问·咳论》云:五脏六腑皆令人咳,非独肺也。是以咳病初起,有起于肾者,有起于肝者,有起于脾者,有起于心包者,有起于胃者,有起于中、上二焦者,有起于肺者,治当察其原,察原之法,在乎审证。若喉痒而咳,是火热之气上冲也,火欲发而烟先起,烟气冲喉,故痒而咳。又有伤风初起,喉中一点作痒,咽热饮则少苏,此寒凝上焦,咽喉不利而咳也,或寒或热,治当和其上焦。其有胸中作痒,痒则为咳,此中焦津血内虚,或寒或热而为咳,法当和其中焦。此喉痒之咳,而属于上、中二焦也。若气上冲而咳,是肝、肾虚也。夫心、肺居上,肝、肾居下。肾为水脏,合膀胱水腑,随太阳之气,出皮毛以合肺。肺者天也,水天一气,营运不息。今肾脏内虚,不能合水腑而行皮毛,则肾气从中土以上冲,上冲则咳。此上冲之咳而属于肾也。又肝藏血,而冲、任血海之血,肝所主也。其血则热肉充肤,澹渗皮毛,卧则内归于肝。今肝脏内虚,不合冲、任之血,出于肤腠,则肝气从心包以上冲,上冲则咳。此上冲之咳而属于肝也。又有先吐血,后咳嗽者。吐血则足厥阴肝脏内伤,而手厥阴心包亦虚,致心包之火上克肺金。心包主血、主脉,血脉内虚,夜则发热,日则咳嗽,甚则日夜皆热,日夜皆咳。此为虚劳咳嗽，先伤其血，后伤其气，阴阳并竭，血气皆亏，服滋阴之药则相宜，服温补之药则不宜，如是之咳，百无一生。此咳之属于心包也。又手太阴属肺金，天也；足太阴属脾土，地也。在运气则土生金，在脏腑则地天交。今脾土内虚，土不胜水，致痰涎上涌，地气不升，天气不降，而为咳，咳必兼喘。此咳之属于脾也。又胃为水谷海，气属阳明，足阳明主胃，手阳明主大肠。阳明之上，燥气治之，其气下行，今阳明之气不从下行，或过于燥而火炎，或失其燥而停饮，咳出黄痰，胃燥热也，痰饮内积，胃虚寒也。此为肠胃之咳，咳虽不愈，不即殒躯。治宜消痰、散饮。此咳之属于胃也。夫痰聚于胃，必从咳出，故《咳论》云聚胃关肺。使不知咳嗽之原，而但以清肺、消痰、疏风、利气为治，适害也已！外有伤风咳嗽，初起便服清散药，不能取效者，此为虚伤风也，最忌寒凉发散，投剂得宜，可以渐愈。又有冬时肾气不足，水不生木，致肝气内虚，洞涕不收，鼻窍不利，亦为虚伤风，亦忌发散，投剂得宜，至春天和冻解，洞涕始收，鼻窍始利。咳嗽大略，其义如是，得其意而引申之，其庶几乎！咳嗽俗名曰呛，连咳不已，谓之顿呛。顿呛者，一气连呛二三十声，少者十数声，呛则头倾胸曲，甚者手足拘挛，痰从口出，涕泣相随，从膺胸而下应于少腹。大人患此，如同哮喘，小儿患此，谓之时行顿呛。顿呛不服药，至一月亦愈。所以然者，周身八万四千毛窍，太阳膀胱之气应之，以合于肺，毛窍之内，即有络脉之血，胞中血海之血应之，以合于肝。若毛窍受寒，致胞血凝涩，其血不能澹渗于皮毛络脉之间，气不煦而血不濡，则患顿呛。至一月，则胞中之血一周环复，故一月可愈；若一月不愈，必至两月。不与之药，亦不丧身。若人过爱其子，频频服药，医者但治其气，不治其血，但理其肺，不理其肝，顿呛未已，又增他病。或寒凉过多，而呕吐不食；或攻下过多，而腹满泄泄；或表散过多，而乳肿喘急；不应死而死者，不可胜计。婴儿顿呛初起，但当散胞中之寒，和络脉之血，如香附、红花、川芎、归、芍之类可用；其内寒呕吐者，干姜、吴茱萸可加；表里皆虚者，芪、术、参、苓可用。因病加减，在医者之神明。苟不知顿呛之原，而妄以前、杏、苏、芩、枳、桔、抱龙丸辈，清肺化痰，则不可也。

百日咳痉咳期恢复期-顿咳伤肺证

〖辨识要点〗① 符合百日咳痉咳期恢复期诊断；② 阵咳逐渐减少直至停止；③ 涕泪交流；④ 面红耳赤；⑤ 鸡鸣样哮吼声；⑥ 大量黏稠痰液；⑦ 夜间剧咳；⑧ 鼻咽拭子培养阳性；⑨ 舌红苔白脉细。

〖临床决策〗清金保肺。

〖治疗推荐〗①《圣济总录·小儿咳嗽》杏仁汤：杏仁、知母、贝母、款冬花、淫羊藿、麻黄、炙甘草、人参、赤茯苓、玄参各等分，水煎服。②《圣济总录·小儿咳嗽》润肺汤：麻黄、人参、杏仁、贝母、炙甘草、陈皮、桔梗、阿胶，常规剂量，每日两次水煎服。

〔**常用药物**〕杏仁,知母,贝母,款冬花,紫菀,麻黄,甘草,人参,玄参。

〔**思路拓展**〕《许氏幼科七种·治验顿嗽》:顿咳一症,古无是名,由《金镜录》捷法歌中,有连声顿咳,黏痰至之一语。俗从而呼为顿咳,其嗽亦能传染,感之则发作无时,面赤腰曲,涕泪交流,每顿嗽至百声,必咳出大痰乃住,或所食乳食,尽皆吐出乃止。咳之至久,面目浮肿,或目如拳伤,或咯血,或鼻衄,时医到此,束手无策。遂以为此症最难速愈,必待百日后可痊。

白 喉

白喉(diphtheria)是白喉杆菌引起的急性呼吸道传染病。以咽喉或鼻假膜及全身中毒症状等为主要临床表现。

病原学：白喉杆菌属棒状杆菌属，革兰染色阳性，形态细长微弯，一端或两端稍膨大呈棒头状，排列形态多变，菌体内有浓染色颗粒。耐寒冷，耐干燥但不耐受湿热，60℃ 10 min 可被灭活。

病理特点：细胞坏死，血管扩张，大量纤维蛋白渗出，与坏死的组织细胞、白细胞和细菌等凝固成纤维蛋白膜，形成本病特征性假膜。假膜脱落发生机械性梗阻造成窒息。白喉杆菌外毒素与组织细胞迅速结合致细胞中毒坏死和退行性变，引起多脏器病理变化，其中以心肌、肾脏和肾上腺以及周围神经等受损较为显著。

轻型咽白喉-咽瘟初起

〖辨识要点〗① 符合轻型咽白喉诊断；② 发热轻；③ 轻度咽痛；④ 扁桃体稍红；⑤ 扁桃体点状假膜或小片状假膜；⑥ 白喉杆菌培养阳性；⑦ 舌红苔白脉数。

〖临床决策〗清瘟利咽。

〖治疗推荐〗①《时疫白喉捷要》除瘟化毒汤：葛根、黄芩、生地、栀子、僵蚕、豆根、木通、冬桑叶各二钱，浙贝母三钱，蝉蜕一钱，甘草五分，水煎送服丹砂牛黄丸一粒。②《圣济总录》卷122 丹砂牛黄丸：丹砂、硼砂、凝水石各半两，生甘草末一分，牛黄、矾蝴蝶、龙脑各三钱，印子盐二十粒，将七味同研令匀，用甘草末熬煎为丸，如鸡头子大，每服一丸。③ 白喉抗毒素 3 万～5 万 U 肌内注射，青霉素每日 80 万～160 万 U 分 2～4 次肌内注射，小儿酌减。连用 7～10 日。

〖常用药物〗葛根，黄芩，生地，栀子，僵蚕，山豆根，桑叶，浙贝母，蝉蜕，丹砂，凝水石，牛黄。

〖思路拓展〗①《重楼玉钥·咽喉说》：呼者因阳出，吸者随阴入，呼吸之间，肺经主之。喉咙以下言六脏为手足之阴，咽门以下言六腑为手足之阳。盖诸脏属阴为里，诸腑属阳为表，以脏者藏也,藏诸神流通也;腑者府库,主出纳水谷糟粕转输之谓也。自喉咙以下六脏,喉应天气乃肺之系也,以肺属金干,为天干金也。故天气之道,其中空长,可以通气息但喉咙与咽并行,其实两异,而人多惑之。盖喉咙为息道,咽中下水谷,其喉下接肺之气,一云喉中三窍者,非果喉中具三窍,则水谷与气各从一窍而俱下,肺中肺下无窍,何由传送水谷入于下焦。黄帝书云:肺为诸脏之华盖,藏真高之气于肺经也。故清阳出上窍,浊阴出下窍,若世人不知保元,风寒暑湿燥火之六气,喜怒忧思悲恐惊之七情,役冒非理,百病生焉。病疡既成,须寻所自。若喉痹、乳蛾、缠喉风、喉闭、喉疮、风毒、热毒等症当刺者则刺,不可乱医。宜吐者则吐,不可妄治。须识其标本辨其虚实而攻导之,不失其法,临症变通,功效立见,其患自安。至于虚损劳瘦咳伤咽痛者,此乃真阴亏竭,金木不能相生而龙雷之火奔腾上灼,火炎则金伤,金伤高源无以蒸吻布沤,而咳血声哑咽痛干紧之症作矣。吁!如症至此不惟非法可治,且百无一生,可胜言哉。②《白喉全生集》:治法皆同。惟小儿为哑科,凡有发热咳嗽,口流涎沫,饮乳便哭者,必须看喉咙有无形迹。倘喉内红肿,发有白点,如法施治。但血骨未充,服药之分两宜视年岁之大小,体气之强弱而酌减之。然小儿好哭难于吹药,轻证即可以服药而愈,其有危险重证仍须吹药,不可畏其啼哭而不用也。

普通型咽白喉-咽瘟肺热证

〖辨识要点〗① 符合普通型咽白喉诊断;② 发热;③ 咽部红肿;④ 扁桃体片状灰白色假膜;⑤ 颌下淋巴结肿大及压痛;⑥ 全身不适;⑦ 白喉杆菌培养阳性;⑧ 舌红;⑨ 苔黄;⑩ 脉数。

〖临床决策〗解毒清咽。

〖治疗推荐〗①《重楼玉钥》养阴清肺汤:大生地二钱、麦冬一钱二分、生甘草五分、玄参钱半、贝母八分、牡丹皮八分、薄荷五分、炒白芍八分,每日两次水煎服。不用引质虚加大熟地或生熟地并用,热甚加连翘去白芍,燥甚加天冬、茯苓。如有内热及发热不必投表药,照方服去,其热自除。吹药方:青果炭二钱、黄柏一钱、川贝母一钱、冰片五分、儿茶一钱、薄荷叶一钱、凤凰衣五分,各研细末,再入乳钵内和匀,加冰片乳细。② 白喉抗毒素 3 万～5 万 U 肌内注射,青霉素 80 万～160 万 U,每日分 2～4 次肌内注射,小儿酌减。连用 7～10 日。③ 白喉抗毒素 3 万～5 万 U 肌内注射,青霉素 80 万～160 万 U,每日分 2～4 次肌内注射,小儿酌减。连用 7～10 日。

〖常用药物〗生地,麦冬,玄参,牡丹皮,贝母,板蓝根,土牛膝,连翘,薄荷。

〖思路拓展〗①《重楼玉钥·喉间起白所切忌药味》:麻黄(误用咽哑不可救),桑白皮(肺已虚不宜泻),紫荆皮(破血不可用),防风(不可用),杏仁(苦降更不宜),牛蒡子(能通十二经不可用),山豆根(不可用),黄芩(过清凉),射干(妄用即哑),天花粉(不可用),羌活(过发表切不可用),桔梗(肺虚不宜升),荆芥(不可用)。②《白喉全生集·白喉证论》：白喉证古书未载,而时医专目为疫证,谬矣。凡治病必先寻经络,次察寒热,次审虚实,三者既明,虽杂证百出,可一以贯之。如白喉证亦寒暑之不时,气血之不调所致,非六经之外别有一病也,焉有不审寒热虚实而概指为疫者乎?《经》云：赤属热,白属寒,如所言则白喉只有寒而无热,其曰热者亦从证而别之耳。若概指为疫则只有热而无寒矣,于理安在。此其弊皆由不辨证不辨脉徒听时医之说,以人之性命,委诸无形之斧斤,予甚惜之。诵读之暇,因将白喉证治法,条分缕晰,以寒热二字为纲领,而寒热之中又分轻重虚实,庶用药无毫厘千里之谬。书既成,或有疑之者曰既非疫焉有传染?曰气之相感理之常然,如伤风疮毒之类,防身者每不与共寝食,若以传染为疫则伤风疮毒不亦可云疫乎。曰有传染不传染何也?曰物必先朽也而后虫生。其传染者必其人内有寒热始触而发也。故有同一室而传与不传各异,传者之寒与热亦各异。曰其色白何也?曰白属肺,凡风寒热之中人,未有不由肺入而伤气者。喉为气之门户故宜宣发,而时医忌表药,谬矣。曰寒热之为病甚多而独发于喉何也?曰十二经惟足太阳主表别下项,余皆内循于喉,尽得而病之也。盖阳明为水谷之海,而胃气直透咽喉,故喉疾惟阳明之火最盛。少阳厥阴为木火之藏,亦多热证,少阴之脉络于舌本。凡阴火冲逆,多生喉疾,但其中有虚有实,不得概从火断。而少阴尤不可概从火断。如酒色过度真阴中之阴亏损,火无所养,非补水以配火不可,易所谓水火既济者是也。真阴中之阳亏损,火无所归,非补火以引火不可,易所谓火就燥者是也。此《褚氏遗书》所以有上病疗下之说也。曰何死之速也? 白喉急证非死证也,治之不善则死矣。如热证投以热药,寒证投以寒药,或表证而攻下,或虚证而表散,如人之无辜受戮,虽欲不死焉得而不死。且每闻白喉之死,死于热证者少,死于寒证者多,大抵人知有热证而不知有寒证,即知有寒证而不知有虚寒之证,皆误于疫之一字也。然则予之辨之也其容已乎。但见浅学寡,不无疏漏,尚冀高明之士,匡予不逮则幸甚。

重型咽白喉-咽瘟热毒证

〖辨识要点〗① 符合重型咽白喉诊断;② 高热;③ 咽部假膜迅速扩大;④ 明显咽痛;⑤ 扁桃体肿大;⑥ 恶心呕吐;⑦ 面色苍白;⑧ 白喉杆菌培养阳性;⑨ 舌红苔黄;⑩ 脉搏细数。

〖临床决策〗解毒清火。

〖治疗推荐〗①《备急千金要方·喉病》喉肿痛方：豆豉一升半,犀角、射干、杏仁、甘草各二两,羚羊角一两半,芍药三两,栀子七枚,升麻四两,以水九升煮取三升,去滓,纳豉煮一沸,分三服。每次送服乌膏。②《备急千金要方·喉病》乌膏：生乌十两,升麻三两,羚羊角二两,蔷薇根一两,艾叶六铢,芍药二两,通草二两,生地黄五合,猪脂二斤,上九味㕮咀绵裹,苦酒一升,淹浸一宿,纳猪脂中,微火煎取,苦酒尽,膏不鸣为度,去滓,薄绵裹膏似大杏仁,纳喉中,细细吞之。③ 白喉抗毒素 3 万~5 万 U 肌内注射,青霉素 80 万~160 万 U,每日分 2~4 次肌内注射,小儿酌减。连用 7~10 日。

〖常用药物〗豆豉,犀角,射干,杏仁,甘草,羚羊角,芍药,栀子,升麻,蔷薇根,生地,乌膏。

〖思路拓展〗《重楼玉钥·喉科总论》,夫咽喉者生于肺胃之上,咽者咽也主通利水谷,为胃之系乃胃气之通道也。长一尺六寸重六两,喉者空虚,主气息出入呼吸为肺之系,乃肺气之通道也。凡九节,长一尺六寸重十二两,故咽喉虽并行其实异用也。然人之一身惟此最为关要,一气之流行通于六脏六腑,呼吸之经。若脏腑充实,肺胃和平则体安身泰,一有风邪热毒蕴积于内传在经络,结于三焦气凝血滞,不得舒畅,故令咽喉诸症种种而发,苟非见症随治则风痰愈盛热毒日深,渐至喉间紧闭水泄不通,几何而不殒命耶。大抵风之为患好攻上而致疾者,三十六症内关咽喉为第一。

极重型咽白喉-咽瘟毒壅证

〖辨识要点〗① 符合极重型咽白喉诊断;② 起病急;③ 高热;④ 广泛黑色假膜;⑤ 扁桃体和咽部高度肿胀影响呼吸和吞咽;⑥ 烦躁不安;⑦ 口唇发绀;⑧ 面色苍白;⑨ 血压下降;⑩ 白喉杆菌培养阳性;⑪ 舌红苔黄脉数。

〖临床决策〗解毒泻火。

〖治疗推荐〗①《伤寒温疫条辨》大清凉散:僵蚕三钱,蝉蜕十二个,全蝎三个,当归、生地、金银花、泽兰各二钱,泽泻、木通、车前子、黄连、黄芩、栀子、五味子、麦冬、龙胆草、牡丹皮、知母各一钱,甘草五分,水煎送服雄黄解毒丸七粒。②《重楼玉钥》雄黄解毒丸:明雄黄一两、川郁金一两、巴豆十四粒,共研细醋煮面糊为丸如绿豆大,每服七丸清茶送下,吐去痰涎立效。如至死者心头犹热灌药不下即以铁匙挖开口灌之,若得下咽无有不活。如小儿惊热痰涎壅塞,或二丸三丸,量大小加减服之,亦神效。③ 白喉抗毒素 3 万~5 万 U 肌内注射,青霉素 80 万~160 万 U,每日分 2~4 次肌内注射,小儿酌减。连用 7~10 日。

〖常用药物〗僵蚕,蝉蜕,全蝎,当归,生地,金银花,泽兰,黄连,黄芩,栀子,麦冬,龙胆草,牡丹皮,知母,甘草,雄黄解毒丸。

〖思路拓展〗《白喉全生集·用药法》:治白喉者,时医各有忌药,有忌升麻者,忌细辛者,忌麻黄者,忌白术者,忌地黄者,并全忌表药者,种种恶习,深可慨叹。若舍证而言药,何药不忌。热证误服寒证尚轻各方者,虽不愈,尚不死。误服寒证渐重各方及补方者,必死。寒证误服热证渐重各方者,必死。虚寒证过服表剂或误服下药者,必死。寒热二证,判若冰炭,此之不审,杀人反掌,可不慎与。表药不过宣发内邪,使无遏抑,原不能取急效,治者不可因其无效而过服,或凉或温,急宜转方,盖表药多辛窜,过服则耗散真气,必至气壅也。白喉服药与吹药并重,盖寒热伏于内,非服药不能治其本,而毒瓦斯壅于喉,非吹药不能解其标也。若危险之证,必先吹药,扫去痰涎,而后可以服药。至轻证初起,则吹药一二次即愈矣,并无庸服药也。故吹药尤炼之宜精,备之宜豫。白喉不无传染,非因热证而传染者即为热证,因寒证而传染者即为寒证也。宜视人之禀赋强弱,气血虚实用药。患白喉者必兼感杂证,若有万难兼理者,只治白喉证,不理杂病,而杂病亦自可愈,何也? 病未有不相因者也。即或白喉已愈而杂病未愈,或白喉已愈而杂病又生,则在医者变而通之,神而明之,古方俱在,不能备述。

喉白喉-喉瘟热闭证

〖辨识要点〗① 符合喉白喉诊断;② 起病急;③ 高热;④ 犬吠样咳嗽;⑤ 声音嘶哑;⑥ 吸气性呼吸困难;⑦ 鼻翼扇动;⑧ 三凹征;⑨ 口唇青紫;⑩ 白喉杆菌培养阳性;⑪ 舌红苔黄脉细数。

〖临床决策〗解毒清喉。

〖治疗推荐〗①《喉痧症治概要》凉营清气汤:犀角 1.5 g、鲜石斛 18 g、栀子 6 g、牡丹皮 6 g、鲜生地 18 g、薄荷叶 2.4 g、黄连 1.5 g、赤芍 6 g、玄参 9 g、生石膏 24 g、生甘草 2.4 g、连翘壳 9 g、鲜竹叶 30 张、白茅根 30 g、芦根各 30 g、金汁 30 ml,水煎送服夺命五毒丹。②《痘疹传心录》卷 14 夺命五毒丹:牛黄二分,朱砂一钱,雄黄三分,冰片二分,蟾酥少许,上为末,用小猪尾血为丸,如麻子大。③ 白喉抗毒素 3 万~5 万 U 肌内注射,青霉素 80 万~160 万 U,每日分 2~4 次肌内注射,小儿酌减。连用 7~10 日。

〖常用药物〗犀角,鲜石斛,栀子,牡丹皮,生地,薄荷,黄连,赤芍,玄参,石膏,连翘,竹叶,白茅根,芦根,金汁,夺命五毒丹。

〖思路拓展〗《白喉全生集·续方》:邪热既盛而真阳复虚之候,欲下之而恐亡阳,欲不下而邪热复炽,法宜附子泻心汤,寒热并用,斯为有制之兵。附子泻心汤:大黄四钱酒炒、黄连六分、本制附片三钱、僵虫二钱姜汁炒、桔梗二钱、金银花二钱、黄芩一钱五分、生姜三片,水煎服。

鼻白喉-鼻瘟肺热证

〖辨识要点〗① 符合鼻白喉诊断;② 鼻塞;③ 血性浆液性鼻涕;④ 上唇糜烂;⑤ 表皮脱落;⑥ 低热;⑦ 张口呼吸;⑧ 白喉杆菌培养阳性;⑨ 舌红;⑩ 苔黄;⑪ 脉数。

〖临床决策〗解毒宣肺。

〖治疗推荐〗①《医宗金鉴》卷 59 凉膈消毒饮:荆芥、防风、连翘、薄荷、黄芩、栀子、生甘草、牛蒡子、芒硝、大黄各等分,水煎送服牛黄解毒丸。②《白喉全生集·治单双乳蛾神效吹药方》紫砂散:明月石即硼炒一两、净牙硝五分、当门子一分、紫荆皮五分、大梅片五分、飞朱砂五分,共研细末,瓷瓶封固,遇症吹之,孕妇忌用。③《白喉全生集·原定增减白喉热证吹药方》:西洋参二钱、大梅片一钱、云连一钱五分、山慈菇一钱、玄明粉六分、硼砂三钱、人中黄一钱、西洋参叶八分、薄荷七分、块儿茶五分、建青黛五分,上药除梅片青黛玄明粉外,共研极细末,过绢筛,再合梅片、青黛、玄明粉,同研精细,瓷瓶收贮,黄蜡封固瓶口,勿使泄气。用法同前。

〖常用药物〗荆芥,防风,连翘,薄荷,黄芩,牛蒡子,大黄,牛黄解毒丸。

〖思路拓展〗《白喉全生集·白喉热证渐重治法》:白见于关内外色必干焦,或黄而凸,浓而多,牙关紧闭,满喉红肿,疼痛异常,痰涎壅甚,饮食难咽,语言不爽,舌苔深黄甚或焦黑芒刺,口渴口臭,便闭溺涩,目赤心烦,身轻恶热,即其候也。此热邪已入里,治宜达原饮、普济消毒饮、清咽利膈汤加减主之。达原饮:槟榔二钱、草果二钱、连翘二钱、僵蚕二钱、厚朴一钱、知母一钱、蝉蜕七只、瓜蒌壳一钱五分、黄芩一钱五分、人中黄一钱五分、水竹茹一钱五分、银花三钱,水煎服。普济消毒散:玄参三钱、桔梗三钱、连翘三钱、鼠黏三钱、薄荷一钱五分、陈皮一钱五分、黄芩一钱五分、马勃三分、黄连六分、僵蚕二钱、板蓝根一钱或青黛代,水煎服。清咽利膈汤:芒硝三钱、金银花三钱、鼠黏三钱、大黄六钱、黄连八分、枳实一钱五分、连翘一钱五分、栀子一钱五分、薄荷一钱五分、僵虫二钱、人中黄二钱、厚朴一钱、生石膏三钱,水煎服。

附:破伤风

破伤风(Tetanus)是破伤风杆菌引起的急性传染病疾病。以牙关紧闭及强制性痉挛和阵发性痉挛等为主要临床表现。

典型破伤风-风毒入里

〖辨识要点〗① 符合典型破伤风诊断;② 吞咽困难;③ 牙关紧闭;④ 肌群痉挛;⑤ 角弓反张;⑥ 高热;⑦ 痰涎壅盛;⑧ 呼吸急促;⑨ 大便秘结;⑩ 小便不通;⑪ 腹壁板硬;⑫ 舌质红绛;⑬ 苔黄糙;⑭ 脉细数无力。

〖临床决策〗解毒镇痉。

〖治疗推荐〗①《外科正宗》卷4玉珍散:生白附子、生天南星、天麻、白芷、防风、羌活各等分,水煎送服安魂琥珀丹一丸。②《丹溪心法附余》卷1安魂琥珀丹:天麻、川芎、防风、细辛、白芷、羌活、川乌、荆芥、僵蚕各一两,薄荷三两,全蝎、甘草、藿香、朱砂各半两,麝香、珍珠、琥珀各一钱,为细末炼蜜为丸,如弹子大,金箔为衣,每服1丸。③ 破伤风抗毒素3万~5万U肌内注射,青霉素 80 万～160 万 U,每日分 2～4 次肌内注射,小儿酌减。连用 7～10 日。

〖**常用药物**〗白附子,天麻,防风,羌活,白芷,全蝎,僵蚕,蝉蜕,白芷。

〖**思路拓展**〗《外科正宗》卷 4 玉珍散：治破伤风牙关紧急,角弓反张,甚则咬牙缩舌。破伤风,因皮肉损破,复被外风袭入经络,渐传入里,其患寒热交作,口噤咬牙,角弓反张,口吐涎沫；入阳则身凉自汗,伤处反为平陷如故,其毒内收矣。当用万录丹发汗,令风邪反出,次以玉真散患上贴之,得脓为效。

鼠 疫

鼠疫(plague)是鼠疫杆菌引起的烈性自然疫源性传染病。以发热及严重毒血症和出血倾向等为主要临床表现。

病原学：鼠疫杆菌革兰染色阴性，两端钝圆、两极浓染的椭圆形小杆菌。鼠疫杆菌对外界抵抗力较弱，加热 100℃ 1 min 灭活。潮湿低温与有机物内存活时间较长。

病理特点：血管、淋巴结和内皮细胞急性出血性、坏死性炎症。腺鼠疫淋巴结出血性炎症和凝固性坏死，肺鼠疫肺部充血、水肿、出血，败血症鼠疫肺、肝、肾及神经系统产生充血、水肿、坏死，肠鼠疫出血性肠炎。

腺鼠疫-瘟疫营毒证

〖辨识要点〗① 符合腺鼠疫诊断；② 起病急骤；③ 高热寒战；④ 肌肉疼痛；⑤ 恶心呕吐；⑥ 局部淋巴结硬肿疼痛；⑦ 颜面潮红醉酒状；⑧ 皮肤黏膜出血点及瘀斑；⑨ 意识模糊；⑩ 鼠疫杆菌培养阳性；⑪ 舌红绛苔黄脉洪数。

〖临床决策〗清营解毒。

〖治疗推荐〗《衷中参西录》中册解毒活血汤。连翘三钱，柴胡二钱，葛根二钱，生地五钱，赤芍三钱，红花五钱，桃仁八钱，厚朴一钱（后下），当归一钱半，甘草二钱，苏木二两，水煎送服安宫牛黄丸一粒。

〖常用药物〗连翘，柴胡，葛根，生地，赤芍，红花，桃仁，厚朴，当归，苏木，安宫牛黄丸。

〖思路拓展〗①《医学正传·斑疹》论《内经》曰：少阴所至为疡疹。夫少阴所至者，言君火有余，热令大行，戊子戊午之岁也。在人则心主之心火太过，则制己所胜而烧烁肺金。盖肺主皮毛，故红点如蚤之状，见于皮肤之间，心火侮而乘之之色也，名曰瘾疹；或伤寒温热病而发斑斑如锦文者，名曰发斑，皆热毒之所致也。其证有阳毒，有阴毒，是皆冬应寒而反温，人受不正之气，故至春夏而发为斑烂，夫阳脉浮数而阴脉实大者，名为温毒。或为内外结热极深，舌卷焦黑，鼻若烟煤，狂言见鬼，面赤而斑烂者，名为阳毒。如温病下之太早，热气乘虚入胃，或下之太迟，热病郁积胃中，或医者误用热药过多，胃气热甚，及内伤热病，虚火燔灼肺之间，皆能成发斑也。是故发赤斑者半生半死,发黑斑者九死一生。治法用化斑汤(即人参白虎汤)、升麻葛根汤、玄参升麻汤、黑膏、黑奴丸之类,是皆正治之法也,学人宜详察而用之。② 抗菌药物以链霉素、庆大霉素、四环素、多西环素效果最佳,氯霉素、卡那霉素、环丙沙星、磺胺类、多黏菌素、氨苄西林,疗程 7～10 日。

肺鼠疫-肺瘟热毒证

〖辨识要点〗① 符合肺鼠疫诊断;② 起病急骤;③ 高热寒战;④ 咳嗽及大量泡沫样血痰;⑤ 剧烈胸痛;⑥ 呼吸困难;⑦ 明显发绀;⑧ 出血;⑨ 休克;⑩ 鼠疫杆菌培养阳性;⑪ 舌红苔黄脉洪数。

〖临床决策〗凉血解毒。

〖治疗推荐〗①《圣济总录·伤寒发斑》黄芩汤: 黄芩、大青、升麻、茵陈蒿、大黄、芒硝各一两,栀子、黄连、炙甘草各半两,上九味,粗捣筛,每服五钱匕,用水一盏半,竹叶三七片,同煎至一盏,去滓送服回生散五分。②《遵生八笺》卷 18 回生散: 急性子一两,硇砂三分(两味用水二钟,煮干听用),朱砂五钱,雄黄五钱,硼砂三钱,沉香三钱,木香五钱,丁香三钱,麝香一钱,上为细末,每服五分。③ 抗菌药物以链霉素、庆大霉素、四环素、多西环素效果最佳,氯霉素、卡那霉素、环丙沙星、磺胺类、多黏菌素、氨苄西林,疗程 7～10 日。

〖常用药物〗黄芩,大青,升麻,茵陈蒿,大黄,芒硝,栀子,黄连,竹叶,急性子,朱砂,雄黄,沉香,麝香,犀角,羚羊角。

〖思路拓展〗《温疫论·注意逐邪勿拘结粪》: 温疫可下者,约三十余证,不必悉具,但见舌黄、心腹痞满,便于达原饮加大黄下之。设邪在膜原者,已有行动之机,欲离未离之际,得大黄促之而下,实为开门祛贼之法,即使未愈,邪亦不能久羁。二三日后,余邪入胃,仍用小承气彻其余毒。大凡客邪贵乎早治,乘人气血未乱,肌肉未消,津液未耗,病患不至危殆,投剂不至掣肘,愈后亦易平复。欲为万全之策者,不过知邪之所在,早拔去病根为要耳。但要谅人之虚实,度邪之轻重,察病之缓急,揣邪气离膜原之多寡,然后药不空投,投药无太过不及之弊。是以仲景自大柴胡以下,立三承气,多与少与,自有轻重之殊。勿拘于下不厌迟之说,应下之证,见下无结粪,以为下之早,或以为不应下之证,误投下药,殊不知承气本为逐邪而设,非专为结粪而设也。必俟其粪结,血液为热所搏,变证迭起,是犹养虎遗患,医之咎也。况多有溏粪失下,但蒸作极臭如败酱,或如藕泥,临死不结者,但得秽恶一去,邪毒从此而消,脉证从此而退,岂徒孜孜粪结而后行哉! 假如经枯血燥之人,或老人血液衰少,多生燥结;或病后血气未复,亦多燥结。在经所谓不更衣十日无所苦,有何妨害? 是知燥结不致损人,邪毒之为殒命也。要知因邪热致燥结,非燥结而致邪热也。但有病久失下,燥结为之壅闭,瘀邪郁热,益难得泄,结粪一行,气通而邪热乃泄,此又前后之不同。总之,邪为本,热为标,结粪又其标也。能早去其邪,安患燥结耶!假令滞下,本无结粪,初起质实,频数窘急者,宜芍药汤加大黄下之。此岂亦因结粪而然耶积,若去积以为治,已成之积方去,未成之积复生,须用大黄逐去其邪,是乃断其生积之源,营卫流通,其积不治而自愈矣。更有虚痢,又非此论。或问:脉证相同,其粪有结有不结者何也?曰:原其人病至大盒饭即不行,续得蕴热,益难得出,蒸而为结也。一者其人平素大便不实,虽胃家热甚,但蒸作极臭,状如黏胶,至死不结。应下之证,设引经论初硬后必溏不可攻之句,诚为千古之弊。三承气汤,功用仿佛。热邪传里,但上焦痞满者,宜小承气汤;中有坚结者,加芒硝软坚,惟存宿结而有瘀热者,调胃承气宜之。三承气功效俱在大黄,余皆治标之品也。不耐汤药者,或呕或畏,当为细末,蜜丸汤下。

败血症鼠疫-瘟疫毒血证

〖辨识要点〗① 符合败血症鼠疫诊断;② 起病急骤;③ 高热寒战;④ 谵妄或昏迷;⑤ 面色苍白;⑥ 呼吸困难;⑦ 皮肤发绀瘀斑;⑧ 出血;⑨ 感染性休克和 DIC;⑩ 鼠疫杆菌培养阳性;⑪ 舌红苔黄脉数。

〖临床决策〗清瘟凉血。

〖治疗推荐〗①《圣济总录·伤寒发斑》知母汤:知母、牵牛子、栀子、大黄、黄芩、牡丹皮、麻黄各一两,荆芥穗、硝石、虎杖、射干、羌活、杏仁各一分,连翘半两,半夏二钱,上一十五味,粗捣筛,每服五钱匕,水一盏半,煎至一盏,去滓送服局方至宝丹一粒。② 抗菌药物以链霉素、庆大霉素、四环素、多西环素效果最佳,氯霉素、卡那霉素、环丙沙星、磺胺类、多黏菌素、氨苄西林,疗程 7~10 日。

〖常用药物〗知母,牵牛子,栀子,大黄,黄芩,牡丹皮,麻黄,荆芥穗,硝石,虎杖,射干,羌活,连翘,局方至宝丹。

〖思路拓展〗《温疫论·发斑》:邪留血分,里气壅闭,则伏邪不得外透而为斑。若下之,内壅一通,则卫气亦从而疏畅,或出表为斑,则毒邪亦从而外解矣。若下后斑渐出,不可更大下,设有下证,少与承气缓缓下之。若复大下,中气不振,斑毒内陷则危,宜托里举斑汤。托里举斑汤:白芍、当归各一钱,升麻五分,白芷、柴胡各七分,穿山甲二钱,炙黄,水姜煎服。下后斑渐出,复大下,斑毒复隐,反加循衣摸床,撮空理线,脉渐微者危,本方加人参一钱,补不及者死。若未下而先发斑者,设有下证,少与承气,须从缓下。

炭　疽

炭疽（anthrax）是炭疽杆菌引起的动物疫源性急性传染病。以皮肤坏死溃疡焦痂和周围组织广泛水肿及毒血症症状等为主要临床表现。

病原学：炭疽杆菌革兰染色阳性杆菌，较粗大，镜下形态呈竹节状，在体内形成荚膜，在体外环境下形成芽孢。炭疽杆菌繁殖体对紫外线与加热及常用消毒剂均很敏感。炭疽杆菌产生毒力很强的外毒素，引起组织水肿和出血也可导致全身毒血症。

病理特点：脏器及组织出血性浸润、坏死和周围水肿。

皮肤炭疽-皮瘟疽毒证

〖辨识要点〗① 符合皮肤炭疽诊断；② 皮肤破损红斑；③ 丘疹而疱疹而溃疡；④ 黑硬焦痂；⑤ 中等发热；⑥ 头痛；⑦ 关节痛；⑧ 局部淋巴结肿大；⑨ 脾脏肿大；⑩ 炭疽杆菌培养阳性；⑪ 舌红苔黄脉数。

〖临床决策〗清皮解毒。

〖治疗推荐〗①《治疹全书》疮痈消毒饮：防风、荆芥、独活、连翘、天花粉、红花、金银花、黄芩、牛蒡子、甘草、何首乌各五钱，水煎送服八宝红灵丹 1 g。②《痧证汇要》卷 1 八宝红灵丹：朱砂一两、雄黄六钱，麝香三钱，冰片三钱，硼砂六钱，礞石四钱，牙硝二钱半，小真金箔 50 张，上药各研极细，再研匀，瓷瓶密贮，每服 0.5～1 g。③ 青霉素每日 240 万～400 万 U，分 3～4 次肌内注射，疗程 7～10 日。

〖常用药物〗金银花，野菊花，蒲公英，紫花地丁，紫背天葵，大黄，黄连，黄芩，玄参。

〖思路拓展〗《温疫论·行邪伏邪之别》：凡邪所客有行邪有伏邪，故治法有难有易，取效有迟有速。假令行邪者如正伤寒始自太阳，或传阳明，或传少阳，或自三阳入胃，如行人经由某地，本无根蒂，因其漂浮之势。病形虽重，若果在经一汗而解，若果传胃一下而愈，药到便能获效。先伏而后行者，所谓温疫之邪伏于膜原，如鸟栖巢，如兽藏穴，营卫所不关，药石所不及。至其发也，邪毒渐张，内侵于腑，外淫于经，营卫受伤，诸证渐显，然后可得而治之。方其浸淫之际，邪毒尚在膜原，此时但可疏利使伏邪易出。邪毒既离膜原，乃观其变，或出表，或入里，然后可导邪而去,邪尽方愈。初发之时,毒势解全赖药石。故谚有云:伤寒莫治头,劳怯莫治尾。若果止伤寒初受于肌表,不过在经之浮邪,一汗即解,何难治之有?不知盖指温疫而言也。所以疫邪方张之际,势不可遏,但使邪毒速离膜原便是,治法全在后段工夫,识得表里虚实,更详轻重缓急,投剂不致差谬,如是可以万举万全,即使感受之最重者,按法治之,必无殒命之理。

肺炭疽-肺瘟疽毒证

〖辨识要点〗① 符合肺炭疽诊断;② 急性起病;③ 高热寒战;④ 咳嗽及血痰;⑤ 胸痛;⑥ 呼吸困难;⑦ 发绀;⑧ 感染性休克;⑨ 炭疽杆菌培养阳性;⑩ 舌红苔黄脉数。

〖临床决策〗清肺解毒。

〖治疗推荐〗①《片玉痘疹》卷3 黄连解毒凉膈散:黄芩、黄连、栀子、黄柏酒炒、连翘、薄荷叶、桔梗、枳壳、麦冬、山楂、天花粉、木通、生地、牛蒡子、甘草、竹叶、灯心、大黄、枳实、山楂各等分,水煎送服解毒丸1粒。②《仙拈集》卷3 解毒丸:牛黄三分,朱砂七分,雄黄七分,乳香五分,没药五分,麝香一钱,山慈菇一钱,上为末,蜜为丸,重三分,每服一丸,金银花汤送下。③ 青霉素每日240万~400万U,分3~4次肌内注射,疗程7~10日。

〖常用药物〗黄芩,黄连,栀子,黄柏,连翘,薄荷,桔梗,麦冬,天花粉,生地,牛蒡子,甘草,竹叶,大黄,枳实,解毒丸,金银花。

〖思路拓展〗《松峰说疫·疙瘩翻》:其症先寒后热,浑身发疙瘩赤紫黑色,渐至大,恶寒发热,不治即死,宜参连散。参连散:人参、黄连各等分共为细末,麝香、冰片各少许,四味再共研,黄酒调服。外以透骨草、黄龙尾(俗名黄连一草)煎水洗之。松峰曰:一名紫疙瘩,与前疙瘩瘟症治迥异。

肠炭疽-肠瘟疽毒证

〖辨识要点〗① 符合肠炭疽诊断;② 类似食物中毒表现;③ 高热;④ 腹痛;⑤ 呕吐;⑥ 腹泻;⑦ 便血;⑧ 中毒性休克;⑨ 炭疽杆菌培养阳性;⑩ 舌红苔白脉数。

〖临床决策〗清肠解毒。

〖治疗推荐〗①《医门八法》卷2 加味达原饮:槟榔二钱,厚朴二钱,草果一钱,知母一钱,黄芩一钱,白芍一钱,甘草一钱,柴胡二钱,羌活二钱,葛根二钱,水煎送服恽铁樵辟温丹。② 青霉素每日240万~400万U,分3~4次肌内注射,疗程7~10日。

〖常用药物〗槟榔,厚朴,草果,知母,黄芩,白芍,柴胡,羌活,葛根,马齿苋,凤尾草,白头翁,黄连,辟温丹。

〖**思路拓展**〗《温疫论·蓄血》：大小便蓄血，便血，不论伤寒时疫，盖因失下，邪热久羁，无由以泄，血为热搏，留于经络，败为紫血，溢于肠胃，腐为黑血，便色如漆，大便反易者，虽结粪得瘀而润下，结粪虽行，真元已败，多至危殆。其有喜忘如狂者，此胃热波及于血分，血乃心之属，血中留火延蔓心家，宜其有是证矣。仍从胃治。发黄一证，胃实失下，表里壅闭，郁而为黄，热更不泄，搏血为瘀。凡热经气不郁，不致发黄，热不干血分，不致蓄血，同受其邪，故发黄而兼蓄血，非蓄血而致发黄也。但蓄血一行，热随血泄，黄因随减。尝见发黄者，原无瘀血，有瘀血者，原不发黄。所以发黄，当咎在经瘀热，若专治瘀血误也。胃移热于下焦气分，小便不利，热结膀胱也。移热于下焦血分，膀胱蓄血也。小腹硬满，疑其小便不利，今小便自利者，责之蓄血也。小便不利亦有蓄血者，非小便自利便为蓄血也。胃实失下，至夜发热者，热留血分，更加失下，必致瘀血。初则昼夜发热，日晡益甚，既投承气，昼日热减，至夜独热者，瘀血未行也，宜桃仁承气汤。服汤后热除为愈，或热时前后缩短，再服再短，蓄血尽而热亦尽。大势已去，亡血过多，余焰尚存者，宜犀角地黄汤调之。至夜发热，亦有疟疾，有热入血室，皆非蓄血，并未可下，宜审。按：伤寒太阳病不解，从经传腑，热结膀胱，其人如狂，血自下者愈。血结不行者，宜抵当汤。今温疫起无表证，而惟胃实，故肠胃蓄血多，膀胱蓄血少。然抵当汤行瘀逐蓄之最者，无分前后二便，并可取用。然蓄血结甚者，在桃仁力所不及，宜抵当汤。盖非大毒猛厉之剂不足以抵当，故名之。然抵当证，所遇亦少，此以备万一之用。

败血症炭疽-血瘟疽毒证

〖**辨识要点**〗① 符合败血症炭疽诊断；② 高热；③ 头痛；④ 呕吐；⑤ 出血；⑥ 谵妄昏迷；⑦ 中毒性休克；⑧ 炭疽杆菌培养阳性；⑨ 舌红绛苔黄脉数。

〖**临床决策**〗凉血解毒。

〖**治疗推荐**〗①《备急千金要方》犀角地黄汤：犀角一两，生地黄八两，芍药三两，牡丹皮二两，以水九升煮取三升，分三服。喜妄如狂者加大黄二两，黄芩三两。其人脉大来迟，腹不满自言满者，为无热，但根据方不须有所增加。②《景岳全书》玉女煎：石膏五钱，熟地一两，麦冬二钱，知母一钱半，牛膝一钱半，每日两次水煎服。③ 青霉素每日 240 万～400 万 U，分 3～4 次肌内注射，疗程 7～10 日。

〖**常用药物**〗石膏，生地，知母，麦冬，牛膝，犀角，玄参，竹叶，丹参，黄连，金银花，连翘。

〖**思路拓展**〗《删补名医方论》谓吐血之因有三：曰劳伤，曰努伤，曰热伤。劳伤以理损为主，努伤以去瘀为主，热伤以清热为主。热伤阳络则吐衄，热伤阴络则下血。是汤治热伤也，故用犀角清心去火之本，生地凉血以生新血，白芍敛血止血妄行，丹皮破血以逐其瘀。此方虽曰清火，而实滋阴；虽曰止血，而实去瘀。瘀去新生，阴滋火熄，可为探本穷源之法也。若心火独盛,则加黄芩、黄连以泻热,血瘀胸痛,则加大黄、桃仁以逐瘀也。柯韵伯曰:气为阳,血为阴,阳密乃固,阳盛则伤阴矣。阴平阳秘,阴虚者阳必凑之矣。故气有余即是火,火入血室,血不营经,即随逆气而妄行。上升者出于口鼻,下陷者出于二便,虽有在经在腑之分,要皆心肝受热所致也。心为营血之主,心火旺则血不宁,故用犀角生地酸咸甘寒之味,以清君火。肝为藏血之室,肝火旺则血不守,故用丹皮、芍药辛苦微寒之品以平相火。此方虽曰清火,而实滋阴之剂,盖血失则阴虚,阴虚则无气,故阴不足者当补之以味,勿得反伤其气也。若用芩连胆草栀柏以泻其气,则阳之剧者,苦从火化,阳已衰者,气从苦发,燎原而飞越矣。

布氏杆菌病

布氏杆菌病(brucellosis)是布氏杆菌引起的动物源性传染病。以长期发热与关节痛及淋巴结与肝脾肿大等为主要临床表现。

病原学：布氏杆菌革兰染色阴性,布氏杆菌在外界环境中生存力较强,在干燥土壤中能存活 20～100 日,在皮毛中可存活 45～150 日,在冷藏乳或乳制品中可存活 6～40 日,在冷藏黄油中能存活 120 日。该菌对光、热及常用消毒剂较为敏感,日光照射 10～20 min、湿热 100℃ 3～5 min、60℃ 10～30 min、3％甲酚皂和 3％含氯石灰澄清液数分钟均可将其杀死。

病理特点：肝、脾、淋巴结、心肌、骨骼肌、肾、肾上腺等处渗出性增生和退行坏死性病变,亦有结缔组织增生性改变。淋巴结、肝、脾肉芽肿,血管炎病变和滑膜渗出性炎症也时有发生,可发生睾丸炎、卵巢炎。

急性和亚急性布氏杆菌病-风闭肌寒证

〖辨识要点〗① 符合急性和亚急性布氏杆菌病诊断;② 发热;③ 多汗;④ 关节炎及下肢肌肉痉挛性疼痛;⑤ 男性睾丸炎、附睾炎、精索炎、前列腺炎;⑥ 女性卵巢炎、输卵管炎或子宫内膜炎;⑦ 神经痛及脑膜炎、脑炎、脊髓炎等中枢神经系统损害;⑧ 肝脾与淋巴结肿大;⑨ 布氏杆菌培养阳性;⑩ 舌淡苔白脉紧。

〖临床决策〗散寒通络。

〖治疗推荐〗①《太平圣惠方》卷 45 大风引汤：麻黄、独活、杏仁、吴茱萸、白术、赤茯苓各一两,秦艽、细辛、桂心、人参、干姜、防风、汉防己、川芎、甘草各半两,上为粗散,每服四钱,水煎不拘时候送服太乙神丹一粒。②《丹溪心法附余》卷 24 太乙神丹：雄黄、千金子各一两,红芽大戟一两半,山慈菇二两,五倍子三两,朱砂五钱,麝香三钱。上除雄黄、朱砂、千金子、麝香另研外,其余三味为细末,入前四味研匀,以糯米糊和剂,杵千余下,作饼子 40 个如钱大,阴干。③ 利福平每日 600～900 mg,儿童为 15 mg/kg,分次口服,疗程 6 周。

〖常用药物〗麻黄,独活,吴茱萸,茯苓,秦艽,细辛,桂心,干姜,防风,防己,川芎,太乙神丹。

【**思路拓展**】《温疫论·妄投寒凉药论》：疫邪结于膜原，与卫气并，固而昼夜发热，五更稍减，日晡益甚，此与痎疟相类。痎疟热短，过时如失，明日至期复热。今温疫热长，十二时中首尾相接，寅卯之间，乃其热之首尾也。即二时余焰不清，似乎日夜发热。且其始也，邪结膜原，气并为热，胃本无病，误用寒凉，妄伐生气，此其误者一；及邪传胃，烦渴口燥，舌干苔刺，气喷如火，心腹痞满，午后潮热，此应下之证，若用大剂芩连栀柏，专务清热，竟不知热不能自成其热，皆由邪在胃家，阻碍正气，郁而不通，火亦留止，积火成热，但知火与热，不知因邪而为火热，智者必投承气，逐去其邪，气行火泄，而热自已。若概用寒凉，何异扬汤止沸，每见今医好用黄连解毒汤，黄连泻心汤，盖本《素问》热淫所胜治以寒凉，以为圣人之言必不我欺，况热病用寒药，最是快捷方式，又何疑乎？每遇热甚，反指大黄能泻，而损元气，黄连清热，且不伤元气，更无下泄之患，且得病家无有疑虑，守此以为良法。由是凡遇热证，大剂与之，二三钱不已，增至四五钱，热又不已，昼夜连进，其病转剧，至此技穷力竭，反谓事理当然。又见有等日久，腹皮贴背，乃调胃承气证也，况无痞满，益不敢议承气，唯类聚寒凉，专务清热，又思寒凉之最者莫如黄连，因而再倍之，日近危笃，有邪不除，耽误至死，犹言服黄连至几两，热不能清，非药之不到，或言不治之症，或言病者之数也。他日凡遇此证，每每如是，虽父母妻子，不过以此法毒之，盖不知黄连苦而性滞，寒而气燥，与大黄均为寒药，大黄走而不守，黄连守而不走，一燥一润，一通一塞，相去甚远，且疫邪首尾以通行为治，若用黄连，反招闭塞之害，邪毒何由以泻？病根何由以拔？既不知病原，焉能以愈疾耶？问曰：间有进黄连而得效者，何也？曰：其人正气素胜，又因所受之邪本微，此不药自愈之证，医者误投温补，转补转郁，转郁转热，此以三分客热，转加七分本热也。客热者，因客邪所郁，正分之热也，此非黄连可愈；本热者，因误投温补，正气转郁，反致热极，故续加烦渴、不眠谵语等证，此非正分之热，乃庸医添造分外之热也因投黄连，于是烦渴、不眠、谵语等证顿去。要之黄连，但可清去七分无邪本热，又因热减而正气即回，所存三分有邪客热，气行即已也。医者不解，遂以为黄连得效，他日藉此，概治客热，则无效矣。必以昔效而今不效，疑其病原本重，非药之不到也，执迷不悟，所害更不可胜计矣。问曰：间有未经温补之误，进黄连而疾愈者何也？曰：凡元气胜病为易治，病胜元气为难治，元气胜病者，虽误治，未必皆死；病胜元气者，稍误未有不死者。此因其人元气素胜，所感之邪本微，是正气有余，足以胜病也，虽少与黄连，不能抑郁正气，此为小逆，以正气犹胜而疾幸愈也。医者不解，窃自邀功，他日设遇邪气胜者，非导邪不能瘳其疾，误投黄连，反招闭塞之害，未有不危者。

慢性布氏杆菌病-风闭肌萎证

【**辨识要点**】① 符合慢性布氏杆菌病诊断；② 病程大于 1 年；③ 低热；④ 多汗；⑤ 头痛；⑥ 关节滑膜炎；⑦ 肌肉萎缩；⑧ 动脉炎、静脉炎、血管内膜炎等血管损害；⑨ 肝脾与淋巴结肿大；⑩ 布氏杆菌培养阳性；⑪ 舌淡苔白脉沉紧。

〖**临床决策**〗祛风通络。

〖**治疗推荐**〗①《备急千金要方》大八风汤：当归、五味子、升麻各一两半，乌头、黄芩、芍药、远志、独活、防风、川芎、麻黄、秦艽、石斛、人参、茯苓、黄芪、紫菀、石膏各一两，杏仁四十枚，甘草、桂心、干姜各二两，大豆一升，上二十三味以水一斗三升、酒二升合煮取四升，强人分四次，羸人分六次送服太乙神丹一粒。② 利福平每日 600～900 mg，儿童为 15 mg/kg，分次口服，疗程 6 周。

〖**常用药物**〗当归，升麻，乌头，黄芩，芍药，独活，防风，川芎，麻黄，秦艽，石斛，人参，茯苓，黄芪，紫菀，桂心，干姜，太乙神丹。

〖**思路拓展**〗《温疫论·论轻疫误治每成痼疾》：凡客邪皆有轻重之分，惟疫邪感受轻者，人所不识，往往误治而成痼疾。假令患痢，昼夜无度，水谷不进，人皆知其危痢也。其有感之轻者，昼夜虽行四五度，饮食如常，起居如故，人亦知其轻痢，未尝误以他病治之者，凭有积滞耳。至如温疫感之重者，身热如火、头疼身痛、胸腹胀满、苔刺谵语、斑黄狂躁，人皆知其危疫也。其有感之浅者，微有头疼身痛，午后稍有潮热，饮食不甚减，但食后或觉胀满，或觉恶心，脉微数，如是之疫，最易误认，即医家素以伤寒温疫为大病，今因证候不显，多有不觉其为疫也。且人感疫之际，来而不觉，既感不知，最无凭据。又因所感之气薄，今发时故现证不甚，虽有头疼身痛，况饮食不绝，力可徒步，又焉得而知其疫也？病患无处追求，每每妄诉病原，医家不善审察，未免随情错认，有如病前适遇小劳，病患不过以此道其根由，医家不辨是非，便引东垣劳倦伤脾，元气下陷，乃执甘温除大热之句，随用补中益气汤，壅补其邪，转壅转热，转热转瘦，转瘦转补，多至危殆。或有妇人患此，适逢产后，医家便认为阴虚发热，血虚发痛，遂投四物汤及地黄丸，泥滞其邪，迁延日久，病邪益固，邀遍女科，无出滋阴养血，屡投不效，复更凉血通瘀，不知原邪仍在，积热自是不除，日渐羸，终成废痿。凡人未免七情劳郁，医者不知为疫，乃引丹溪五火相扇之说，或指为心火上炎，或指为肝火冲击，乃惟类聚寒凉，冀其直折，而反凝泣其邪，徒伤胃气，疫邪不去，瘀热何清？延至骨立而毙。或尚有宿病淹缠，适逢微疫，未免身痛发热，医家病家同认为原病加重，仍用前药加减，有妨于疫，病益加重，至死不觉者，如是种种，难以尽述。聊举一二，推而广之，可以应变于无穷矣。

钩端螺旋体病

钩端螺旋体病(leptospirosis)是致病性钩端螺旋体引起的自然疫源性急性传染病。以高热及全身酸痛与眼结膜充血等为主要临床表现。

病原学：钩体革兰染色呈阴性，长而纤细，常呈 C 形或 S 形，有 12～18 个螺旋，一端或两端有钩，长 6～20 μm，宽约 0.1 μm，呈螺旋式运动。外膜具有抗原性和免疫原性。水和泥土中可存活 1～3 个月，在干燥环境中极易死亡。易被漂白粉、石炭酸、70％乙醇、稀盐酸、肥皂水等杀死。

病理特点：全身毛细血管中毒性损害。肝细胞退行性变与坏死、肝间质水肿、肝束离群、有中性粒细胞浸润和星形细胞增殖、肝内胆管内可有胆汁淤积。肺弥漫性点片状出血。肺微血管广泛充血、白细胞浸润不明显。肺微血管内偶见钩体或变性钩体。肾小管呈退行性变与坏死或出血性肾小管病变。间质水肿，可见钩体与单核细胞、淋巴细胞浸润和小出血灶。脑膜及脑血管损伤和炎症浸润。腓肠肌肿胀，横纹消失与出血。心肌纤维浊肿，灶性坏死，间质水肿、炎性细胞浸润。

流感伤寒型钩端螺旋体病-暑瘟气分证

〖辨识要点〗① 符合流感伤寒型钩端螺旋体病诊断；② 高热；③ 肌肉酸痛；④ 全身乏力；⑤ 眼结膜充血；⑥ 腓肠肌压痛；⑦ 淋巴结肿大；⑧ 钩端螺旋体培养阳性；⑨ 舌红苔黄；⑩ 脉洪数。

〖临床决策〗清瘟益气。

〖治疗推荐〗①《温病条辨》三石汤：滑石、金银花、寒水石、杏仁各三钱，竹茹、通草各二钱，石膏五钱，水五杯，金汁一酒杯，煮成二杯，分二次服，每次送服抱龙丸一粒。②《圣济总录·中热》治暑毒抱龙丸方：黄芩、大黄、黄药子、生干地黄、板蓝根、炙甘草各一两，雄黄、龙脑、麝香各一钱，上九味为细末，牛胆汁和丸，如弹子大，每服一丸。

〖常用药物〗滑石，石膏，寒水石，金银花，连翘，黄芩，大黄，黄药子，生地，板蓝根，雄黄。

〖思路拓展〗《温病条辨》三石汤：此微苦辛寒兼芳香法也。盖肺病治法，微苦则降，过苦反过病所,辛凉所以清热,芳香所以败毒而化浊也。按三石,紫雪丹中之君药,取其得庚金之气,清热退暑利窍,兼走肺胃者也;杏仁、通草为宣气分之用,且通草直达膀胱,杏仁直达大肠;竹茹以竹之脉络,而通人之脉络;金汁、金银花,败暑中之热毒。

肺出血型钩端螺旋体病-暑瘟动血证

〖辨识要点〗① 符合肺出血型钩端螺旋体病诊断;② 发热;③ 咳嗽伴血痰或咯血;④ 肺弥漫性出血;⑤ 呼吸困难;⑥ 双肺湿啰音;⑦ 奔马律;⑧ 钩端螺旋体检查阳性;⑨ 舌红苔黄;⑩ 脉数。

〖临床决策〗清瘟凉血。

〖治疗推荐〗①《太平惠民和剂局方》柴胡升麻汤:柴胡、前胡、葛根、石膏、赤芍各十两,升麻五两,荆芥七两半,黄芩、桑白皮各六两半,和匀为散,每服三大钱,水一盏半,生姜三片,豉十余粒,同煎一盏,不拘时服,每次送服冰壶散一钱。②《圣济总录·中热》解暑毒烦躁冰壶散方:不灰木(烧)、玄精石、金星石、银星石、马牙硝各半两、炙甘草一两、硝石一分,上七味,捣研为散,先将甘草铺在铫内,次入诸药,炒良久移放地上,以铫冷为度,每服一钱匕。③ 青霉素成人剂量为 40 万 U,每 6～8 h 肌内注射 1 次,5～7 日为 1 个疗程。

〖常用药物〗金银花,连翘,柴胡,前胡,葛根,石膏,赤芍,荆芥,黄芩,桑皮,犀角,冰壶散。

〖思路拓展〗《温疫论·统论疫有九传治法》:夫疫之传有九,然亦不出乎表里之间而已矣。所谓九传者,病患各得其一,非谓一病而有九传也。盖温疫之来,邪自口鼻而入,感于膜原,伏而未发者,不知不觉。已发之后,渐加发热,脉洪而数,此众人相同,宜达原饮疏之。继而邪气一离膜原,察其传变,众人不同者,以其表里各异耳。有但表而不里者,有但里而不表者,有表而再表者,有里而再里者,有表里分传者,有表里分传而再分传者,有表胜于里者,有里胜于表者,有先表而后里者,有先里而后表者,凡此九传,其去病一也。医者不知九传之法,不知邪之所在,如盲者之不任杖,聋者之听宫商,无音可求,无路可适,未免当汗不汗,当下不下,或颠倒误用,或寻枝摘叶,但治其证,不治其邪,同归于误一也。所言但表而不里者,其证头疼身痛发热,而复凛凛,内无胸满腹胀等证,谷食不绝,不烦不渴。此邪气外传,由肌表而出,或自斑消,或从汗解,斑者有斑疹、桃花斑、紫云斑,汗者有自汗、盗汗、狂汗、战汗之异,此病气之使然,不必较论,但求得斑得汗为愈疾耳。凡自外传者为顺,勿药亦能自愈。间有汗出不彻,而热不退者,宜白虎汤;斑出不透,而热不退者,宜举斑汤;有斑汗并行而愈者,若斑出不透,汗出不彻而热不除者,宜白虎合举斑汤。间有表而再表者,所发未尽,膜原尚有隐伏之邪,或二三日后,四五日后,根据前发热,脉洪而数,及其解也,斑者仍斑,汗者仍汗而愈,未愈者,仍如前法治之,然亦稀有。至于三表者,更稀有也。若但里而不表者,外无头疼身痛,而后亦无三斑四汗,惟胸膈痞闷，欲吐不吐，虽得少吐而不快，此邪传里之上者，宜瓜蒂散吐之，邪从其减，邪尽病已。邪传里之中下者，心腹胀满，不呕不吐，或燥结便闭，或热结旁流，或协热下利，或大肠胶闭，并宜承气辈导去其邪，邪减病减，邪尽病已。上中下皆病者，不可吐，吐之为逆，但宜承气导之，则在上之邪，顺流而下，呕吐立止，胀满渐除。有里而再里者，愈后二三日或四五日，根据前之证复发，在上者仍吐之，在下者仍下之，再里者常事，甚有三里者，稀有也。虽有上中下之分，皆为里证。若表里分传者，始则邪气伏于膜原，膜原者，即半表半里也。此传法以邪气平分，半入于里，则现里证，半出于表，则现表证，此疫家之常事。然表里俱病，内外壅闭，既不得汗，而复中气方能达表，向者郁于肌肉之邪，乘势尽发于肌表矣，或斑或吐，盖随其性而升泄之也。诸证悉去，既无表里证而热不退者，膜原尚有已发之邪未尽也，宜三消饮调之。若表里分传而再分传者，照前表里俱病，宜三消饮，复下复汗如前而愈，此亦常事。至有三发者，亦稀有也。若表胜于里者，膜原伏邪发时，传表之邪多，传里之邪少，何以治之？表证多而里证少，当治其表，里证兼之；若里证多而表证少者，但治其里，表证自愈。若先表而后里者，始则但有表证而无里证，宜达原饮。有经证者，当用三阳加法。经证不显，但发热者不用加法。继而脉洪大而数，自汗而渴，邪离膜原未能出表耳，宜白虎汤辛凉解散，邪从汗解，脉静身凉而愈。愈后二三日或四五日后，根据前发热，宜达原饮。至后反加胸满腹胀，不思谷食，烦渴，舌上苔刺等证，加大黄微利之。久而不去，在上者宜瓜蒂散吐之，如在下者，宜承气汤导之。若先里而后表者，始则发热，渐盖理证，下之里证除，二三日内复发热，反加头疼身痛脉浮者，宜白虎汤。若下后热减不甚，三四日后，精神不慧，脉浮者宜白虎汤汗之。服汤后不得汗者，因精液枯竭也，加人参覆卧则汗解。此近表里分传之证，不在此例。若大下后，大汗后，表里之证悉去，继而一身尽痛，身如被杖，甚则不可反侧，周身骨寒而痛，非表证也，此不必治，二三日内阳气自回，身痛自愈。凡疫邪再表再里，或再表里分传者，医家不解，反责病家不善调理，以致反复，病家不解，每责医家用药有误，致病复起，彼此归咎，胥失之矣！殊不知病势之所当然，盖气性如此，一者不可为二，二者不可为一，绝非医家病家之过也，但得病者向赖精神完固，虽再三反复，随复随治，随治随愈。间有延挨失治，或治之不得其法，日久不除，精神耗竭，嗣后更医，投药固当，现下之邪拔去，因而得效。殊不知膜原尚有伏邪，在一二日内，前证复起，反加循衣摸床，神思昏愦，目中不及矣。病家不咎于前医耽误时日，反咎于后医既生之而又杀之，良可叹也！当此之际，攻之则元气几微，是求速死；补之则邪火益炽，精气枯燥；守之则正不胜邪，必无生理矣。

黄疸出血型钩端螺旋体病-暑瘟湿热证

〖辨识要点〗① 符合黄疸出血型钩端螺旋体病诊断；② 高热；③ 斑疹；④ 黄疸；⑤ 肝肾功能损害；⑥ 食欲减退；⑦ 尿蛋白强阳性；⑧ 尿少；⑨ 钩端螺旋体培养阳性；⑩ 舌红绛苔黄

脉数。

〖临床决策〗清暑凉血。

〖治疗推荐〗①《松峰说疫》斑黄双解散：茵陈、猪苓、茯苓、泽泻、栀子、生地、甘草、白芍、当归各等分,水煎,每日两次,每次送服大黄丸 20 粒。②《圣济总录·中热》治暑毒大黄丸方：大黄、炙甘草、黄连、恶实、荆芥穗各等分,捣罗为末,炼蜜丸梧桐子大,食后每服二十丸。③ 青霉素成人剂量为 40 万 U,每 6～8 h 肌内注射 1 次,5～7 日为 1 个疗程。

〖常用药物〗犀角、石菖蒲、黄芩、生地、金银花、金汁、连翘、板蓝根、玄参、豆豉、天花粉、紫草。

〖思路拓展〗《温疫论·发黄》：发黄疸是腑病,非经病也。疫邪传里,遗热下焦,小便不利,邪无输泄,经气郁滞,其传为疸,身目如金者,宜茵陈汤。茵陈汤：茵陈一钱、栀子二钱、大黄五钱,水姜煎服。按：茵陈为治疸退黄之专药,今以病证较之,黄因小便不利,故用栀子除小肠屈曲之火,瘀热既除,小便自利。当以发黄为标,小便不利为本。及论小便不利,病原不在膀胱,乃系胃家移热,又当以小便不利为标,胃实为本。是以大黄为专功,栀子次之,茵陈又其次也。设去大黄而服栀子、茵陈,是忘本治标,鲜有效矣。或用茵陈五苓,不惟不能退黄,小便间亦难利。

脑膜脑炎型钩端螺旋体病-暑瘟动风证

〖辨识要点〗① 符合黄疸出血型钩端螺旋体病诊断;② 高热头痛;③ 烦躁;④ 恶心呕吐;⑤ 谵妄嗜睡;⑥ 神志不清;⑦ 抽搐;⑧ 尿少;⑨ 钩端螺旋体培养阳性;⑩ 舌红苔黄脉数。

〖临床决策〗清暑熄风。

〖治疗推荐〗①《通俗伤寒论》卷 2 羚角钩藤汤：羚角一钱半,钩藤三钱,桑叶二钱,菊花三钱,鲜生地五钱,生白芍三钱,川贝母四钱,茯神三钱,生甘草八分,淡竹茹五钱与羚羊角先煎代水,水煎送服《温热经纬》神犀丹一粒。② 青霉素成人剂量为 40 万 U,每 6～8 h 肌内注射 1 次,5～7 日为 1 个疗程。

〖常用药物〗羚羊角,钩藤,桑叶,菊花,生地,白芍,贝母,竹茹,大黄,黄连,牛蒡子。

〖思路拓展〗《松峰说疫·斑黄并发》：从兄秉钦病发黄,旋即发斑。余往诊视,甚觉骇异。以其素虚,随用托里举斑汤、茵陈五苓散二方中采择加减服之,斑、黄并治,冀可奏效。服一剂,次早战汗后,斑、黄并退,其病豁然。随名其方曰斑黄双解散。

肾功能衰竭型钩端螺旋体病-暑瘟肾竭证

〖辨识要点〗① 符合肾功能衰竭型钩端螺旋体病诊断;② 蛋白尿和少量细胞和管型;③ 少

尿或无尿;④ 氮质血症;⑤ 肾功能衰竭;⑥ 钩端螺旋体培养阳性;⑦ 舌红;⑧ 苔少;⑨ 脉细数。

【临床决策】清暑救肾。

【治疗推荐】①《片玉痘疹》卷 12 导赤解毒汤:木通、生地、麦冬、茯神、人参、甘草、栀子、石菖蒲,灯心为引,水煎送服大黄丸一粒。②《千金》卷 10 大黄丸:大黄、葶苈子各二两,炼蜜为丸,如梧桐子大,每服一丸。③ 青霉素成人剂量为 40 万 U,每 6~8 h 肌内注射 1 次,5~7 日为 1 个疗程。

【常用药物】木通,生地,麦冬,茯神,人参,栀子,石菖蒲,大黄,葶苈子。

【思路拓展】①《千金方衍义》:本方从《金匮》大黄消石汤化出。彼用消石之辛温,以行大黄、栀、柏之苦寒;此用葶苈佐大黄之开泄,不必复用消石之散结也。识此变通之法,可推《金匮》妙用也。②《松峰说疫·瘟疫应用药》:发表:浮萍、葛根、柴胡、羌活、豆豉、葱白、苍术、升麻、生姜、洋糖、防风、杏仁、荆芥、薄荷、青蒿、蝉蜕、香薷、前胡、赤桎柳。攻里:大黄、芒硝、枳实、槟榔、厚朴、草果、铁落、穿山甲、瓜蒌。寒凉:生地、麦冬、玄参、栀子、黄芩、金银花、石膏、牡丹皮、知母、绿豆、竹沥、童便、人中黄、大青叶、青黛、天花粉、天冬、桔梗、山豆根、犀角、竹叶、竹茹、生白芍、连翘、牛蒡子、柿霜、梨、西瓜、荸荠、生甘草、白茅根、雪水、冰水、蚯蚓、蚓粪、黄柏、龙胆草、苦参、射干、黄连、马勃、板蓝根。利水:车前、泽泻、木通、秦艽、茵陈、赤白茯苓、赤芍、灯心草、瞿麦、萹蓄、石韦、猪苓、淡竹叶、滑石。理气:枳壳、陈皮、橘红、苏子、青皮、佛手、柿蒂、香圆皮、金枣皮、香附。理血:归尾、桃仁、红花、川芎、抚芎、侧柏叶、紫草、京墨、䗪虫、苏木、发灰、百草霜。化痰:瓜蒌仁、川贝母、僵蚕、半夏、胆南星、桃花、牙皂、冰糖、白芥子。逐邪:藿香、雄黄、朱砂、龙齿、大蒜、桃(枭树上干桃)、檀香、鬼箭羽、降真香、斧头木(系斧柄入铁处)、虎头骨。消导:谷芽、麦芽、神曲、山楂、萝卜子、食物灰(所积者何物,即将何物烧灰存性,研或入药,水酒冲服)。温补:熟地、当归、白术、炙甘草、大枣、阿胶、莲子、山药、蜂蜜、粳米、糯米、仓米、荷叶、百合、茯神、首乌、葳蕤、藕、黄酒、人参。松峰曰:瘟疫原无用麻、桂、苏叶等药之理,故一概不录。即瘟疫变症所用之药,亦不开载。

回归热

回归热(relapsing fever)是回归热螺旋体引起的急性传染病。临床特点为周期性高热伴全身疼痛、肝脾肿大和出血倾向或黄疸。

病原学：虱传回归热螺旋体与蜱传回归热螺旋体形态基本相同，长 10～20 μm，宽 0.3～0.5 μm，有 4～30 个粗大而不规则的螺旋，两端尖锐，运动活泼，以横断分裂增殖。革兰染色阴性，瑞氏或姬姆萨染色呈紫红色。回归热螺旋体对热、干燥及多种化学消毒剂均较敏感，但耐寒，能在 0℃的凝固血块内存活 100 日。

回归热临床期-伏暑表里分传证

〖辨识要点〗① 符合回归热诊断；② 周期性高热恶寒；③ 头痛；④ 肢节酸痛；⑤ 皮疹；⑥ 黄疸；⑦ 胸脘痞闷；⑧ 舌苔白腻；⑨ 脉濡数；⑩ 螺旋体检查阳性。

〖临床决策〗分消表里。

〖治疗推荐〗《温疫论》三消饮：槟榔、草果、厚朴、白芍、甘草、知母、黄芩、大黄、葛根、羌活、柴胡、生姜、大枣，水煎送服。

〖常用药物〗槟榔，草果，厚朴，知母，黄芩，大黄，羌活，柴胡，青蒿。

〖思路拓展〗《温疫论·表里分传》：温疫舌上白苔者，邪在膜原也。舌根渐黄至中央，乃邪渐入胃。设有三阳现证，用达原饮三阳加法。因有里证，复加大黄，名三消饮。三消者，消内消外消不内外也。此治疫之全剂，以毒邪表里分传，膜原尚有余结者宜之。

回归热间歇期-暑伏募原证

〖辨识要点〗① 符合回归热诊断；② 疲惫；③ 乏力；④ 微汗；⑤ 皮疹消失或减退；⑥ 黄疸消失或减退；⑦ 舌红；⑧ 苔白腻；⑨ 脉沉；⑩ 螺旋体检查阳性。

〖临床决策〗清透伏暑。

〖治疗推荐〗①《丹台玉案》卷 2 清暑十全汤：香薷、木瓜、苏叶、厚朴各一钱二分，人参、甘草、白茯苓、白术、白扁豆、半夏、白芍各一钱,以水二钟,煎至七分,不拘时服。香薷、木瓜、苏叶、厚朴各一钱二分,人参、甘草、白茯苓、白术、白扁豆、半夏、白芍各一钱。用法:上以水二钟,煎至七分,不拘时服。功用:解表清暑,理气化湿。主治伤暑。方中香薷、苏叶解暑发表,化湿和中;厚朴、木瓜、扁豆化湿和胃;半夏散结除痞;茯苓、白术、人参、甘草健脾益气,运脾渗湿;白芍养阴和营。②《医统》卷72伏暑汤:人参、白术、赤茯苓、香薷、泽泻、猪苓、莲肉、麦冬各等分,水煎服。

〖**常用药物**〗黄芪,人参,苍术,白术,升麻,黄连,五味子,陈皮,麦冬。

〖**思路拓展**〗《吴鞠通医案·伏暑》:周,十四岁,壬戌八月十六日,伏暑内发,新凉外加。脉右大左弦,身热如烙,无汗,胶痰,舌苔满黄,不宜再见泄泻。不渴,腹胀,少腹痛,是谓阴阳并病,两太阳互争,难治之症。拟先清上焦湿热,盖气化湿亦化也。杏仁泥三钱、金银花二钱、白通草一钱、滑石三钱、芦根二钱、淡竹叶一钱、生薏苡仁钱半、厚朴二钱、大贝母一钱、连翘二钱、梨皮二钱,今晚一帖,明早一帖。十七日:案仍前。连翘二钱、芦根二钱、杏仁泥钱半、金银花二钱、薄荷八分、厚朴钱半、梨皮钱半、桑叶一钱、苦桔梗钱半、知母三钱、鲜荷叶边一张、滑石三钱、白扁豆皮二钱,午一帖,晚一帖,明早一帖。十八日:两与清上焦,热已减其半,手心热于手背,谓之里热,舌苔红黄而浓,为实热。宜宣之,用苦辛寒法。再按:暑必夹湿,按腹中之痛胀,故不得不暂用苦燥法。杏仁泥三钱、小枳实钱半、黄连钱半、木通二钱、厚朴钱半、黄芩炭一钱、广木香一钱、瓜蒌仁八分、广皮炭一钱、小茴香炭钱半、炒知母钱半、槟榔八分。十九日:腹之痛胀俱减,舌苔干燥黄黑,唇肉色绛,呛咳痰黏。幼童阴气未坚,当与存阴退热。麦冬六钱、牡丹皮五钱、玄参五钱、沙参三钱、炒知母二钱、犀角三钱、蛤粉三钱、杏仁三钱、生甘草一钱、细生地四钱、石膏四钱。二十日:津液稍回,宿粪未除,潮热因邪气还表,右脉仍然浮大,未可下,宜保津液,护火克金之嗽。焦白芍四钱、沙参三钱、牡蛎粉钱半、麦冬六钱、柏子霜三钱、杏仁粉二钱、细生地六钱、霍石斛三钱、石膏三钱、玄参六钱、犀角一钱,煮三杯,陆续服。二十一日:诸症悉解,小有潮热,舌绛苔黑,深入血分之热未尽除也,用育阴法。焦白芍四钱、天冬钱半、柏子霜三钱、大生地五钱、麦冬六钱、牡丹皮三钱、沙参三钱、炙甘草二钱、牡蛎三钱,头煎二杯,二煎一杯,分三次服。二十二日:津液消亡,舌黑干刺,用复脉法。炒白芍六钱、牡丹皮四钱、柏子霜四钱、生鳖甲六钱、麻仁三钱、麦冬六钱、生牡蛎四钱、阿胶三钱、大生地六钱,头煎二杯,今日服;二煎一杯,明早服。二十三日:右脉仍数,余邪陷入肺中,咳甚痰艰,议甘润兼凉肺气。甜杏仁泥三两、桑叶三钱、菊花三钱、苦桔梗三钱、连心麦冬一两、玉竹三钱、大贝母三钱、梨皮三钱、细生地五钱、沙参三钱、甘草三钱、牡丹皮二钱,煎四茶杯,分四次服。二十四日:舌黑苔退,脉仍数,仍咳,腹中微胀。杏仁粉三钱、象贝母二钱、郁金钱半、茯苓三钱、沙参三钱、霍梗二钱、生扁豆三钱、牡丹皮三钱、细生地五钱、桔梗二钱、麦冬五钱,头煎三杯,二煎一杯,分四次服。二十五日:昨晚得黑粪如许,潮热退,唇舌仍绛。热之所过,其阴必伤,与复脉法复其阴。

沙参三钱、麦冬一两、阿胶二钱、炙甘草三钱、炒白芍六钱、生鳖甲五钱、牡丹皮三钱、玄参三钱、大生地八钱、麻仁三钱、生牡蛎五钱，八碗水，煮成三碗，分三次服。二煎煮一碗，明早服。二十六日：又得宿粪如许，邪气已退八九，但正阴虚耳，故不欲食，晚间干咳无痰。大生地八钱、阿胶三钱、生白芍五钱、麻仁三钱、炙甘草三钱、牡蛎粉三钱、沙参三钱、麦冬六钱、天冬二钱，外用梨汁、藕汁、荸荠汁各一黄酒杯，重汤炖温频服。二十七日：热伤津液，便燥，微有潮热，干咳舌赤，用甘润法：玄参六钱、知母二钱、阿胶二钱、沙参三钱、麻仁三钱、细生地五钱、麦冬六钱、郁李仁二钱、梨汁一杯、地栗汁一酒杯。二十八日：伏邪内溃，续出白㾦如许，脉较前却稍和，第二次舌苔未化，不大便。连心连翘二钱、麻仁三钱、牛蒡子三钱、炒金银花二钱、阿胶钱半、沙参三钱、玄参三钱、生甘草一钱、大生地五钱、麦冬六钱，服此方后晚间即得大便。

莱姆病

莱姆病(lyme disease)是伯氏螺旋体引起的自然疫源性疾病。以皮肤、神经、关节、心脏等多系统、多器官损害为主要临床表现。

病原学：伯氏螺旋体革兰氏染色阴性，稀疏螺旋 5～10 个，两端较细，螺距为 2.1～2.4 μm，菌体长宽度为(10～35)μm×(0.2～0.4)μm，微需氧。低温潮湿环境抵抗力强，对热、干燥、化学消毒剂敏感。

病理特点：伯氏螺旋体随蜱类叮咬吸血注入人体，慢性红斑组织切片见上皮增生，轻度角化伴单核细胞浸润及表皮层水肿，无化脓性或肉芽肿反应。关节滑膜囊含淋巴细胞和浆细胞。神经系统和心脏受累短暂。

局部皮肤损害期莱姆病-皮肤瘟毒证

【辨识要点】① 符合局部皮肤损害期莱姆病诊断；② 皮肤慢性游走性红斑；③ 慢性萎缩性肢端皮炎；④ 淋巴细胞瘤；⑤ 发热恶寒；⑥ 头痛颈痛；⑦ 恶心呕吐；⑧ 局部及全身淋巴结肿大或脾脏肿大；⑨ 螺旋体检查阳性；⑩ 舌红苔黄脉数。

【临床决策】解毒清肤。

【治疗推荐】①《朱仁康临床经验集》乌蛇驱风汤：乌蛇、黄芩、金银花、连翘、荆芥、防风、羌活各 9 g，白芷、黄连、蝉蜕、甘草各 6 g，水煎送服牛黄解毒丸 3 g。② 多西环素 0.1 g 每日 2 次口服，或红霉素 0.25 g 每日 4 次口服。

【常用药物】乌蛇，黄芩，金银花，连翘，荆芥，防风，羌活，白芷，黄连，蝉蜕，牛黄解毒丸。

【思路拓展】《广瘟疫论·周身骨节酸痛》：项、背、腰、膝、胫、足、肩臂诸痛，已列于前，则周身之酸痛备矣。兹复列周身骨节酸痛者，以痛在一处，邪有专注，痛在周身，邪有分布也。专注之邪，须通其凝泣；分布之邪，须解其缚束。故治周身酸痛，疏表其大法也。而酸与痛亦有别：酸轻而浅；痛重而深。酸痛与拘挛又有别：酸痛举动如常，拘挛屈伸不利；酸痛病在营卫，拘挛病在筋脉。合酸痛拘挛，又有上下、浅深、前后之不同：在身半以上为末疾，浅而易解；在身半以下为本病，深而难去。合上、下之酸痛、拘挛，在未经汗、下与已经汗、下者又有别：未经汗、下属邪盛,宜宣伐;已经汗、下属正虚,宜调补。明乎此,则酸痛在周身,在一处,按证施治,无不当矣。解表诸方:人参败毒散、九味羌活汤、六神通解散、大羌活汤。

播散感染期莱姆病-瘟毒弥漫证

〖辨识要点〗① 符合播散感染期莱姆病诊断;② 发热;③ 脑膜炎;④ 脑炎;⑤ 颅神经炎;⑥ 脊髓炎;⑦ 运动和感觉神经根炎;⑧ 心动过速;⑨ 钩端螺旋体检查阳性;⑩ 舌红苔黄脉数。

〖临床决策〗清瘟解毒。

〖治疗推荐〗①《圣济总录》犀角汤:犀角、麻黄、石膏各一两,黄连三分,栀子一两半,上五味粗捣筛,每服五钱匕,水煎送服二圣救苦丹 50 粒。②《奇方类编》二圣救苦丹:熟大黄四两,牙皂二两,共为细末,稀糊为丸,绿豆大。每服五七十丸,大汗为效。③ 多西环素 0.1 g 每日 2 次口服,或红霉素 0.25 g 每日 4 次口服。

〖常用药物〗犀角,麻黄,石膏,黄连,栀子,大黄,牙皂。

〖思路拓展〗《广瘟疫论·头痛》:时疫头痛与风寒不同:风寒是寒束于上部,中、下无邪上逆,头虽甚痛而不昏闷;时疫是热蒸于上部,中焦邪犯上焦,头不甚痛而皆闷,所谓卓然而痛者是也。验得气、色、神、脉、舌苔为时疫头痛,而又有表里之分。初起头痛,脑后、巅顶、目珠略甚,舌苔白而发热者,太阳头痛也,羌活、川芎为主,豆豉、黄芩、知母、生地为辅。额颅胀痛,目痛,鼻孔干,舌苔白而微黄,烦热而渴者,阳明头痛也,葛根为主,豆豉、石膏为辅。两额角痛,眉棱骨痛,寒热往来,口苦咽干,舌苔中黄边白,或中段黄,尖上白,少阳头痛也,柴胡、荆芥、川芎为主,黄芩、石膏为辅。头痛而三阳证悉具者,吴氏三消饮为主。时疫头痛,专见一经证者少,杂见二三经证者多,此方尤为多效,头痛甚者,加豆豉、芎、防清其头目。头痛,舌苔黄,心下满,蒸蒸发热者,阳明里证也,三黄石膏汤、小承气汤、大柴胡汤、防风通圣散选用。舌苔黄,或半截或旁边有一块白,胸满而呕,头痛兼眩者,痰厥头痛也,前胡为主,半夏、莱菔子、枳、桔、山楂、麦芽为辅,兼烦热者,加大黄、枳实。汗、下、清解后,头痛心悸,四物汤去川芎,加牡丹皮、知母、黄柏,或归脾汤、逍遥散并加生地、酸枣仁。凡头痛见证混杂,难分表里者,总以舌苔辨之。

持续感染期莱姆病-骨瘟热毒证

〖辨识要点〗① 符合持续感染期莱姆病诊断;② 关节肿胀疼痛;③ 关节活动受限;④ 慢性游走性红斑;⑤ 慢性萎缩性肢端皮炎;⑥ 运动和感觉神经根炎;⑦ 心肌炎;⑧ 心动过速;⑨ 钩端螺旋体检查阳性;⑩ 舌红苔黄脉数。

〖临床决策〗清骨解毒。

〖**治疗推荐**〗①《霉疠新书》六物解毒汤：土茯苓四钱，金银花二钱，川芎一钱半，薏苡仁一钱半，木瓜一钱，大黄一钱，水煎，送服四生丸两粒。②《妇人大全良方》卷4四生丸：僵蚕、地龙、白附子、五灵脂、草乌各等分，研末以米糊为丸，如梧桐子大。③ 多西环素0.1 g每日2次口服，或红霉素0.25 g每日4次口服。

〖**常用药物**〗土茯苓，金银花，川芎，薏苡仁，木瓜，大黄，僵蚕，地龙，白附子，五灵脂，草乌。

〖**思路拓展**〗《松峰说疫·瘟疫六经治法》：太阳经治法。头痛热渴：太阳以寒水主令，手太阳以丙火而化气于寒水，阴胜则壬水司气而化寒，阳胜则丙火违令而化热，故太阳以寒水之经，而易于病热。冬不藏精，相火升泄，伤其寒水闭蛰之气，火旺水亏已久，及春夏感病，卫闭营郁，寒水愈亏，故受病即发热作渴而不恶寒也。太阳在六经之表，是以感则先病。其经自头下项，行身之背，故头项痛而腰脊强。肺主卫，肝主营，而总统于太阳。太阳之经，在皮毛之部，营卫者，皆皮毛之所统辖。瘟病卫闭而营郁，法当清营热而泄卫闭。治宜凉金补水而开皮毛，元霜丹主之。元霜丹：治太阳头项痛，腰脊强，发热作渴。浮萍三钱、麦冬二钱、玄参二钱、牡丹皮二钱、芍药一钱、甘草一钱、生姜三钱、大枣二枚，水煎，热服，覆衣取少汗。一方去玄参、麦冬，治同。身痛脉紧烦躁无汗：瘟疫在太阳，脉浮、头痛、发热、汗出，以风强而气不能闭也。若脉浮而紧，发热恶寒，身痛腰疼，烦躁无汗而喘促者，是寒束而邪不能泄也。盖瘟疫有汗，寒疫无汗，以风性疏泄，而寒性闭藏，卫阳过闭，邪不能泄，营郁莫达，则烦躁喘促。与伤寒同治，宜以浮萍黄芩，清散经络之热也。浮萍黄芩汤：浮萍三钱、黄芩一钱、杏仁二钱、炙甘草二钱、生姜三钱、大枣二枚，流水煎大半杯，温服，覆衣。烦热燥渴（烦热燥渴与前发热作渴不同。故用白虎而不用元霜矣）：病在太阳经，未入阳明之腑，不至遽生烦渴。若阳明燥盛之人，经热外遏，燥气内应，则见烦渴。阳明从燥金化气，腑燥发作，故有燥热便难之症。今腑燥未作，胸燥先动，是以烦渴生焉。其太阳表症未解，宜浮萍石膏汤清金而解表，绝其燥热入腑之源。表症已解，第以白虎加元麦汤清燥生津。气虚者加人参以益气，因表解而阳虚，恐燥去而阳亡也。白虎加元麦汤：治太阳经罢，烦热燥渴。石膏三钱、知母一钱、甘草一钱、粳米一撮、玄参二钱、麦冬三钱，流水煎至米熟，取大半杯，热服。人参白虎加元麦汤治太阳经罢，气虚烦渴。石膏三钱、知母钱半、炙甘草一钱、粳米一撮、人参一钱、玄参二钱、麦冬三钱，流水煎至米熟，取大半杯，热服。阳明经治法。目痛鼻干：阳明以燥金主令，足阳明以戊土而化气于燥金，太阴胜则阳明化气而为湿，阳明胜则太阴化气而为燥，故阳明之经易于病燥。冬水失藏，相火升，胃津槁，脾精亦亡。太阴之湿，久化阳明之燥，春夏感病，卫阳遏闭，营热郁发，土焦金燔，燥气愈盛，其经挟鼻络目，行身之前，故目痛鼻干而身热不卧。阳莫胜于阳明，燥热在经，不得泄越，迟则胃腑积热，脏阴渐枯，便伏异日危机。于其腑热未动之时，凉泄经络，以清其热，则后患绝矣。素雪丹主之。素雪丹：治阳明身热目痛，鼻干不卧，胸烦口渴。浮萍三钱、石膏三钱、麦冬二钱、玄参二钱、葛根二钱、牡丹皮二钱、白芍一钱、生姜三钱、甘草一钱，流水三杯，粳米一撮，煎大半杯,去渣,热服,覆衣取少汗。呕者,加制半夏二钱。瘟病方传阳明之经,腑热未作,法宜清热而发表。热甚者,必伤肺气,当用人参白虎汤清金泄热,益气生津,乃为妙善。目痛鼻干呕吐泄利:三阳之经,阳明为盛。足阳明从燥金化气,太阳表邪不解,经热内传,火性就燥,必入阳明。阴盛于里,而阳盛于表,腑燥未作,经燥先动,胆木逆行而贼胃土,胃气壅遏,不能容受,故呕吐而泄利。缘经邪郁迫其腑气故也。浮萍葛根汤:治阳明经证,目痛鼻干,烦渴不卧。浮萍三钱、葛根二钱、石膏二钱、玄参二钱、甘草一钱、生姜三钱,流水煎大半杯,热服。浮萍葛根芍药汤治阳明经泄泻:浮萍三钱、葛根三钱、石膏一钱、玄参二钱、甘草一钱、芍药二钱,流水煎大半杯,热服。浮萍葛根半夏汤治阳明经呕吐:浮萍三钱、葛根二钱、石膏二钱、玄参一钱、芍药一钱、生姜三钱、半夏二钱、甘草五分,流水煎大半杯,热服。阳明腑证。汗出潮热谵语腹满便秘:病传阳明经,不得汗解,腑阳素旺之人,以经热郁蒸,而腑热内作。开其皮毛,则见大汗淋漓,第汗愈泄而土愈焦,燥愈增而热愈盛。每申酉之交,应时发热,如潮汐不爽,是谓潮热。燥土消烁心液,故谵语。燥矢壅遏腑气,故满痛。迟则脏阴耗亡,营气郁陷,生死攸关,不可不急下也。泄以大小承气,而加养阴凉血之味,脏阴续复,营郁外达矣。调胃承气加芍药地黄汤:大黄二钱、甘草一钱、芒硝一钱、芍药二钱、生地五钱,流水煎一杯,去渣,入芒硝,火化温服。小承气加芍药地黄汤:大黄二钱、厚朴钱半、枳实一钱、芍药二钱、生地六钱,流水煎一杯,温服。大承气加芍药地黄汤:大黄二钱、芒硝一钱、厚朴钱半、枳实一钱、芍药二钱、生地六钱,流水煎一杯,去渣,入芒硝,火化,温服。不下,再服。少阳经治法。胁痛耳聋:少阳经以相火主令,足少阳以甲木而化气于相火,顺则下蛰而温肾水,逆则上炎而刑肺金,故少阳经最易病火。瘟病寒水失藏,相火炎蒸,已旺于衰废之时。春夏感病,卫闭营郁,热盛火发,势当得令之候,愈极重赫。彼少阳伤寒,二阳在表,三阴在里,阳盛则热,阴盛则寒,少阳居表里之半,是以往来寒热。至于瘟病,三阴经气从阳化热,故但热而无寒也。其经自头下项,络耳循胁,行身之侧,故胸胁痛而耳聋。火曰炎上,炎上作苦,故咽干而口苦。相火内郁,则刑肺金。甲木内郁,则克胃土。外无泄路,势必焦土流金而入阳明。当以清凉和解之法,散其炎烈。红雨丹主之。红雨丹治少阳胸胁疼,耳聋,口苦咽干。柴胡二钱、黄芩一钱、芍药一钱、甘草一钱、牡丹皮一钱、玄参钱半、生姜二钱,流水煎大半杯,热服,覆衣取微汗。三阳经络皆受其病,而未入于腑者,法应汗之,但瘟病与伤寒、伤风,寒暄异气,不宜麻桂辛温,滋以清润之剂,凉泄经络燥热,方是瘟病汗法。其伤在卫气,而病在营血,营郁发热,故用牡丹皮、芍药,泄热而凉营也。目眩耳聋口苦咽干胸痛胁痞呕吐泄利:瘟疫阳明经热不解,则入少阳之经,少阳在二阳之里,三阴之表,阴盛则传太阴之脏,阳盛则传阳明之腑。少阳者,入腑入脏之门户,瘟疫营郁热盛,火旺木枯,故但传胃腑,而鲜入脾脏。传胃则木邪逼土,腑气郁遏而生吐利,是宜清散经邪,杜其入腑之路也。小柴胡加花粉芍药汤治少阳经目眩耳聋,口苦咽干,胸痛。柴胡三钱、黄芩二钱、半夏钱半、甘草一钱、生姜二钱、芍药二钱、天花粉二钱,流水煎大半杯,热服,覆衣取微汗。大柴胡加玄参地黄汤治少阳经传阳明胃腑,呕吐泄利。柴胡三钱、黄芩一钱、半夏二钱、芍药二钱、枳实一钱、大黄二钱、生姜二钱、大枣二枚、玄参一钱、生地二钱,流水煎大半杯,温服。三阳传胃:瘟病经热不解,外泄无路,断无但在经络,不传胃腑之理。此自然之层次,则宜用攻泄。盖胃土燥热,必烁脏阴,其肺脾肝肾精液,久为相火煎熬,益以燥热燔蒸,脏阴必至枯竭。是当滋其脏阴,泄其腑热,勿令阳亢而阴亡也。白英丹主之。白英丹:治阳明腑病,谵语腹满,潮热作渴。大黄三钱、芒硝一钱、炙甘草一钱、枳实一钱、厚朴钱半、玄参二钱、麦冬四钱、牡丹皮二钱、芍药二钱、生地三钱,流水煎大半杯,热服。阳明戊土,位居三阳之长,阳盛之极,必皆归宿阳明而入胃腑。瘟疫三阴脏病,悉以胃热为之根本,虽曰五脏六腑皆受病,而阳明胃腑实其纲领也。其里热发作,不拘在何脏腑,总以泄胃为主,而兼清本部。但肠胃未至燥结,则第滋脏阴,不须承气。即燥结未甚,亦当俟之经尽之后,腑邪内实,始用泄热滋阴之法,一下而清矣。若燥热隆盛,则不拘日数,俱可泄下,是当用伤寒急下之法,不可循伤寒缓攻之条,以其内热郁伏,原与伤寒不同也。三阳传胃发斑:瘟疫三阳经病,营郁热盛,势必内传胃腑,胃阳素旺,燥热感发,经腑同气,表里俱病,腑热内逼,而脏阴消烁,过经不解则危。瘟疫所最忌者,营热不能外泄。盖以卫盛而营衰,脾阴虚而胃阳旺也。若脾阴不衰,胃阳不旺,六经既遍,邪欲内传,而脏气扞格,外御经邪,热无内陷之隙,则蒸泄皮毛,发为斑点,而病轻矣。若一入胃腑,腑阳日盛,则脏阴日枯,不得不用泄法,缓则泄于经尽之后,急则泄于经尽之前。腑热一清,则经热外达而红斑发矣。太阴经,腹满嗌干:太阴以湿土主令,手太阴以辛金而化气于湿土,阳明盛则太阴化气而为燥,太阴盛则阳明化气而为湿,故百病之在太阴皆是湿,而惟温病之在太阴则化湿为燥。以其冬水失藏,相火泄而脾阴烁,春夏感病,营郁热旺,湿气自当愈耗。其经自足走胸,行身之前,布胃络嗌,故病传太阴,则腹满而嗌干。太阴之湿夺于阳明之燥,燥亢湿枯必死。是宜清散皮毛,泄阳明之燥,而滋太阴之湿也。黄酥丹主之。黄酥丹:治太阴腹满嗌干,发热作渴。浮萍三钱、生地四钱、炙甘草一钱、牡丹皮二钱、芍药二钱、生姜三钱,流水煎大半杯,热服。一方去芍药加枣,名浮萍地黄汤,治同。少阴经,干燥发渴:少阴以君火主令,足少阴以癸水而化气于君火,阳盛则丁火司权而化热,阴盛则癸水违令而生寒,故百病之在少阴多是寒,而惟温病之在少阴则化寒为热。以其冬不藏精,水亏火泄,春夏感病,更值火旺水虚之候。其经贯肾络肺而系舌本,故口燥舌干而渴。肾者主水,人身水火对列,水枯而火亢,则人亡矣。是宜清散皮毛,泄君火之亢而益肾水之枯也。紫玉丹主之。紫玉丹治少阴口燥舌干,发热作渴。浮萍三钱、生地四钱、知母二钱、玄参三钱、炙甘草一钱、天冬二钱、生姜三钱,流水煎大半杯,热服,覆衣。一方加牡丹皮、天花粉,去知母、甘草名浮萍天冬汤,治同。厥阴经,烦满囊缩:厥阴以风木主令,手厥阴以相火而化气于风木,治则木达而化温,病则火郁而生热。以厥阴乙木原胎丁火,故厥阴之经,最易病热,瘟病卫闭而遏营血,营郁是以发热。而营藏于肝,方隆冬火泄,营血已伤腾沸,春夏感病,卫闭营遏,血热更剧。其经自足走胸,行身之侧,循阴器而络于肝,故烦满而囊缩。手厥阴之火,扇以足厥阴之风,风烈火炎,煎迫营血,枯槁命殒,是宜清散皮毛,泄相火之炎,而滋风木之燥也。苍霖丹主之。苍霖丹治厥阴烦满囊缩,发热作渴。浮萍二钱、生地四钱、芍药二钱、当归二钱、牡丹皮二钱、甘草五钱、生姜二钱,流水煎大半杯,热服,覆衣取汗。厥阴发斑:瘟病传至厥阴,邪热斯甚,若木荣血畅,经脏润泽,营热不能内传,六经既遍,别无出路,则郁极外发而见红斑。若营虚不能透发,过时斑见而色带紫黑,营血败伤,多至不救。是宜解表凉血,使其营热发达,亦苍霖丹主之。吴又可用达原饮治瘟疫,善矣。但瘟之愈,终由汗解,往往有下后,而仍自解以汗者,是瘟疫之需汗也,恐急矣。因思能发瘟疫之汗者,莫过于浮萍,其性凉散,入肺经,达皮肤,发汗甚于麻黄,本草载之详矣。间尝以之治瘟疫,辄效。后又质诸北海老医黄玉楸,颇与余意合。用之数年,历有成效,始敢笔之于书。并添三阴经治法,以补又可之所未及。第医者,意也。兹不过规矩焉已耳。但有是方,未必有是病。神而明之,则又在存乎其人矣。

阿米巴病

阿米巴病(amebiasis)是溶组织内阿米巴感染引起的寄生虫传染病。肠阿米巴病以痢疾样症状等为主要临床表现,肠外阿米巴病以各脏器脓肿为主要临床表现。

病原学:阿米巴病滋养体寄生于结肠壁内或肠腔内,大滋养体直径 $20\sim60$ μm,有侵袭与破坏组织能力,小滋养体直径 $10\sim20$ μm,无明显侵袭能力。包囊圆球形,直径 $10\sim20$ μm,外周为透明的囊壁,内含 $1\sim4$ 个核,中央有核仁。成熟 4 核包囊有感染性,对外界抵抗力较强,在粪便中能存活 2 周以上,在水中能存活 5 周,普通饮水消毒的余氯浓度无杀灭作用,但加热至 50℃数分钟即可杀死。10%石炭酸、50%乙醇可杀死包囊。

病理特点:病变初期为细小的散在性浅表糜烂,继而形成较多孤立而色泽较浅的小脓肿,破溃后形成边缘不整、口小底大的烧瓶样溃疡,基底为黏膜肌层,从中可排出棕黄色坏死物质,内含溶解的细胞碎片、黏液和阿米巴原虫,溃疡自针帽大小至 $3\sim4$ cm,呈圆形或不规则,溃疡间黏膜大多完好。

肝阿米巴病病理特点:脓肿中央为一大片坏死区,其脓液为液化的肝组织,含有溶解和坏死的肝细胞、红细胞、脂肪、夏科-莱登晶体,呈棕褐色或"巧克力"色,有腥臭味。

轻型急性阿米巴痢疾-湿滞痢疾

〖辨识要点〗① 符合轻型急性阿米巴痢疾诊断;② 腹痛;③ 腹泻;④ 腹胀;⑤ 痢疾样症状;⑥ 阿米巴滋养体阳性;⑦ 舌红;⑧ 苔黄;⑨ 脉数。

〖临床决策〗清热燥湿。

〖治疗推荐〗①《素问病机气宜保命集》卷中芍药汤:芍药二两,当归五钱,黄连五钱,黄芩五钱,槟榔三钱,木香三钱,甘草三钱,肉桂二钱,水煎服。② 甲硝唑口服每次 0.4 g,每日 3 次,10 日为 1 个疗程。小儿每日 35 mg/kg,分 3 次口服,10 日为 1 个疗程。

〖常用药物〗芍药,当归,黄连,黄芩,槟榔,木香,枳实,厚朴,马齿苋,凤尾草。

〖思路拓展〗①《素问病机气宜保命集》卷中:下血调气。《经》曰:泻而便脓血,气行而血止,行血则便脓自愈,调气则后重自除。②《删补名医方论》:滞下起于夏秋,非外因湿暑,即内因生冷,湿蒸热郁酿成。初起腑病,久则传脏,腑病易治,脏病难治。腑者何? 病在大肠则从金化,故其色白;病在小肠则从火化,故其色赤。所以赤痢多噤口,以小肠近胃,秽气易于上攻,而为呕逆不食也。脏者何? 传心则热不休,下利血水;传肾则利不止,如屋漏水;传脾则水浆不入,呕逆不食。此汤治初病在腑之方也,用当归、白芍以调血,木香、槟榔以调气,血和则脓血可除,气调则后重自止,芩、连燥湿而清热,甘草调中而和药。若窘迫痛甚,或服后痢不减者加大黄,通因通用也。③ 张秉成《成方便读》卷 1:夫痢之为病,固有寒热之分,然热者多而寒者少,总不离邪滞蕴结,以致肠胃之气不宣,酿为脓血稠黏之属。虽有赤白之分,寒热之别,而初起治法皆可通因通用。故刘河间有云:行血则便脓自愈,调气则后重自除,二语足为治痢之大法。此方用大黄之荡涤邪滞,木香、槟榔之理气,当归、肉桂之行血;病多因湿热而起,故用芩、连之苦寒以燥湿清热;用芍药、甘草者,缓其急而和其脾。

典型急性阿米巴痢疾-湿热痢疾

〖辨识要点〗① 符合典型急性阿米巴痢疾诊断;② 起病缓慢;③ 腹痛;④ 腹泻;⑤ 黏液脓血便;⑥ 里急后重;⑦ 发热;⑧ 阿米巴滋养体阳性;⑨ 舌红;⑩ 苔黄;⑪ 脉数。

〖临床决策〗清热解痢。

〖治疗推荐〗①《知医必辨》大归芍汤:当归、白芍各八钱,黄芩、黄连各一钱,山楂、生大黄各三钱,莱菔子二钱,车前子一钱半,槟榔、厚朴、枳壳各八分,甘草五分,水煎服,每日两次。② 甲硝唑静脉滴注,成人每次 0.5 g,每隔 8 h 1 次,疗程 10 日。

〖常用药物〗当归,白芍,黄芩,黄连,大黄,车前子,槟榔,厚朴,枳壳。

〖思路拓展〗《温疫论·疫痢兼证》:下痢脓血,更加发热而渴,心腹痞满,呕而不食,此疫痢兼证,最为危急。夫疫者胃家事也,盖疫邪传胃十常八九,既传入胃,必从下解,疫邪不能自出,必藉大肠之气传送而下,而疫方愈。夫痢者,大肠内事也,大肠既病,失其传送之职,故正粪不行,纯乎下痢脓血而已,所以向来谷食停积在胃,直须大肠邪气将退,胃气通行,正粪自此而下,今大肠失职,正粪尚自不行,又何能与胃载毒而出? 毒既不前,羁留在胃,最能败坏真气,在胃一日,有一日之害,一时有一时之害,耗气搏血,神脱气尽而死。凡遇疫痢兼证者,在痢尤为吃紧,疫痢俱急者,宜槟芍顺气汤,诚为一举两得。槟芍顺气汤专治下痢频数,里急后重:槟榔、芍药、枳实、厚朴、大黄,生姜煎服。

暴发型急性阿米巴痢疾-湿毒热痢

〖辨识要点〗① 符合暴发型急性阿米巴痢疾诊断;② 高热畏寒;③ 剧烈腹痛腹胀;④ 频繁

腹泻呕吐；⑤ 水样或洗肉水样大便；⑥ 里急后重及腹部压痛；⑦ 脱水与电解质紊乱；⑧ 肠出血和肠穿孔；⑨ 阿米巴滋养体阳性；⑩ 舌红苔黄脉数。

〖临床决策〗清热解毒。

〖治疗推荐〗①《秋疟指南》开噤汤：黄芩、黄柏、槟榔、枳壳、生甘草各 1 钱，人参、栀子、黄连、射干、天花粉各 2 钱，生地、当归、麦冬、煅石膏、杏仁各三钱，水煎送服乌金丸三钱。②《冯氏锦囊秘录》乌金丸：神治痢疾。锦纹大黄不拘多少切片，以无灰酒拌九蒸九晒，为末，再以酒丸如椒目大，每服三钱，空心白汤送入，神效。饮食忌进半日，小便如栀子汁色，则湿热之气，从小便而出矣。曾服此者，痢疾虽重不变坏症。③ 甲硝唑静脉滴注，成人每次 0.5 g，每隔 8 h 一次，疗程 10 日。

〖常用药物〗黄连，黄芩，黄柏，槟榔，白芍，枳壳，栀子，木香，生地，当归，麦冬，大黄。

〖思路拓展〗《医贯·痢疾论》：痢者，古名滞下是也。里急后重，逼迫恼人，或脓或血，或脓血相杂，或无糟粕，或糟粕相杂，或肠垢，或痛或不痛，或呕或不呕，或发热或不发热。当详辨其阴阳寒热虚实而施治，不可偏执一见也。《原病式》云：利为湿热甚于肠胃，怫郁而成，其病皆热证也，俗以白痢为寒误也。世有用辛热药而愈者，盖病微，得热则郁结开通，气和而愈。甚者其病转极，故治痢者，必用寒以胜热，燥以胜湿，少加辛热佐之以为发散开通之用，如此无不愈者。丹溪谓仲景可下者悉以承气汤下之，大黄之寒，其性善走，佐以厚朴之温，善行滞气，缓以甘草之甘，饮以汤液，荡涤肠胃，滋润轻快，积行即止。禁用砒丹巴等药，恐其暴悍毒瓦斯，有伤肠胃清纯之气。又谓《局方》例用热药为主，涩药为佐，用之于下痢清白者犹可。其里急后重，经所谓下重者，皆属于火。又加温热之药，非杀而何？按前论皆专主寒治之说，以为痢发于秋，是暑月郁热所致，其理甚着，其议论亦和平，但不详所以致郁热者多因暑热酷烈，过饮冰水，过食生冷，热为寒郁，久而为沉寒积冷者，亦有之，不可泥定是热。当辨证切脉，真知其有热积，方可用大黄。若系寒积而用大黄，不惟不愈，反增痛极而危矣。大凡下热痢用大黄，下寒痢用巴豆，有是病则服是药，详按古人之成法，不容毫发差谬。《内经》通因通用原有两条，有酒蒸大黄，有蜡丸巴豆，分析甚明，不可不考也。又谓温热之药，用于下痢清白者犹可，则纯红血痢者，必不可用温热矣。然王海藏有云：暑月血痢，不用黄连，阴在内也。《本草衍义》云：有一男子暑月患血痢，医以凉药逆治，专用黄连木香阿胶，此病始感便治则可，病久肠虚，理不可服。逾旬几至委顿，理当别治。海藏云：杨师三朝大醉，至醒发大渴，饮冷水三巨杯，次日又饮茶三碗，后病便鲜血，四次约一盆，先以吴茱萸丸，翌日又以平胃五苓各半散，二大服血止。复白痢，又以感应丸四服白痢乃止，其安如故。或问曰：何为不用黄连之类以解毒而所用者温热之剂乎？予曰：若用寒凉，其疾大变难疗，寒毒内伤，复用寒凉，非其治也。况血为寒所凝，浸入大肠间而便下，得温乃行，所以用热药其血自止。《经》曰：治病必求其本，此之谓也。胃既得温，其血不凝而自行，各守其乡矣。举此为例，可见不可偏执用寒之说，倘有遇血痢者，不可偏见以为热也。

慢性阿米巴痢疾-脾虚久痢

〖辨识要点〗① 符合慢性阿米巴痢疾诊断；② 急性阿米巴痢疾临床表现持续 2 个月以上；③ 腹痛；④ 腹泻；⑤ 糊状粪便带少量黏液及血液；⑥ 贫血；⑦ 消瘦；⑧ 阿米巴滋养体阳性；⑨ 舌红苔白脉细。

〖临床决策〗健脾解痢。

〖治疗推荐〗①《是斋百一选方》如圣饮：当归、地榆、缩砂仁、赤石脂、陈皮、石榴皮、诃子肉、甘草、罂粟壳、干姜各等分，上十味为粗末，每三钱重作一服，水一盏半，入陈霜梅一枚，煎至七分，去滓，赤痢冷服，白痢热服，赤白痢温服，年高、娠妇、小儿皆可服。忌生冷肥腻物。② 甲硝唑口服每次 0.4 g，每日 3 次，10 日为 1 个疗程。小儿每日 35 mg/kg，分 3 次口服，10 日为 1 个疗程。

〖常用药物〗当归，地榆，砂仁，赤石脂，石榴皮，诃子肉，罂粟壳，干姜，木香，黄连，人参。

〖思路拓展〗《是斋百一选方》如圣饮：治痢如圣饮，治一切痢疾，无问久新，或赤或白，或赤白相杂，日夜无度，悉能治之。绍熙壬子浙东提举黄郎中，施此药颇有效验。

肝阿米巴病-湿热肝痈证

〖辨识要点〗① 符合肝阿米巴病诊断；② 起病缓慢；③ 不规则发热；④ 盗汗；⑤ 肝脏进行性肿大；⑥ 肝区疼痛及压痛与叩击痛；⑦ 贫血；⑧ 消瘦；⑨ 阿米巴滋养体阳性；⑩ 舌红苔黄脉弦数。

〖临床决策〗清肝解毒。

〖治疗推荐〗①《古今名方》柴胡解毒汤：柴胡 20 g，黄芩 10 g，黄连 5 g，夏枯草 10 g，郁金 5 g，茵陈 10 g，广木香 5 g，姜半夏 5 g，白芍 10 g，栀子 3 g，大黄 5 g，芒硝 3 g，甘草 5 g，水煎送服恶实丸 15 粒。②《圣济总录》卷 126 恶实丸：恶实四两，麝香半两，牵牛子一两半，漏芦二两，大黄二两，薄荷二两，上为末，用羊胫骨髓打破，煎浓汁，面糊为丸，如梧桐子大，每服十五丸。③ 甲硝唑每次口服 0.4 g，每日 3 次，连服 10 日。必要时可重复使用。

〖常用药物〗柴胡，黄芩，黄连，夏枯草，郁金，茵陈，木香，半夏，白芍，栀子，大黄，恶实丸。

〖思路拓展〗《医贯·痢疾论》：大抵后重者宜下，腹痛者宜和，身重者宜除湿，脉弦者去风，脓血稠黏者以重药竭之，身冷自汗者以毒药温之，风邪内缩者宜汗之，滑泄不及拈衣者止涩之，溏为利宜温之而已。必当求其所因，辨其阴阳而治之，斯得之矣。世人一见滞下，不分寒热阴阳虚实，便以大黄汤荡涤之，是重剂也；其次以黄芩芍药汤和之，是轻剂也；香莲丸是常药也。当归芍药和其血，槟榔枳壳调其气。见有血色者红花、生地、地榆以凉其血，黄连、黄柏以清其火，朝夕更医，出入增减，不过如此，已濒于危。犹曰血色依然，腹痛未减，谁敢温补，死而无悔，伤哉伤哉。凡腹痛后重，小便短少，口渴喜冷冻饮料，大肠口燥辣，是为挟热下痢，前法固宜。若腹痛口不渴，喜热饮，小便清长，身不热，腹喜热手熨者，是为挟寒下痢，须理中姜桂温之。至于初起受病，原系热痢，迁延日久，各证不减或反加重，理当别治。竟作虚看，须用补中益气一升一补倍加参温补。如小腹重坠，切痛奔豚，此兼属少阴症，急加吴茱萸、肉桂、补骨脂、肉果，甚则加附子。如有纯血者加炒黑干姜。虚回而利自止，若必待血清利止而后补亦晚矣。世间似痢非痢者多。东垣云：饮食有伤，起居不时，损其胃气，则上升清华之气，反从下降，是为飧泄。久则太阴传少阴而为肠澼。里急后重，脓血交错，数至圊而不能即便者。专用补中益气汤为主，使升降之道行，其痢不治而自消矣。余法东垣，凡有热者加姜炒黄连，有寒者加姜桂，兼小腹痛者用建中汤，有风湿者加防风、羌活，肝气乘脾者倍柴胡加芍药、木香，滑泄者加粟壳、诃子。如此温补不愈，又当别治。《经》曰：热之不热是无火也。无火者益火之原，急补命门之火以生脾土之母，此万举万全之策也。又有一等阴虚似痢者，即五泄中大瘕泄者是也。《经》曰：里急后重，数至圊而不能便，必茎中痛。褚氏云：阴已耗而复竭之则大小便牵痛，愈痛则愈便，愈便则愈痛。其证红白相杂，里急后重，悉似痢疾。必小便短涩而痛，或不通而痛，或欲小便而大便先脱，或欲大便而小便自遗，两便牵引而痛，此肾虚之危证。急以八味地黄加补骨脂、肉豆蔻、阿胶，兼理中汤加升麻桂附，相继间服，庶可挽回。世以痢药致毙者不可枚举，其详见先天要论泄泻条内。有一等积滞已少，但虚坐努责，此为下多亡血，倍用当归为主，生血药为佐，血生自安，此是血虚阴证。后重有二，邪气坠下者圊后不减，虚努不收者圊后随减，此可以辨虚实。有一等噤口痢者，汤药入口随出，在下缠住急迫，多因热毒炽盛，逆冲胃口，胃气伏而不宣，急用黄连以吴茱萸炒过，拣去茱萸共人参等分加糯米一撮，浓煎一盏，细口一匙一匙润下，但得二三匙咽下，便不复吐矣。如吐再服。有一等寒气逆上者，用温补之药调之，其病易治。有一等休息痢者，经年累月，愈而复发，此系寒积在大肠底，诸药所不到，独巴豆一味研炒，蜡丸如龙眼大，空腹服之，再不复发，此亦通因通用之法也。不肖体素丰，多火善渴，虽盛寒，床头必置茗碗，或一夕尽数瓯，又时苦喘急，质之先生，为言此属郁火证，常令服茱连丸，无恙也。丁巳之夏，避暑檀州酷甚，朝夕坐冰盘间，或饮冷香薷汤，自负清暑良剂，孟秋痢大作，初三昼夜下百许，次红白相杂，绝无渣滓，腹胀闷，绞痛不可言，或谓宜下以大黄，先生弗顾也，竟用参术姜桂渐愈。犹白积不止服感应丸而痊。后少尝蟹螯，复泻下委顿，仍服八味汤及补剂中重加姜桂而愈。夫一身历一岁间耳。黄连苦茗，曩不辍口，而今病以纯热瘥，向非先生或投大黄凉药下之，不知竟作何状。又病室孕时喘逆不眠，用逍遥散立安。又患便血不止服补中黑姜立断，不再剂。种种奇妙，未易殚述。噫！先生隔垣见人，何必饮上池水哉？闻之善赠人者以言，其永矢勿谖者,亦以言。不肖侏儒未足为先生重,窃以识明德云尔。四明弟子徐阳泰顿首书状。世有疟后痢,有痢后疟者,夫既为疟后发泄已尽,必无暑热之毒,复为痢疾,此是元气下陷,脾气不能升举,似痢非痢也。既为痢后下多则亡血,气又随痢散,阴阳两虚,阳虚则恶寒,阴虚则恶热,故寒热交战,似疟非疟也。俱作虚论,俱用补中益气加温补,其病自愈。有一孕妇疟痢齐发,医治两月余,疟止而痢愈甚,又加腹痛饮食少进,延余视之,余曰虚寒也,以补中益气加姜桂,一服痢止太半,再一服而反加疟病大作。主人惊恐,余曰此吉兆也,向者疟之止,乃阴盛之极,阳不敢与之争。今服补阳之剂,阳气有权敢与阴战,再能助阳之力,阴自退听。方中加附子五分,疟痢齐愈。大服补剂,越三月产一子,产后甚健。大黄汤用大黄(一两锉碎)好酒二大盏,浸半日,煎至一盏半,去渣分作二服,痢止勿服。如未止再服,取利为度。芍药汤芍药一两,当归、黄连、黄芩各五钱,肉桂二钱半,大黄、甘草、槟榔、木香各一钱,上九味,每服五钱,水二钟,煎至一钟。香连丸:黄连(净二十两用吴茱萸十两同炒焦,捡去茱萸不用),木香(五两不见火),上为细末,醋糊丸如桐子大,每服三十丸,米饮下。感应丸新旧冷积并可治,此方神妙不可言,虽有巴豆不令人泻下,其积自然消化。南木香、肉豆蔻、丁香各一两半,干姜炮一两,百草霜二两,巴豆七十粒去皮心膜研去油,杏仁一百四十粒去皮尖,上前四味为末,外入百草霜研,巴豆与杏仁另研细末同和匀,用好黄蜡六两,溶化成汁,以重绢滤去渣,更以好酒一升,于砂锅内煮蜡数沸倾出,酒冷其蜡自浮于上,取蜡称用,丸用清油一两,铫内熬令香熟,次下蜡四两,同化成汁,就铫内乘热拌和前药末,捏作锭子,丸如豆大,每服三十丸,姜汤空心送下。杨子建云:世人有患疫毒痢,初得时先发寒热,忽头痛壮热,思入凉室,思吃冷水,狂言狂走,浑身肌肉疼痛,手不可着。忽下痢,或白或赤,或赤白相杂,此证难治。此系太岁在中,其年春夏之内多有寒肃之化,阳光少见,寒热二气更相交争,忽于夏月多寒热之化,寒邪犯心,水火相战,所以先发寒热,水火相犯,血变于中,所以多下赤痢如紫草色。如苋菜色者,寒邪犯心之重也。白色者尚轻,赤色者渐重,赤白相杂者气血相等,寒热之气相搏也。治诸证之法,先夺其寒,以后随证调理,万全护命方:麻黄(去根节)、肉桂(去粗皮各七钱半)、大川芎、白术各二两,藁本、独活、桔梗、防风、芍药、白芷各半两,牡丹皮、甘草各二钱半,细辛三钱三分,牵牛子一钱七分,上为细末,每服二钱,热汤调下,和渣热服。若服此药后,寒热已退,赤痢已消减,便修合第二方。诃子五枚,用面裹火煨热,去核为细末,每服二钱匕,以米汤一盏半,煎取一盏,空心和渣服。服前二方药病势已减,所下之物止余些小,或下清水,或如鸭溏,或只余些小红色,宜修合第三方以牢固大肠,还复真气。舶上硫黄一两去砂细研为末,薏苡仁二两炒研为末,上二味和匀,滴熟水为丸如桐子大,每服五十丸,空心米汤下。

疟　疾

疟疾(malaria)是疟原虫引起的寄生虫传染病。以间歇性、周期性、发作性寒战高热和大汗等为主要临床表现。

病原学：感染人类的疟原虫共有 4 种，疟原虫的发育过程需两个宿主，在人体内进行无性繁殖，在蚊体内进行有性繁殖。

病理特点：全身单核-吞噬细胞系统显著增生，肝脾肿大，脾脏充血肿大并有疟色素沉着，吞噬细胞增生活跃，晚期因结缔组织增生而更加肿大，质地变硬，甚至脾功能亢进。脾髓内网状组织纤维化，血管及血窦壁增厚，脾髓中多数为单核细胞。肝轻微肿大，肝细胞可有混浊肿胀与变性，以小叶中心为甚，kupffer 细胞大量增生，内含疟原虫和疟色素。脑型疟疾脑组织水肿，充血明显，白质内有弥漫性小出血点。显微镜检脑内微血管明显充血，管腔内充满疟原虫和疟色素。含疟原虫的红细胞常有凝聚现象，阻塞微血管引起灶状坏死与环状出血等。

典型发作疟疾-疟疾少阳证

〖辨识要点〗① 符合典型发作疟疾诊断；② 间日疟寒战高热出汗呈间日发作；③ 三日疟症状与间日疟相同但三日发作一次；④ 卵形疟与间日疟相似但症状轻持续时间较短；⑤ 恶性疟间歇性低热，继以弛张热或持续高热，热型多不规则，可每日或隔日发作，常无明显的缓解间歇；⑥ 脾脏肿大质硬；⑦ 肝脏轻度肿大压痛；⑧ 血清转氨酶可增高；⑨ 血中查到疟原虫；⑩ 舌红苔黄脉数。

〖临床决策〗清热截疟。

〖治疗推荐〗①《重订通俗伤寒论》蒿芩清胆汤：青蒿 6 g，竹茹 9 g，半夏 4.5 g，赤茯苓 9 g，黄芩 9 g，枳壳 4.5 g，陈皮 4.5 g，碧玉散 9 g，水煎送服青蒿素。② 青蒿素片剂首次 1.0 g，6～8 h 后 0.5 g，第 2、3 日各 0.5 g。③《丹溪心法》截疟青蒿丸：青蒿 250 g，冬瓜叶 50 g，肉桂 30 g，马鞭草 30 g，上药焙干为末，水丸，如胡椒大，每次 9 g，于当发之前一时服尽。④ 口服磷酸氯喹 1 g，6～8 h 再服 0.5 g，第 2～3 日各服 0.5 g，3 日总量 2.5 g。

〖常用药物〗青蒿，黄芩，枳壳，竹茹，陈皮，半夏，茯苓，常山，草果。

〖**思路拓展**〗《医贯·疟论》：或问曰，《经》云夏伤于暑，秋必病疟。前人虽备言之，旨殊未畅，盍明示诸。曰：不发于夏而发于秋，此亢则害承乃制，子来救母之义。盖暑令当权，君火用事，肺金必受伤克，火位之下，水气承之，肾水为肺之子，因母受火伤，子来承之，以制火救母，于是水火相战，阴阳交争，大胜则大复，小胜则小复，此阴阳胜复之常理，疟之所由作也。然而有病有不病者，盖邪之所凑，其气必虚，故其人元气不固者，暑邪得以乘之，所以治疟，以扶元气为主。发在夏至后处暑前者，此三阳受病，伤之浅者，近而暴也，发在处暑后冬至前者，此三阴受病，伤之重者，远而深也。发在子半之后午之前，是阳分受病，其病易愈，发于午后者，是阴分受病，其病难愈。或问曰：有一日一发，有间日一发，有三日一发，何也？曰在阳则发早，在阴则发晏，浅则日作，深则间日，夫人荣卫之气，一日一周，历五脏六腑十二经络之界分，每一界各有一舍，荣卫之有舍，犹行人之传舍也。邪气客于荣卫之舍，与日行之卫气相接则病作，离则病退，故一日一周，有止发之定期，其间日而作者，气之舍深，内薄于阴，阳气独发，阴气内着，阴与阳争不得出，故间日而作也。三日一作者，邪入于三阴也，作于子午卯酉日者少阴也，寅申己亥日者厥阴也，辰戌丑未日者太阴也。凡治疟必先问其寒热多寡而参之脉证，有寒多热少者，有热多寒少者。大抵寒热往来皆属少阳经证，治法当以小柴胡为主。若寒多者小柴胡加桂枝。有但热不寒者名曰瘅疟，有但寒不热者名曰牝疟。《金匮》云：阴气孤绝，阳气独发，则热而少气烦冤，手足热而欲呕，名曰瘅疟。邪气内藏于心肺，外舍于分肉之间，令人消烁脱肉。又云：温疟者，其脉如平。人身无寒但热，骨节疼烦，时时呕逆，以白虎加桂枝汤主之。但寒者名曰牝疟，蜀漆散主之。此寒热多寡之定法也。然亦有不可执者，当察其脉之虚实何如。若但寒者，其脉或洪实或滑，当作实热治之。若但热者，其脉或空虚或微弱，当作虚寒治之。仲景云：疟脉自弦，弦数者多热，弦迟者多寒，弦小紧者可下，弦迟者可温，弦紧者可发汗及针灸也。弦数者，风痰发也，以饮食消息止之。凡疟将发之时与正发之际，慎勿施治，治亦无效。必待阴阳并极而退，过此邪留所客之地，然后治之。且当病未发二三时前，迎而夺之可也。

脑型凶险发作疟疾-厥阴疟疾

〖**辨识要点**〗① 符合凶险发作疟疾诊断；② 急起高热；③ 剧烈头痛；④ 呕吐；⑤ 烦躁；⑥ 抽搐；⑦ 昏迷；⑧ 脑膜刺激征阳性；⑨ 血中查到疟原虫；⑩ 舌红苔黄脉弦。

〖**临床决策**〗清肝截疟。

〖**治疗推荐**〗①《圣济总录·足厥阴肝疟》知母汤：知母、地骨皮、升麻各一两，鳖甲、犀角、人参、麦冬、柴胡、石膏各二两，甘草半两、虎头骨一两半，粗捣筛，每服四钱匕，水一盏，入香豉五十粒，煎至六分，去滓温服，不计时候送服木香犀角丸。②《圣济总录·足厥阴肝疟》木香犀角丸：木香、犀角、羚羊角各一两半，升麻、玄参、猪苓、槟榔各二两半，捣筛为末，炼蜜和丸，如梧桐子大,温酒或米饮下三十丸,日再服,体热即去甘草槟榔,加大黄五两。③ 青蒿素水混悬剂,首剂肌内注射 600 mg,第 2、3 日各肌内注射 150 mg。④ 口服磷酸氯喹 1 g,6～8 h 再服 0.5 g,第 2～3 日各服 0.5 g,3 日总量 2.5 g。

〖常用药物〗乌梅,蜀漆,常山,知母,青蒿,黄芩,羚羊角,雄黄,草果。

〖思路拓展〗《医贯·疟论》:古今治疟证候,有风寒暑湿不同治疗,有汗吐下各异方术,无虑千百,不能尽述。独无痰不成疟,无食不成疟,深得致疟之因。无汗要有汗,散邪为主;有汗要无汗,扶正气为主。深得治疟之法。以青皮饮一方治秋时正疟,随证加减,屡用屡效。若胃中有郁痰伏结者以草果饮一服即愈。服前方不应当以补中益气汤,倍柴胡加半夏生姜。养正而邪自除。薛立斋先生云:凡人久疟诸药不效,以补中益气汤加半夏,用人参一两、煨姜五钱,此不截之截也,一服即愈。仁斋云:有人脏腑久虚,大便常滑,忽得疟疾,呕吐异常,以二陈加人参、白豆蔻,进一二服,病患自觉气脉顿平,寒热不作。盖白豆蔻流行三焦,元气荣卫一转,寒热自平,继今遇有呕吐发疟之证,或其人素虚者,慎勿用常山等药。以上专论秋时正疟之法也。世间似疟非疟者多,世人一见寒热往来,便以截疟丹施治,一截不止则再截,再截而止,止而复发复截,以致委顿,甚或因而致毙者有之,是不可不辨也。《经》曰:阳虚则恶寒,阴虚则恶热。阴气上入于阳中则恶寒,阳气下陷于阴中则恶热。凡伤寒后大病后产后劳瘵等证,俱有往来寒热,似疟非疟,或一日二三度发,并作虚治。但有阳虚阴虚之别,阳虚者补阳如理中汤、六君子汤、补中益气汤加姜桂,甚则加附子。诸方中必用升麻柴胡,以提出阴中之阳,水升火降而愈。医书中有论及之者矣。至于阴虚者,其寒热亦与正疟无异,而阴疟中又有真阴真阳之分,人所不知。《经》曰:昼见夜伏,夜见昼止,按时而发,是无水也。昼见夜伏,夜见昼止,倏忽往来,时作时止,是无火也。无水者壮水之主以镇阳光,六味汤主之。无火者益火之原以消阴翳,八味汤主之。世人患久疟而不愈者,非疟不可愈,乃治之不如法也。丹溪云:夜发者邪入阴分宜用血药引出阳分,当归、川芎、红花、生地、黄柏治之。亦未及真阴真阳之至理,遍考诸书疟论,并未能露其意。且余常试有神验,故特表而出焉。余见发疟有面赤口渴者,俱作肾中真阴虚治,无不立应。凡见患者寒来如冰,热来如烙,惟面赤如脂,渴欲饮水者,以六味地黄加柴胡、芍药、肉桂五味,大剂一服便愈。有渴甚者,每发时饮汤不绝,必得五六大壶方可,余以六味丸一料,内肉桂一两,水十碗,作四砂锅,煎五六碗,以水探冷,连进代茶,遂熟睡渴止而热愈。

过高热型凶险发作疟疾-阳明疟疾

〖辨识要点〗① 符合凶险发作疟疾诊断;② 持续高热 41℃ 以上;③ 皮肤绯红干燥;④ 呼吸困难;⑤ 烦躁谵妄;⑥ 血中查到疟原虫;⑦ 口渴引饮;⑧ 腹满便秘;⑨ 舌红苔黄脉洪数。

〖临床决策〗通腑截疟。

〖治疗推荐〗①《伤寒论》大承气汤合白虎汤：大黄四两，厚朴半斤，枳实五枚，芒硝三合，知母六两，石膏一斤，甘草二两，粳米六合，水煎分次送服蒿甲醚。②蒿甲醚口服总剂量640 mg，分7日口服，每日1次，每次80 mg，首剂加倍。青蒿琥酯口服总剂量800 mg，分7日口服，每日1次，每次100 mg，首剂加倍。双氢青蒿素口服总剂量480 mg，分7日口服，每日1次，每次60 mg，首剂加倍。③《丹溪心法》截疟青蒿丸：青蒿250 g，冬瓜叶50 g，肉桂30 g，马鞭草30 g，上药焙干为末，水丸，如胡椒大，每次9 g，于当发之前一时服尽。④口服磷酸氯喹1 g，6～8 h再服0.5 g，第2～3日各服0.5 g，3日总量2.5 g。

〖常用药物〗大黄，厚朴，芒硝，石膏，知母，乌梅，蜀漆，常山，青蒿，黄芩，雄黄，草果。

〖思路拓展〗《医贯·疟论》：又有恶寒恶热如疟无异，面赤如脂，口渴不甚，吐痰如涌，身以上热如烙，膝以下自觉冷，此真阳泛上，肾虚之极，急以附子八味地黄汤，大剂冷冻饮料而热退，继以人参建中汤调理。加减地黄方，肾肝同治之法：熟地四钱、山药二钱、山茱萸肉二钱、牡丹皮钱半、茯苓钱半、泽泻一钱、五味子一钱、柴胡一钱、芍药一钱、肉桂一钱，水三钟，煎一钟服。八味地黄方：即六味地黄分两外加附子一钱、肉桂一钱。补中益气汤加半夏方：人参、黄芪、甘草、当归、白术、柴胡、升麻、陈皮、半夏，加煨姜。六味丸方：熟地八两、山药四两、山茱萸四两、牡丹皮三两、茯苓三两、泽泻三两，加肉桂一两。建中汤方：人参一钱、芍药二钱、甘草一钱、肉桂七分、大枣、饴糖。又有一等郁证似疟者，其寒热与正疟无异，但其人口苦呕吐清水或苦水，面青胁痛耳鸣脉涩，须以逍遥散加茱连贝母倍柴胡，作一服，继以六味地黄加柴胡芍药调理而安。至于三阴疟者，惟太阴疟当用理中汤，必加肉桂。若少阴厥阴，非八味地黄不效。逍遥散治郁疟：柴胡一钱、芍药一钱、陈皮一钱、牡丹皮一钱、茯神一钱、当归一钱、白术一钱、贝母一钱、薄荷七分、黄连五分（每一两用吴茱萸二钱水拌炒焦色合用）。青皮饮：青皮、厚朴、白术、柴胡、草果仁、茯苓、黄芩、半夏、甘草，此方以柴胡为主，大抵寒热往来属少阳经证，故用以为君，草果、厚朴所以化食，青皮、半夏所以祛痰。寒多者可加肉桂，热多者可加黄连。草果饮：治脾胃有郁痰伏涎者。元气壮强者可用。虚者莫用。草果、常山、知母、乌梅、槟榔、甘草、穿山甲。赵以德云：知母性寒入足阳明药，用治阳明独盛之火热，使其退就太阴也。草果性温药治足太阴独盛之寒，使其居于阳明也。二经合和，则无阴阳交错之变，是为君。常山主吐胸中痰结是为臣，甘草和诸药，乌梅去痰，槟榔除痰癖破滞气，是佐药。穿山甲者以其穿山而居，遇水而入，则是出阴入阳，穿其经络于荣分以破暑结之邪，为之使也。白虎汤加桂方治瘅疟。若脉虚弱不宜。石膏一斤、知母六两、甘草二两、桂枝去皮三两、糯米二合，每服五钱。蜀漆散治牝疟见《金匮》。蜀漆烧去腥、云母烧三夜、龙骨各等分，上为散，未发前，以浆水服半钱匕，如温疟加蜀漆一钱，临发时服一钱匕。牡蛎汤治牝疟：牡蛎四两熬、麻黄去节、蜀漆各三两，甘草二两，水八升，先煮蜀漆麻黄去沫，得六升，内诸药，煮取二升，温服一升，若吐则勿更服。理中汤专治大阴疟，必加肉桂一钱乃效。人参二钱、白术二钱、干姜钱半、炙甘草一钱。

胃肠型凶险发作疟疾-太阴疟疾

【辨识要点】① 符合胃肠型凶险发作疟疾诊断；② 高热；③ 寒战；④ 恶心；⑤ 呕吐；⑥ 腹痛；⑦ 腹泻；⑧ 肾功能衰竭；⑨ 舌红苔黄脉数；⑩ 血中查到疟原虫。

【临床决策】清脾疟疾。

【治疗推荐】①《医林绳墨大全》卷1截疟煎：常山一钱，槟榔三钱，柴胡七分，白术一钱，当归七分，陈皮五分，甘草三分，茯苓七分，黄芪一钱，人参五分，水煎送服。截后以柴苓汤加青皮饮调理脾胃，消导。② 青蒿琥酯口服总剂量800 mg，分7日口服，每日1次，每次100 mg，首剂加倍。双氢青蒿素口服总剂量480 mg，分7日口服，每日1次，每次60 mg，首剂加倍。③《丹溪心法附余》十将军丸：三棱、莪术、青皮、陈皮各30 g，草果、常山各60 g，砂仁、槟榔、乌梅、半夏各30 g，上药先将常山、草果二味锉碎，用酒、醋各250 ml浸一夜，后入余药同浸至晚，煮干，取出晒干或焙干，为末，酒醋各半打糊为丸，如梧桐子大，每服30丸，每日3次。④ 口服磷酸氯喹1 g，6～8 h再服0.5 g，第2～3日各服0.5 g，3日总量2.5 g。

【常用药物】常山，槟榔，柴胡，白术，当归，陈皮，茯苓，黄芪，人参，青蒿素，十将军丸。

【思路拓展】①《圣济总录·诸疟统论》：论曰夏伤于暑，秋成痎疟。该于时而作也。方夏之时，阴居于内，暑虽入之，势未能动，候得秋气，阳为之变动，汗出遇风，乃成此疾，故曰痎疟。皆生于风，蓄作有时，其气阴阳上下交争，虚实更作，阴阳相移也，阳并于阴，则阴实而阳虚，阳明虚则寒栗鼓额。巨阳虚则腰背头项痛。三阳俱虚，则阴气胜。阴气胜则骨寒而痛。寒生于内，故中外皆寒。阳盛则外热，阴虚则内热，内外皆热，则喘而渴。故欲冷冻饮料，皆得之夏伤于暑，热气盛藏于皮肤之内。肠胃之外，此营气之所舍也。令人汗孔疏，腠理开。因得秋气汗出遇风，及得之于浴，水气舍于皮肤之内，与卫气并居。卫气者，昼行于阳，夜行于阴，此气得阳而外出，得阴而内薄，内外相薄，是以日作，其间日作者，其气之所舍深也。其作之早晏者，随风府日下一节也。是以或先寒后热，或先热后寒，或但热无寒，又或本于痰，或本于瘴，或本于鬼神，或本于邪气，大概外传经络，内入五脏，证既不同，治法亦异。治疟者不辨阴阳虚实，概以吐药投之，有非痰实而真气受弊者固多矣。《内经》论五脏诸经之疟，本以刺法补泻，其寒热先后，与夫发止早晏，又皆不同，明邪气所传，不可一概论。今备载诸证，参以治法之轻重，要在随证而治，庶乎无一曲之蔽也。②《冯氏锦囊秘录》三疟神方：神治年久不愈，服之即止。人参八分、白术一钱、青皮四分、陈皮六分、猪苓四分、泽泻四分、甘草三分、柴胡六分、黄芩八分、茯苓八分、半夏八分、常山六分、草果六分、姜皮三片、大枣二枚，水煎七分，发日五更服。

弓形虫病

弓形虫病(toxoplasmosis)是弓形虫感染引起的人兽共患性原虫疾病。

病原学：弓形虫是专性细胞内寄生的原虫，生活周期需要两个宿主：中间宿主和终末宿主。中间宿主为哺乳动物、鱼类、鸟类、昆虫类和人，终末宿主为猫和猫科动物。发育过程包括两个阶段5个期。两个发育阶段为无性生殖和有性生殖。5个期包括：滋养体、包囊、裂殖体、配子体和卵囊。中间宿主体内只出现滋养体和包囊，终宿主体内5个期均存在。不同发育阶段的弓形虫抵抗力有明显不同。滋养体对温度和一般消毒剂都很敏感；包囊的抵抗力较强；卵囊对酸、碱和常用消毒剂抵抗力较强，对热抵抗力弱，80℃ 1 min 即死亡。

病理特点：高度滤泡增生，生发中心边缘细胞质呈嗜酸变性，组织巨噬细胞不规则积聚。单一或多发性坏死灶，呈坏死性视网膜炎，随后出现肉芽肿性脉络膜炎、虹膜睫状体炎、白内障和青光眼，并有炎性细胞浸润。病灶中可见滋养体和包囊。脑可表现为局灶性或弥漫性脑膜脑炎，伴有坏死和小神经胶质细胞结节。先天性弓形虫尚可见脑室周围钙化灶、脑积水等。

先天性弓形虫病-虫痫证

〖辨识要点〗① 符合先天性弓形虫病诊断；② 斜视；③ 失明；④ 癫痫；⑤ 智力低下；⑥ 发热；⑦ 黄疸；⑧ 多形性皮疹；⑨ 检出弓形虫滋养体或包囊；⑩ 舌红苔白脉弦。

〖临床决策〗驱虫除痫。

〖治疗推荐〗①《圣济总录·小儿诸痫》牛黄煎：牛黄、人参、犀角、硼砂、茯苓、薄荷、乳香，捣研为末，用蜜于银器内，熬成煎，每服皂子大，煎人参汤化，每日三次送服胆矾丸 20 粒。②《小儿药证直诀》卷下胆矾丸：胆矾 3 g(为粗末)，绿矾 60 g，大枣 14 枚，好醋 600 ml，使君子 60 g，枳实 90 g，黄连、诃黎勒各 30 g(并为粗末)，巴豆 2～7 枚，上五味同炒黑，约三分干，夜明砂 30 g，虾蟆灰 30 g，苦楝根皮 15 g，上三味同炒，待干，再与前五物共捣为末，和匀为丸如绿豆大。每服 20～30 丸，米汤或温开水送下，不拘时候。③ 螺旋霉素成人每日 2～3 g，儿童每日 50～100 mg/kg，分 4 次口服。3 周为 1 个疗程，间隔 1 周，再服 1 个疗程。适于孕妇。

〖常用药物〗牛黄，人参，犀角，硼砂，乳香，胆矾，绿矾，使君子，黄连，诃黎勒，巴豆，夜明砂,虾蟆灰,苦楝根皮,鹤虱,野狼毒,白蔹,雷丸,贯众。

〖思路拓展〗①《圣济总录·九虫统论》:论曰虫与人俱生,而藏于幽隐,其为害也,盖本于正气亏弱,既食生冷,复感风邪,所以种种变化以至蕃息,初若不足畏,而其甚可以杀人,善摄生者,薄滋味,节嗜欲,畚去三尸,防患于未然,彼九虫亦将销铄于冥冥之中,惟未进此道,则攘孽剔蠹,无使滋蔓,盖有药存焉。②《小儿药证直诀》安虫散:胡粉、槟榔、川楝子、鹤虱各二两,白矾一分,干漆二分,雄黄一分,巴豆霜一分,上为细末,每服一字,大者半钱,温米饮调下。

获得性弓形虫病-虫瘰证

〖辨识要点〗① 符合获得性弓形虫病诊断;② 淋巴结炎;③ 淋巴结肿大质硬;④ 发热;⑤ 全身不适;⑥ 夜间盗汗;⑦ 关节肌肉疼痛;⑧ 皮疹;⑨ 头痛咽痛;⑩ 检出弓形虫滋养体或包囊。

〖临床决策〗驱虫消瘰。

〖治疗推荐〗①《外科百效》二陈消核汤:陈皮、半夏、茯苓、防风、白芷、贝母、天麻、夏枯草、山慈菇、连翘、海藻、枳实、黄芩、桔梗、前胡,水煎送服贯众丸 10 粒。②《圣济总录·九虫》贯众丸:贯众、石蚕各一两一分,野狼牙、藜芦、蜀漆、白僵蚕、厚朴,捣罗为末,炼蜜和为剂,更于臼内,入酥少许,杵令匀熟,丸如梧桐子大,每服十丸。③ 螺旋霉素成人每日 $2\sim3$ g,儿童每日 $50\sim100$ mg/kg,分 4 次口服。3 周为 1 个疗程,间隔 1 周,再服 1 个疗程。适于孕妇。

〖常用药物〗牛黄,乳香,胆矾,绿矾,使君子,黄连,诃黎勒,巴豆,夜明砂,虾蟆灰,苦楝根皮,鹤虱,野狼毒,白蔹,雷丸,贯众。

〖思路拓展〗《诸病源候论·九虫病诸候》:九虫者,一曰伏虫,长四分;二曰蛔虫,长一尺;三曰白虫,长一寸;四曰肉虫,状如烂杏;五曰肺虫,状如蚕;六曰胃虫,状如虾蟆;七曰弱虫,状如瓜瓣;八曰赤虫,状如生肉;九曰蛲虫,至细微,形如菜虫。伏虫,群虫之主也。蛔虫,贯心则杀人。白虫相生,子孙转多,其母转大,长至四五尺,亦能杀人。肉虫,令人烦满。肺虫,令人咳嗽。胃虫,令人呕吐,胃逆喜哕。弱虫,又名膈虫,令人多唾。赤虫,令人肠鸣。蛲虫,居胴肠,多则为痔,极则为癞,因人疮处以生诸痈、疽、癣、疥、龋虫,无所不为。人亦不必尽有,有亦不必尽多,或偏有,或偏无者。此诸虫根据肠胃之间,若腑脏气实,则不为害,若虚则能侵蚀,随其虫之动而能变成诸患也。

黑热病

黑热病(kala-azar)是杜氏利什曼原虫引起的慢性地方性传染病。以长期不规则发热、消瘦、贫血、进行性肝脾肿大、全血细胞减少及血浆球蛋白增高为主要临床表现。

病原学：杜氏利什曼原虫无鞭毛体见于人和其他哺乳动物体内，呈圆形或椭圆形，直径2.4～5.2 μm，寄生于单核-吞噬系统内。前鞭毛体见于白蛉消化道，呈纺锤形，前端有游离的鞭毛，长度11～16 μm。

病理特点：脾脏肿大，巨噬细胞增生，内含大量无鞭毛体。肝脏轻中度肿大，星状细胞及肝窦内的巨噬细胞充满大量无鞭毛体。肝细胞萎缩和脂肪变性，汇管区有纤维组织增生，形成胆汁性肝硬化。纤维组织伸展到肝小叶内致小叶内肝硬化。骨髓组织高度增生，呈暗红色，脂肪明显减少。巨噬细胞大量增生，充满无鞭毛体，而中性粒细胞、嗜酸性粒细胞及含血小板的巨核细胞减少，中幼粒细胞及有核红细胞增多。淋巴结轻中度肿大，其皮质及髓质内均可找到含无鞭毛体的巨噬细胞，浆细胞增多。

典型黑热病-主客交证

〖辨识要点〗① 符合典型黑热病诊断；② 长期不规则发热；③ 皮肤粗糙色素加深；④ 肝脾肿大；⑤ 淋巴结肿大；⑥ 贫血消瘦；⑦ 血小板减少及出血；⑧ 利杜体培养阳性；⑨ 舌暗红；⑩ 脉沉涩。

〖临床决策〗逐瘀抗戾。

〖治疗推荐〗①《温疫论》三甲散：鳖甲、龟甲各一钱，穿山甲五分，蝉蜕五分，僵蚕五分，牡蛎五分，䗪虫三个，白芍药七分，当归五分，甘草三分，水二钟煎八分，沥渣温服。若素有老疟或痎疟者加牛膝一钱、何首乌一钱；胃弱欲作泻者宜九蒸九晒；若素有郁痰者加贝母一钱；有老痰者加瓜蒌霜五分；善呕者勿用；若咽干作痒者加天花粉、知母各五分；若素燥咳者加杏仁一钱五分；若素有内伤瘀血者，倍虫，如无虫，以干漆五分及桃仁一钱代之。服后病减半勿服，当尽调理法。②《金匮要略》鳖甲煎丸：鳖甲、赤硝各十二分，葶苈、半夏、人参各一分，桃仁、瞿麦各二分，乌扇、黄芩、鼠妇、干姜、大黄、桂枝、石韦、阿胶、紫葳、厚朴三分，蜂巢四分，芍药、牡丹、䗪虫各五分,柴胡、蟋蟀各六分,二十三味为末,取锻灶下灰一斗,清酒一斛五斗,浸灰,候酒尽一半,着鳖甲于中,煮令泛烂如胶漆,绞取汁,内诸药煎为丸如梧子大,空心服七丸,日三服。③ 葡萄糖酸锑 90～130 mg/kg,儿童 150～200 mg/kg,分 6 次静脉或肌内注射,每日 1 次。

〖常用药物〗鳖甲,龟甲,穿山甲,蝉蜕,僵蚕,牡蛎,䗪虫,白芍,当归。

〖思路拓展〗《温疫论·主客交》:凡人向有他病羸,或久疟,或内伤瘀血,或吐血、便血、咳血,男子遗精白浊、精气枯涸,女人崩漏带下、血枯经闭之类,以致肌肉消烁,邪火独存,故脉近于数也。此际稍感疫气,医家病家,见其谷食暴绝,更加胸膈痞闷、身疼发热,彻夜不寐,指为原病加重,误以绝谷为脾虚,以身痛为血虚,以不寐为神虚,遂投参、术、归、地、茯神、枣仁之类,愈进愈危。知者稍以疫法治之,发热减半,不时得睡,谷食稍进,但数脉不去,肢体时疼,胸胁锥痛,过期不愈。医以杂药频试,补之则邪火愈炽,泻之则损脾坏胃,滋之则胶邪愈固,散之则经络益虚,疏之则精气愈耗,守之则日消近死。盖但知其伏邪已溃,表里分传,里证虽除,不知正气衰微,不能托出,表邪留而不去,因与血脉合而为一,结为痼疾也。肢体时疼者,邪与荣气搏也;脉数身热不去者,邪火并郁也;胁下锥痛者,火邪结于膜膈也;过期不愈者,凡疫邪交卸,近在一七,远在二七、甚至三七,过此不愈者,因非其治,不为坏证即为痼疾也。夫痼疾者,所谓客邪胶固于血脉,主客交浑,最难得解,且愈久益固,治法当乘其大肉未消、真元未败,急用三甲散,多有得生者。更附加减法,随其素而调之。

皮肤型黑热病-皮结红斑证

〖辨识要点〗① 符合皮肤型黑热病诊断;② 黑热病史;③ 皮肤结节;④ 丘疹;⑤ 红斑;⑥ 病程长达数年;⑦ 血小板减少及出血;⑧ 利杜体培养阳性;⑨ 舌红苔白;⑩ 脉浮涩。

〖临床决策〗解毒化斑。

〖治疗推荐〗①《慈航集》玄参化毒饮:玄参八钱,麦冬五钱,桔梗、僵蚕各三钱,生甘草、连翘、升麻、荆芥各一钱半,水煎送服必胜丸十粒。②《三因极一病证方论》卷 10 必胜丸:鲫鱼 1 个(去肠、肚并子,以雄黄 1 粒鸡子大、硇砂 3 g,入鱼腹内,将鱼仰放于炭火上,烧烟尽取出)全蜈蚣 1 条、蓬术 15 g、栀子 5 个、皂角 2 挺(并烧)、蓖麻子 5 个(去皮,灯上烧)、黄明胶 10 g、皂角 2 挺(去皮,酥炙),上为末,别用皂角 2 挺,去皮捣碎,以水 750 ml 揉汁,去滓,煮精羊肉 120 g 烂软,入轻粉 0.03 g,乳汁 15 ml,同研成膏,和药末,丸如绿豆大,朱砂为衣。每服 10 丸。③ 葡萄糖酸锑钠 90～130 mg/kg,儿童 150～200 mg/kg,分 6 次静脉或肌内注射,每日 1 次。

〖常用药物〗玄参,麦冬,僵蚕,姜黄,连翘,升麻,荆芥,必胜丸。

〖思路拓展〗《圣济总录·诸注统论》:论曰:诸注者邪气所注也,皆因精神衰弱,经络空虚,伤于风寒暑湿,饮食劳倦,或感生死之气,或挟鬼物之精,初为中恶客忤猝死诸尸之类,虽或暂瘥,必有邪气伏于经脉,流传腑脏,深挟骨髓,经久不已,皆成注病,变状多端,时发时瘥,令人昏闷,无不病处,若因风寒暑湿之邪所注者,则为风注寒注凉注冷注温注湿注之病,若因饮食劳倦之邪所注者,则为食注饮注酒注水注之病,若因感生死之气,而为其邪所注者,则为丧注哭注转注之病,若因挟鬼物之精,而为其邪所注者,则为鬼注邪注尸注殃注之病,犯土禁成注者,为土注,产后得注者,为产注,虚劳所成者为劳注,邪气外侵为邪注,凡此诸注,以受病之因为名也,邪注于肺,则为气注,邪注于营,则为血注,久注不已,伤损骨髓,则为骨注,凡此诸注,以病之所在为名也,又有石注者,言其牢强如石,走注者,言其游走无常,凡此诸注,以病之形变为名也,名类虽多,各有形证,合而言之。皆注病也,治注病者,欲辨是非,但复纸于痛处,烧发令焦,投于纸上,若发粘纸者,注气引之也,不粘者非注也,审知其因,随证治之,无专门者,通用诸注法调之,诸注之脉,浮大者可治,细而数者难治。

淋巴结黑热病-淋巴瘰疬证

【辨识要点】① 符合淋巴结黑热病诊断;② 无黑热病史;③ 全身浅表淋巴结肿大如花生米大小;④ 局部无红肿压痛;⑤ 肝脾不大或轻度肿大;⑥ 一般情况良好;⑦ 利杜体培养阳性;⑧ 舌红苔黄脉沉。

【临床决策】解毒消瘰。

【治疗推荐】①《兰室秘藏》卷下柴胡通经汤:柴胡、连翘、当归、生甘草、黄芩、牛蒡子、京三棱、桔梗各0.6 g,黄连1.5 g,红花少许,水煎送服蓖麻子丸1粒。②《圣济总录》卷127蓖麻子丸:蓖麻子1 000颗(半生用,半瓦内炒令烟起),矾石一两(瓦上熔3～5沸,放冷研),黑豆6颗(3粒生用,3粒瓦上炒熟),上并不得犯铁器,细杵匀烂丸如皂子大,每服1丸。③ 葡萄糖酸锑钠成人90～130 mg/kg,儿童150～200 mg/kg,均分6次静脉或肌内注射,每日1次。

【常用药物】柴胡,连翘,当归,黄芩,牛蒡,三棱,黄连,红花,蓖麻子丸。

【思路拓展】《圣济总录·走注》:论曰:走注者,风邪客于卫气也,风善行而数变,卫气之行,剽疾滑利,邪气相搏,则淫溢皮肤,去来击痛,游走无常,故名走注也。治久患走注气疼痛,乌头散方:乌头炮裂去皮脐、炒曼陀罗子、炒地龙、牛膝酒浸切焙各半两,上四味,捣罗为散,温酒调半钱匕,日再服。台恶风走注,天雄散方:天雄炮裂去皮脐、莽草、桂去粗皮、蜀椒去目及闭口炒出汗、虎头骨涂酥炙,捣研为散,每服一钱匕,温酒调下,不拘时候。治走注风毒,疼痛流移不定,蒸熨方:芥子一升蒸熟曝干为末、铅丹二两,上二味和匀,以疏布袋盛,分两处,更互蒸熨痛处。治走注恶气偏僻,皮肤疼痛如锥刺,背胛牵强,伏连羸瘦发渴,牛黄丸方:牛黄研一两、人参、沉香、木香、枳壳、前胡去苗各一两半,麝香,上一十味,捣研为末,炼蜜为丸,如小豆大,每服空心米饮下二十丸,日再服。治走注疼痛,如锥刺皮肤,风气心腹四肢疼痛,枳壳丸方:枳壳、厚朴各一两,犀角镑半两,桑根白皮炙锉一两,黄芪锉醋拌炒,上八味,捣罗为末,炼蜜为丸,如小豆大,空心酒下二十丸。治五尸鬼邪,走注疼痛,及风气,五香散方:沉香、丁香、木香、麝香、薰陆香、鬼箭羽、当归、没药、肉豆蔻各三分,犀角尖双仁麸炒,丹砂、安,捣研为细散,汤饮或酒,调服一钱匕,日再服。治久患走注疼痛,蛇床子散方:蛇床子、莨菪子、芸薹子、胡荽子、芫花各一两,上五味,捣罗为细散,生姜自然汁煮面糊调,先用白矾汤洗痛处,后贴之。

日本血吸虫病

日本血吸虫病(schistosomiasis japonica)是日本血吸虫寄生于门静脉系统所引起的寄生虫性传染病。急性期以发热及腹痛腹泻与肝肿大与压痛等为主要临床表现。慢性期以肝脾肿大或慢性腹泻等为主要临床表现。晚期以门静脉周围肝纤维化为主及肝硬化门脉高压症等主要临床表现。

病原学：日本血吸虫成虫雌雄异体寄生门静脉系统，虫卵沉积宿主肠黏膜及肝组织内。虫卵入水后25～30℃ 2～24 h孵化成为毛蚴。接触疫水时尾蚴迅速从皮肤或黏膜钻入血管随血流经肺到达肝脏。

病理特点：结肠黏膜炎症、充血、水肿及黏膜下层有黄色的虫卵结节，部分破溃后形成溃疡，可排脓血便。慢性期纤维组织增生，肠壁增厚，引起肠息肉及结肠狭窄诱发肠梗阻。息肉增生可并发结肠癌。早期肝脏肿大表面见粟粒状黄色虫卵结节。晚期门静脉分支周围与门静脉区纤维组织增生，肝纤维化。肝表面有粟粒状虫卵结节及结缔组织沟纹。门脉周围硬化门静脉肝血窦前阻塞引起门脉高压，脾脏阻塞性充血肿大，纤维组织增生，脾功能亢进，胃底静脉曲张引起上消化道出血。

急性血吸虫病-少阳虫毒证

〖辨识要点〗① 符合急性血吸虫病诊断；② 发热38～40℃之间；③ 荨麻疹及血管神经性水肿；④ 淋巴结与肝脾肿大；⑤ 支气管哮喘；⑥ 腹痛腹泻及黏液脓血便；⑦ 轻度咳嗽咳痰；⑧ 肺纹理增多；⑨ 检出血吸虫卵和毛蚴；⑩ 舌红苔黄脉数。

〖临床决策〗驱虫和胆。

〖治疗推荐〗①《医学入门》卷7苦楝根汤：苦楝根9 g，黑豆20粒，水煎送服狼牙丸10丸。②《医心方》狼牙丸：狼牙、芫荑、白蔹、狗脊、干漆各四分，治下筛为丸如豌豆大，每服10丸。③ 吡喹酮成人总剂量120 mg/kg，儿童总剂量140 mg/kg，4～6日疗法，每日剂量分2～3次口服。

〖常用药物〗南瓜子，鸦胆子，九连灯，九莲灯，九仙草，苦楝菌，马鞭草，麻柳叶，南瓜子，千金坠,千金子,石柑子,松萝,乌柏,小茴香,鸭跖草,野牡丹根,槟榔,葫芦壳。

〖**思路拓展**〗明代吴昆《医方考》:腹胀有形块,按之而痛不移,口不恶食,小便自利,大便黄色,面黄肌错者,血证谛也,此丸与之。腹胀有形块,按之而痛移者,气与火也。今痛不移,则属有形矣。然食与血皆有形,食而腹胀则恶食,今不恶食,则知其为血矣。小便自利者,血病而气不病也;大便色黑者,病属于阴也;面黄肌错者,血病则不能荣养其容,濡泽其肤,故令萎黄甲错耳。大黄,攻下之品也,引以干漆、虻虫、蛴螬、水蛭、䗪虫、桃仁之辈,则入血而攻血;芍药、地黄生新血于去瘀之际;杏仁、甘草致新气于逐败之余;而黄芩之苦,又所以厚肠坚胃,而不为攻下所伤耳。

慢性血吸虫病-厥阴虫毒证

〖**辨识要点**〗① 符合慢性血吸虫病诊断;② 腹泻腹痛;③ 黏液脓血便及里急后重;④ 贫血;⑤ 消瘦;⑥ 肝脏肿大质地中等;⑦ 脾脏肿大;⑧ 下腹痞块;⑨ 检出血吸虫卵和毛蚴;⑩ 舌红苔黄脉弦。

〖**临床决策**〗驱虫和肝。

〖**治疗推荐**〗①《伤寒论》乌梅丸:乌梅三百个、细辛六两、干姜十两、黄连一斤、当归四两、附子六两、蜀椒四两、桂枝六两、人参六两、黄柏六两,右十味捣筛,合治之,以苦酒渍乌梅一宿,去核,蒸之五升米下,饭熟,捣成泥,和药令相得,内臼中,与蜜,杵二千下,丸如梧桐子大,先食饮,服十丸,日三服,稍加至二十丸。② 吡喹酮成人总剂量 60 mg/kg,体重以 60 kg 为限;儿童体重＜30 kg,总剂量 70 mg/kg,2 日疗法,每日剂量分 2～3 次口服。

〖**常用药物**〗乌梅,细辛,干姜,黄连,当归,附子,蜀椒,桂枝,人参,黄柏,南瓜子,鸦胆子,九连灯,九莲灯,九仙草,苦楝菌。

〖**思路拓展**〗张石顽《张氏医通·诸伤门》:举世皆以参、芪、归、地等以补虚,仲景独以大黄䗪虫丸补虚,苟非神圣,不能行是法也。夫五劳七伤,多系劳动不节,气血凝滞,郁积生热,致伤其阴,世俗所称干血劳是也。所以仲景乘其元气未离,先用大黄、䗪虫、水蛭、虻虫、蛴螬等蠕动吸血之物,佐以干漆、生地、桃仁、杏仁行去其血,略兼甘草、芍药以缓中补虚,黄芩开通瘀热,酒服以行药势,待干血行尽,然后纯行缓中补虚之功。

巨脾型晚期血吸虫病-太阴虫毒证

〖**辨识要点**〗① 符合巨脾型晚期血吸虫病诊断;② 巨脾;③ 肝硬化;④ 门静脉高压;⑤ 脾功能亢进;⑥ 血小板减少及贫血;⑦ 白细胞减少;⑧ 出血倾向;⑨ 检出血吸虫卵和毛蚴;⑩ 舌

暗苔白脉涩。

〖临床决策〗软坚消癥。

〖治疗推荐〗①《太平惠民和剂局方》五积散：白芷、枳壳、麻黄、苍术、干姜、桔梗、厚朴、甘草、茯苓、当归、肉桂、川芎、芍药、半夏、陈皮，水煎送服八仙妙应丹四钱或鳖甲煎丸。②《丹溪心法附余》八仙妙应丹：槟榔十二两，雷丸、锡灰、芜荑、木香、锦纹大黄、使君子各一两，黑丑头末三两，上为细末，加葱白一斤，煮沸，露一宿，为丸，如粟米大，每服四钱。③ 吡喹酮成人总剂量 60 mg/kg，体重以 60 kg 为限；儿童体重＜30 kg，总剂量 70 mg/kg，2 日疗法，每日剂量分 2～3 次口服。

〖常用药物〗鳖甲煎丸，八仙妙应丹，南瓜子，鸦胆子，九连灯，九莲灯，九仙草，苦楝菌。

〖思路拓展〗清代王晋三《绛雪园古方选注·中卷》：仲景治以大黄䗪虫丸，君以大黄，从胃络中宣瘀润燥，佐以黄芩清肺卫，杏仁润心营，桃仁补肝虚，生地滋肾燥，干漆性急飞窜，破脾胃关节瘀血，虻虫性升入阳分破血，水蛭性下入阴分逐瘀，蛴螬去两胁下坚血，䗪虫破坚通络行伤，确有神功，故方名标而出之，芍药，甘草扶脾胃，解药毒。缓中补虚者，缓舒也，绰也，指方中宽舒润血之品而言也。

腹水型晚期血吸虫病-虫毒臌胀证

〖辨识要点〗① 符合腹水型晚期血吸虫病诊断；② 腹水臌胀；③ 肝硬化；④ 门静脉高压；⑤ 低蛋白血症；⑥ 下肢水肿；⑦ 上消化道出血；⑧ 肝性脑病；⑨ 检出血吸虫卵和毛蚴；⑩ 舌淡苔白脉迟。

〖临床决策〗驱虫消臌。

〖治疗推荐〗①《千金备急要方》温脾汤：大黄五钱、当归、干姜各三钱、附子、人参、芒硝、甘草各二钱，水煎送服大黄䗪虫丸五丸。②《金匮要略·血痹虚劳病脉证并治第六》大黄䗪虫丸：大黄十分(蒸)，黄芩二两，甘草三两，桃仁一升，杏仁一升，芍药四两，干地黄十两，干漆一两，虻虫一升，水蛭百枚，蛴螬一升，䗪虫半升，右十二味，末之，炼蜜和丸小豆大，酒饮服五丸，日三服。③ 吡喹酮成人总剂量 60 mg/kg，体重以 60 kg 为限；儿童体重＜30 kg，总剂量 70 mg/kg，2 日疗法，每日剂量分 2～3 次口服。

〖常用药物〗半边莲，灯盏细辛，鳖甲煎丸，八仙妙应丹，南瓜子，鸦胆子，九连灯，九莲灯，九仙草，苦楝菌。

〖思路拓展〗《金匮要略论注》：五劳者，血、气、肉、骨、筋各有虚劳病也，然必至脾胃受伤而虚乃难复。故虚极则羸瘦，大肉欲脱也；腹满，脾气不行也；不能饮食，胃不运化也。其受病之源，则因食、因忧、因饮、因房室、因饥、因劳、因经络荣卫气伤不同，皆可以渐而至极。若其人内有血在伤时溢出于回薄之间，干而不去，故使病流连，其外证必肌肤甲错。甲错者，如鳞也。肝主血主目，干血之气内乘于肝，则上熏于目而黯黑。是必拔其病根，而外证乃退。故以干漆、桃仁、四虫破其血；然瘀久必生热，气滞乃不行，故以黄芩清热，杏仁利气，大黄以行之，而以甘、芍、地黄救其元阴，则中之因此而里急者，可以渐缓，虚之因此而劳极者，可以渐补，放曰缓中补虚，大黄䗪虫丸。

结肠肉芽肿型晚期血吸虫病-虫毒肠覃证

〖辨识要点〗① 符合结肠肉芽肿型晚期血吸虫病诊断；② 腹痛腹泻或便秘；③ 水样便或血便或黏液脓血便；④ 腹胀；⑤ 肠梗阻；⑥ 下腹痞块压痛；⑦ 病程延几年至十几年；⑧ 检出血吸虫卵和毛蚴；⑨ 舌红苔黄脉迟。

〖临床决策〗驱虫清肠。

〖治疗推荐〗①《辨证录》卷 7 攻补两益汤：榧子 10 个，白薇、雷丸、神曲各三钱，槟榔二钱，使君子十个，白术一两，人参五钱，水煎送服大戟丸五丸。②《宣明论方》卷 8 大戟丸：大戟、芫花、甘遂、海带、海藻、郁李仁、续随子各半两，樟柳根、硇砂、轻粉、粉霜、龙脑各半钱，水银沙子一皂子大，巴豆二十一个，研匀枣肉为丸如绿豆大，每服五丸。③ 吡喹酮总剂量 60 mg/kg，体重以 60 kg 为限；儿童体重＜30 kg，总剂量 70 mg/kg，2 日疗法，每日剂量分 2～3 次口服。

〖常用药物〗榧子，白薇，雷丸，槟榔，使君子，人参，大戟丸。

〖思路拓展〗①《金匮要略心典》：虚劳症有挟外邪者，如上所谓风气百疾是也；有挟瘀血者，则此所谓五劳诸伤、内有干血者是也。夫风气不去，则足以贼正气而生长不荣；干血不去，则足以留新血而渗灌不周，故去之不可不早也。此方润以濡其干，虫以动其瘀，通以去其闭，而仍以地黄、芍药、甘草和养其虚，攻血而不主专于血，一如薯蓣丸之去风而不着意于风也。喻氏曰：此世俗所称干血痨之良治也。血瘀于内，手足脉相失者宜之。兼入琼玉膏补润之剂尤妙。②《书种室歌诀二种》：肌肤粗糙如鳞甲，环目一圈紫黑色者，内有干血，名曰干血痨。盖有血结日久，郁热内蒸，津液日枯，失其濡润，而成干血痨证，室女患之者为多。仲圣大黄䗪虫丸治此为专方也。方中用诸虫蚁动物，走窜飞腾，诸毒品引其深入血分之意。此破瘀结之峻方也，非证确勿妄用之。观其选方之精，玩其配合之法，无一味可少，自是仲圣经方圣法，后人之方不能及者也。其用生地、黄芩、大黄而不杂一温辛药品，即余前所谓郁结久必从热化之意，此最注意研求之也。

并殖吸虫病

并殖吸虫病(paragonimiasis)是并殖吸虫引起的人畜共患自然疫源性传染病,又称肺吸虫病。卫氏并殖吸虫病以咳嗽咳铁锈色痰及咯血等为主要临床表现。斯氏并殖吸虫病以游走性皮下包块和渗出性胸膜炎为主要临床表现。

病原学:并殖吸虫成虫雌雄同体,生殖器官并列,故名并殖吸虫。卫氏并殖吸虫虫体肥厚,背面隆起,腹面扁平,红褐色,口及腹部各有一吸盘,距离较近。

病理特点:① 脓肿期局部组织出血、坏死,单核细胞,嗜酸性粒细胞和中性粒细胞浸润,形成脓肿。② 囊肿期脓肿周围产生肉芽组织形成纤维状囊壁,囊内有棕褐色黏稠液,镜检可见虫卵、夏-雷晶体、嗜酸性粒细胞,有时可找到虫体,囊肿与囊肿之间,有时可见隧道或空穴。③ 纤维瘢痕期囊内容物逐渐排出或吸收,囊肿周围肉芽组织和纤维组织不断增生,使整个囊肿完全由纤维组织代替形成瘢痕。

肺吸虫病-肺虫阴虚证

〖辨识要点〗① 符合肺吸虫病诊断;② 低热恶寒;③ 咳嗽胸痛痰中带血或咯血;④ 消瘦盗汗;⑤ 腹痛腹泻及棕褐色黏稠脓血便或芝麻酱样粪便;⑥ 腹部痞块;⑦ 皮下结节或包块;⑧ 神经系统症状与体征;⑨ 检出肺吸虫卵或成虫;⑩ 舌红苔少脉细数。

〖临床决策〗驱虫清肺。

〖治疗推荐〗①《圣济总录》卷68补肺百花煎:生地黄汁一升,生姜汁半升,黄牛乳一升半,藕汁一升,胡桃瓢十枚,干柿五枚,大枣二十一枚,清酒一升,黄明胶半两,秦艽末半两,杏仁三两,相次下煎,减一半,却入上色蜜四两,徐徐着火,养成煎后送服贯众丸十粒。②《圣济总录·九虫》贯众丸:贯众、石蚕、野狼牙、藜芦、蜀漆、僵蚕、厚朴,捣罗为末,炼蜜和为剂,更于臼内,入酥少许,杵令匀熟,丸如梧桐子大。每服十丸,空心温浆水下,午时临卧再服。③ 吡喹酮每次 25 mg/kg,每日 3 次口服,连服 2~3 日。

〖常用药物〗紫菀,款冬花,百部,前胡,生地,麦冬,阿胶,秦艽,贯众丸。

〖思路拓展〗①《圣济总录·九虫统论》:论曰虫与人俱生,而藏于幽隐,其为害也,盖本于正气亏弱,既食生冷,复感风邪,所以种种变化以至蕃息,初若不足畏,而其甚可以杀人,善摄生者,薄滋味,节嗜欲,蚤去三尸,防患于未然,彼九虫亦将销铄于冥冥之中,惟未进此道,则攘孽剔蠹,无使滋蔓,盖有药存焉。②《圣济总录·九虫》:论曰九虫一名伏虫,长四分,二名蛔虫,长一尺,三名白虫,长一寸,四名肉虫,状如烂杏,五名肺虫,状如蚕,六名胃虫,状如虾蟆,七名弱虫,状如瓜瓣,八名赤虫,状如生肉,九名蛲虫,状如菜虫,至微细也,是九虫皆根据乎肠胃之间,若腑脏气实,则不能为害,及其虚也,发动变化,侵蚀气血,浸成诸病,不可不察。

华支睾吸虫病

华支睾吸虫病(clonorchiasis sinensis)是华支睾吸虫的寄生虫传染病,又称肝吸虫病。以腹泻腹痛与肝脏肿大及嗜酸性粒细胞增高等为主要临床表现。

病原学:华支睾吸虫成虫扁平雌雄同体,成虫卵入水被第一中间宿主淡水螺吞食后在螺消化道内孵出尾蚴,在第二中间宿主发育成囊蚴。囊蚴呈椭圆形,内含一条幼虫,终宿主因食用未煮熟的淡水鱼或虾而感染。

病理特点:胆管囊状或柱状扩张,管壁增厚,胆管周围淋巴细胞浸润和纤维组织增生。胆管内充满华支睾吸虫使管腔阻塞,加之管壁增厚管腔狭窄引起胆汁淤积。胆管阻塞继发细菌性胆管炎、胆囊炎。虫卵及死亡虫体脱落引起胆管上皮炎性渗出物导致胆石症。成虫寄生胰管引起胰腺炎。

华支睾吸虫病-肝虫积聚证

〖辨识要点〗① 符合华支睾吸虫病诊断;② 缓慢起病;③ 食欲不振;④ 腹痛饱胀腹泻;⑤ 肝脏肿大压痛;⑥ 梗阻性黄疸;⑦ 贫血消瘦;⑧ 肝硬化及门脉高压综合征;⑨ 检出华支睾吸虫病虫卵。

〖临床决策〗驱虫消积。

〖治疗推荐〗①《续名家方选》除痛解毒饮:羌活、木通各一钱,忍冬、土骨皮、大黄、防风各七分,甘草二分,水煎送服大戟丸五丸。② 吡喹酮治疗剂量为每次 15～25 mg/kg,每日 3 次,连服 2～3 日,总剂量 90～150 mg/kg。

〖常用药物〗南瓜子,鸦胆子,九连灯,九莲灯,九仙草,苦楝菌,马鞭草,麻柳叶,南瓜子,千金坠,千金子,石柑子,乌桕,鸭跖草,槟榔,羌活,土骨皮,大黄,防风,大戟丸,贯众丸。

〖思路拓展〗《圣济总录·九虫》:治九虫,鸡子丸方:鸡子去壳两枚、好漆绵滤过四两、蜡三两、粳米粉半升,上四味,先取漆蜡,入铜铛中,用慢火煎,搅令得所,次入粳米粉,又搅令匀,煎令凝候可丸,即取铛置生黄土堆上,才候稍温,即下鸡子,又择令得所,再置火上煎令可丸,丸如小豆大,隔宿勿食,于空腹煎粟米饮,下二十丸,小儿五丸。治九虫,麝香丸方:黄连去须一两、白芜荑炒二两、干虾蟆一枚酥炙令黄焦、干漆炒令烟出一两,上六味,捣研为末,入麝香少许,再研罗匀,用醋煮面糊和丸,梧桐子大,每服温水下十丸,空心食前服。治九虫动作,腹中刺痛,口吐清水,面色黑黄,及虫心痛者,石榴枝汤方:东引石榴枝三两、木香、陈橘皮汤浸去白焙、吴茱萸汤洗焙炒各一两半,大黄,上七味,㕮咀如麻豆大,每服五钱匕,水一盏半,煎至八分,去滓温服空心。治大人小儿腹中虫动,痛发不止,漆香散方:干漆炒令烟出二两、雄黄研五钱、麝香研一钱,上三味,先捣干漆为细末,次入雄黄麝香,再同研匀,以密器盛之,每服一钱匕,煎苦楝根汤调下,食前,小儿以意加减。治诸虫痛,干漆散方:干漆炒令烟出半两、雄黄研一分、槟榔一枚锉、诃黎勒煨去核一分,上四味,捣研为散,每服半钱匕,入麝香少许,用葱汁生油调下,空心服。治诸虫发动,上连心痛,青橘丸方:青橘皮汤浸去白焙、芜荑微炒、贯众、雷丸炮各等分,上四味,捣罗为末,炼蜜和丸,如梧桐子大,每服二十丸,食前橘皮汤下,加至三十丸,虫下为度。治腹中诸虫,令人腹痛,多食泥土及油者,南粉散方:南粉二钱细研、上五更初,用生油调下,至食时虫出尽。治诸虫痛,砒黄丸方:砒黄细研一两,上一味,用水浸炊饼心为丸,如小豆大,每服二丸,用煮肉汤下,空心食前。治诸虫发动,咬心痛,芜荑丸方:白芜荑微炒一两,上一味为末,用砂糖和丸,如梧桐子大,每服十丸,米饮下,不计时服。

丝虫病

丝虫病(filariasis)是丝虫成虫引起的寄生虫传染病。以淋巴管炎和淋巴结炎及淋巴管阻塞形成象皮肿等为主要临床表现。

病原学：班氏和马来丝虫成虫形态呈线状乳白色，两端稍尖，表面光滑，雌雄异体。班氏雄虫长 28~42 mm，宽 0.1~0.15 mm。马来丝虫较班氏丝虫短小且肛孔周围的乳突数目和分布与班氏雄虫不同，班氏雄虫肛门两侧有 8~10 对乳突，肛门至尾端班氏雄虫有 1 或 2 对乳突而马来雄虫则无。两种丝虫的生活史基本相似，在蚊虫体内和人体内发育。

病理特点：急性期渗出性炎症，淋巴结充血，淋巴管水肿，嗜酸性粒细胞浸润，管腔中充满粉红色蛋白液体。慢性期淋巴结和淋巴管内肉芽组织增生，肉芽中心为变形成虫和嗜酸性粒细胞，周围绕以纤维组织和上皮样细胞，并有大量淋巴细胞和浆细胞聚集。晚期淋巴管阻塞，大量纤维组织增生，淋巴结变硬，造成闭塞性淋巴管内膜炎。临床表现为乳糜尿与乳糜腹水及象皮肿。

丝虫病急性期-淋巴湿热证

〖辨识要点〗① 符合丝虫病急性期诊断；② 淋巴结及淋巴管炎；③ 周期性发热恶寒；④ 阴囊疼痛；⑤ 肺嗜酸性粒细胞浸润综合征；⑥ 荨麻疹；⑦ 血管神经性水肿；⑧ 检出微丝蚴；⑨ 舌红苔腻脉濡数。

〖临床决策〗驱虫燥湿。

〖治疗推荐〗①《儒门事亲》木香槟榔丸：木香、槟榔、青皮、陈皮、白术、黄连、黄柏、大黄、香附、牵牛子水煎送服蘼芜丸 10 丸。②《备急千金要方·九虫第七》蘼芜丸：蘼芜、贯众、雷丸、山茱萸、天冬、野狼牙各八分，藜芦、甘菊各四分，捣末蜜丸如大豆，每服 10 丸。③ 乙胺嗪 1.0 g 夜间 1 次顿服，连服 2~7 日。

〖常用药物〗木香，槟榔，桉叶，椿白皮，马鞭草，糯稻草，黄连，苍术，蘼芜、贯众、雷丸。

〖思路拓展〗《景岳全书·诸虫》：虫之为病，人多有之，由于化生，诚为莫测。在古方书虽曰由湿、由热、由口腹不节、由食饮停积而生，是固皆有之矣。然以常见验之，则凡脏强气盛者，未闻其有虫,正以随食随化,虫自难存;而虫能为患者,终是脏气之弱,行化之迟,所以停聚而渐致生虫耳。然则或由湿热,或由生冷,或由肥甘,或由滞腻,皆可生虫,非独湿热已也。然以上数者之中,又惟生冷生虫为最。即如收藏诸物,但着生水,或近阴湿,则最易蛀腐,非其义乎?故凡欲爱养小儿,即当节其水果,以防败脾,此实紧要之一端也。至若治虫之法,虽当去虫,而欲治生虫之本以杜其源,犹当以温养脾肾元气为主,但使脏气阳强,非惟虫不能留,亦自不能生也。余制有温脏丸方,最所宜也。虫之为病,其类不一,或由渐而甚,或由少而多,及其久而为害,则为腹痛食减,渐至羸瘠而危者有之。凡虫痛证,必时作时止,来去无定,或呕吐青黄绿水,或吐出虫,或痛而坐卧不安,或大痛不可忍,面色或青或黄或白,而唇则红,然痛定则能饮食者,便是虫积之证,速宜逐之。《本事方》云:心虫曰蛔,脾虫曰寸白,肾虫如寸截丝缕,肝虫如烂杏,肺虫如蚕,皆能杀人,惟肺虫为急。肺虫居叶之内,蚀人肺系,故成瘵疾。咯血声嘶,药所不到,治之为难。

丝虫病慢性期-淋巴湿阻证

【辨识要点】① 符合丝虫病慢性期诊断;② 淋巴结肿大;③ 淋巴管曲张;④ 阴囊体积增大;⑤ 乳糜液;⑥ 乳糜尿;⑦ 象皮肿;⑧ 检出微丝蚴。

【临床决策】驱虫祛瘀。

【治疗推荐】①《医林改错》少腹逐瘀汤:小茴香七粒,干姜二分炒,玄胡一钱,没药一钱,当归三钱,川芎一钱,肉桂一钱,赤芍二钱,蒲黄三钱生,五灵脂二钱炒,水煎送服藶芜丸十丸。② 乙胺嗪 0.5 g 每周 1 次,连服 7 次。

【常用药物】茴香,没药,当归,川芎,桂枝,蒲黄,五灵脂,藶芜丸,椿白皮,马鞭草,糯稻草,黄连,苍术,藶芜,贯众,雷丸。

【思路拓展】《景岳全书·诸虫方》中诸虫论列方:扫虫煎(新和 14)、猎虫丸(新攻 5)、芜荑散(和 319)、追虫丸(攻 97)、化虫散(攻 98)、五君子煎(新热 6)、百顺丸(新攻 6)、苦楝汤(攻 47)、榧子煎(和 321)、甘草泻心汤(寒 28)、温脏丸(新热 24)、蟾蜍丸(小 123)、四味肥儿丸(小 111)、理中汤(热 1)、理阴煎(新热 3)、七味肥儿丸(小 113)、温胃饮(新热 5)、归脾汤(补 32)、九味芦荟丸(小 115)、万应丸(攻 99)、遇仙丹(攻 51)、木香槟榔丸(攻 49)。论外备用方:圣效方(和 322 寸白虫)、妙应丸(攻 100 杀虫)、《直指》芜荑散(和 320 取虫)、仲景乌梅丸(和 322 胃寒吐蛔)。

钩虫病

钩虫病(ancylostomiasis)是钩虫引起的寄生虫传染病。以贫血与营养不良及胃肠功能失调等为主要临床表现。

病原学：钩虫病成虫雌雄异体，长 8～13 mm，半透明淡红色。雌虫成熟交配后在肠内产卵从粪便排出，人接触泥土时丝状蚴钻入皮肤侵入皮下毛细血管随血流经右心至肺，从肺泡到支气管上行至咽部，随吞咽经食管进入小肠，3～4 周后发育成为成虫。

病理特点：钩蚴侵入皮肤可引起钩蚴性皮炎，穿过肺微血管到达肺泡时引起局部出血和炎症。成虫咬附小肠黏膜形成浅小溃疡，分泌抗凝血物质使局部渗血不止导致失血性贫血。

钩虫病-肠虫嗜血证

〖辨识要点〗① 符合钩虫病诊断；② 钩蚴性皮炎；③ 咳嗽痰中带血；④ 腹痛腹泻；⑤ 食欲减退；⑥ 大便潜血阳性；⑦ 贫血；⑧ 检出钩虫卵；⑨ 舌淡苔白脉细。

〖临床决策〗杀虫和中。

〖治疗推荐〗①《医方易简》卷 4 六合定中丸：苏叶、藿香、香薷、柴胡、木香、檀香、生甘草、木瓜、赤茯苓、羌活、枳壳、厚朴，常规剂量，每日两次水煎服。② 阿苯达唑 400 mg 顿服，隔 10 日再服 1 次，或每日 200 mg 连服 3 日。12 岁以下减半量。

〖常用药物〗桉叶，布狗尾，椿白皮，大血藤。

〖思路拓展〗《景岳全书·诸虫》：凡虫势骤急上攻心腹作痛者宜扫虫煎先治其标。若虫积坚固者宜猎虫丸、遇仙丹、木香槟榔丸、百顺丸之类主之。或稍缓而质弱者宜芜荑散、化虫散之类主之。丹溪云打虫方用楝树根、槟榔、鹤虱，夏取汁，冬浓煎饮之。又万应丸最妙。治虫之法，按丹溪云上半月虫头向上，易治，下半月虫头向下难治。先以肉汁或糖蜜引虫头向上，然后用药。此皆法之善者，然此惟缓治之法耳。然虫证甚急又安能必待其时乎？且以望前望后辩虫头，亦若渺茫无据，惟先用香饵而虫头可引，岂非望后之治，亦自有法。又何虑其难治也。徐东皋云治虫之方固多而用之者不知其法，则亦不能下虫。如丹溪云虫头向下之时，必须俟其向上，法当行于月半之前也。若虫得食则不食药，亦不能下虫而徒泻其虚也。故虽有方，不知其法则方亦不效。凡欲下虫必先一日不食而使虫饥，次早五更用油煎肉，嚼之良久，腹内虫闻肉香，头皆向上而欲食，乃以鸡蛋煎饼和药，嚼而食之，须臾服葱汤或白水少少以助药力下行，不超时而虫俱下，甚至数升。然后以白粥补之，随服补剂调理脾胃而疾可悉愈。验治法。昔一人患心腹大痛，或止或作，痛不可忍，凡用去积行气等药，百方不效。但于痛极时须用拳捶之，痛得少止而旋止旋作，久不能愈，日加困弊，莫测其故。忽一胡僧见之，曰余能治也。遂令病者先食香饵，继进一丸，打下一硬嘴异虫，遂愈。此因虫啮肠脏，所以痛极，捶之，则五内震动，虫亦畏而敛伏。不捶而虫得自由所以复作。

蛔虫病

蛔虫病（ascariasis）是蛔虫引起的寄生虫传染病。以过敏症状、肠蛔虫症、胆道蛔虫症、蛔虫性肠梗阻等为主要临床表现或主要并发症。

病原学：成虫形似蚯蚓，呈乳白色或淡红色，头尾两端较细。雄虫较小，尾端卷曲，雌虫较大，尾端顿圆，寄生于小肠下端。人经口吞食感染期虫卵后在小肠上段孵出幼虫，侵入肠壁末梢静脉→门静脉→肝→下腔静脉→右心房→肺动脉→肺微血管→肺泡→细支气管。感染后8～9日蚴虫继续沿支气管向上移行至气管及咽部，再被吞下，在小肠内发育成为成虫产卵。

病理特点：蚴虫异体蛋白引起过敏反应，肺微血管出血、嗜酸性和中性粒细胞浸润，支气管痉挛。成虫以小肠乳糜液为营养导致人体营养不足，损伤人体肠黏膜引起肠功能紊乱。肠腔内大量虫体引起部分性肠梗阻、肠坏死、肠套叠、肠扭转等。蛔虫钻入胆总管、胰管、阑尾等处引起胆绞痛，胆管炎和肝脓肿。胆道虫卵虫体碎片形成胆结石核心，钻入胰管引起出血坏死性胰腺炎，钻入阑尾引起阑尾炎，蛔虫入至咽喉与支气管可引起阻塞和窒息。

蛔蚴移行症-蛔虫咳喘证

〖辨识要点〗① 符合蛔蚴移行症诊断；② 发热；③ 阵发性咳嗽；④ 荨麻疹或皮疹；⑤ 哮喘样发作；⑥ 两肺干性啰音；⑦ 痰液夏-雷结晶和嗜酸性粒细胞；⑧ 检出蛔虫卵；⑨ 舌红苔白脉弦。

〖临床决策〗杀虫镇咳。

〖治疗推荐〗①《圣济总录·五脏虫》麦门冬丸方：麦冬、蜀椒、人参、远志、桂枝，常规剂量，每日两次水煎服。②《圣济总录·虫心痛》桔梗散方：桔梗、当归、芍药、雷丸、陈皮、人参、贯众、槟榔，常规剂量，每日两次水煎服。③ 阿苯达唑400 mg，一次顿服或甲苯咪唑500 mg，一次顿服。

〖常用药物〗当归，川芎，红花，百部，黄芩，麦冬，蜀椒，人参，远志，桂枝，乌梅，桑根白皮，野狼牙，吴茱萸根。

〖思路拓展〗①《诸病源候论·蛔虫候》：蛔虫者，是九虫内之一虫也。长一尺，亦有长五六寸。或因腑脏虚弱而动,或因食甘肥而动。其发动则腹中痛,发作肿聚,去来上下,痛有休息,亦攻心痛。口喜吐涎及吐清水,贯伤心者则死。诊其脉,腹中痛,其脉法当沉弱而弦,今反脉洪而大则是蛔虫也。②《圣济总录·五脏虫》:论曰五脏虫者,缘脏真衰弱,热气熏蒸而成之,传所谓肉腐出虫,鱼枯生蠹,理固如此,其名状之异,见于九虫叙,可辨而察也。治心脏劳热伤心,有长虫名曰蛊,长一尺,贯心为病,雷丸丸方:雷丸灰火炮过、陈橘皮汤浸去白焙、桃仁去双仁皮尖麸炒各一两一分,野狼牙去漆炒令烟,除乱发烧灰外捣罗为末,然后与乱发灰同研令匀,炼蜜和,更于铁臼内,涂酥杵令匀熟,丸如梧桐子大,每服空心,温酒下十五丸,至晚再服,米饮亦得。治肺劳热生虫,其形如蚕,令人咳逆气喘,或谓忧隔、气隔、恚隔、寒隔、热隔,皆从劳气所生,名曰膏肓病,针灸不至,麦门冬丸方(见上)。治肺劳热生虫,在肺为病,桑根白皮酒方(见上)。治肝劳生长虫为病,恐畏不安,眼中赤,茱萸根丸方:东行吴茱萸根去土锉三两、蜡三两、鸡子五枚去壳取黄用、粳米一盏,上四味,除蜡并鸡子外,各捣罗为末,先以铜锅内煎蜡熔,即下茱萸根末、米粉、鸡子黄,煎令可丸,即丸如小豆大,早晨煎粟米饮,下五十丸,小儿服二十丸,虫出即瘥。治脾劳,有白虫长一寸,在脾为病,令人好呕胸中咳,咳即呕而不出,前胡汤方:前胡去芦头、白术锉、赤茯苓去黑皮、枳壳去瓤麸炒、细辛去苗叶、旋覆花麸炒各一两,粗捣筛,每服五钱匕,水二盏,入竹叶十片,净洗细切,同煎至一盏,去滓空心服,吐之即瘥,若腹中热满,入芒硝半钱匕,栀子仁一两,黄芩一两半,苦参一两。治脾劳热,有白虫在脾中为病,令人好呕,茱萸根浸酒方:吴茱萸根东引者一尺锉、麻子八升净拣、陈橘皮汤浸去白炒二两,上三味,先捣碎橘皮麻子如泥,然后拌茱萸根,用酒一斗浸一宿,慢火上微煎,绞去滓,分作五服,每服空心温服,虫即下,凡欲合药时,忌言合杀虫药。治肾劳热,四肢肿急,有蛲虫如菜中虫,生于肾中,贯众散方:贯众大者三枚去须、干漆炒令烟绝二两、吴茱萸水洗七遍焙干炒一两半、白芜荑黄色研一两,日晚再服。

蛔虫病-蛔虫伤脾证

〖辨识要点〗① 符合蛔虫病诊断;② 脐周钝痛或绞痛;③ 食欲减退;④ 恶心;⑤ 便秘或腹泻;⑥ 夜惊;⑦ 磨牙;⑧ 检出蛔虫卵;⑨ 舌红苔白脉细。

〖临床决策〗杀虫健脾。

〖治疗推荐〗①《外台秘要》卷 26 九虫方:贯众、石蚕、野狼牙、藜芦、蜀漆、僵蚕、雷丸、芜荑、厚朴、槟榔,常规剂量,每日两次水煎送服香砂六君丸 20 粒。②《圣济总录·五脏虫》桑根白皮酒方:桑根白皮一升、野狼牙去连苗处净刷去土三两、吴茱萸根皮东引者净刷去,上三味细锉,用酒七升,煮至二升,去滓分作三服,每日空腹一服。③ 阿苯达唑 400 mg 一次顿服,或甲苯咪唑 500 mg 一次顿服。

〖常用药物〗贯众,石蚕,野狼牙,藜芦,蜀漆,僵蚕,厚朴,木香,砂仁,党参,茯苓,白术,槟榔,芜荑,雷丸。

〖思路拓展〗①《诸病源候论·三虫候》:三虫者,长虫、赤虫、蛲虫也。为三虫,犹是九虫之数也。长虫,蛔虫也,长一尺,动则吐清水,出则心痛,贯心则死。赤虫,状如生肉,动则肠鸣。蛲虫至细微,形如菜虫也,居胴肠间,多则为痔,极则为癞,因人疮处,以生诸痈、疽、癣、疥、龋虫,无所不为。此既是九虫内之三者,而今别立名,当以其三种偏发动成病,故谓之三虫也。其汤熨针石,别有正方,补养宣导,今附于后。《养生方·导引法》云:以两手着头相叉,长引气,即吐之。坐地,缓舒两脚,以两手从外抱膝中,疾低头,入两膝间,两手交叉头上,十二通,愈三尸也。又云:叩齿二七过,辄咽气二七过,如此三百通乃止。为之二十日,邪气悉去;六十日,小病愈;百日,大病除,三虫伏尸皆去,面体光泽也。②《外台秘要》卷26:病源夫九虫者,一曰伏虫,长四寸,二曰蛔虫,长一尺,三曰白虫,长一寸,四曰肉虫,状如烂杏,五曰肺虫,状如蚕形,六曰胃虫,状如虾蟆,七曰弱虫,状如瓜瓣,八曰赤虫,状如生肉,九曰蛲虫,至细微,形如菜虫,伏虫,群虫之主也,蛔虫贯心则杀人,白虫相生,逆喜入疮有,变成集验贯众丸,主疗九虫动作诸病方。

胆道蛔虫症-蛔虫入胆证

〖辨识要点〗① 符合胆道蛔虫症诊断;② 急骤起病;③ 剑突偏右阵发性钻孔性绞痛;④ 恶心呕吐;⑤ 腹痛间歇期无症状;⑥ 蛔虫自行退出胆道疼痛自行缓解;⑦ 检出蛔虫卵;⑧ 舌红苔黄脉弦紧。

〖临床决策〗利胆安蛔。

〖治疗推荐〗①《伤寒论》乌梅丸:乌梅肉、黄连、黄柏、附子、干姜、桂枝、细辛、青椒、人参、当归,常规剂量水煎,不拘时服。② 阿苯达唑 400 mg 一次顿服,或甲苯咪唑 500 mg 一次顿服。

〖常用药物〗乌梅肉,黄连,黄柏,附子,干姜,桂枝,细辛,青椒,人参,当归,贯众,石蚕,野狼牙,蜀漆,槟榔,僵蚕,厚朴。

〖思路拓展〗《景岳全书·蛔虫》:凡诸虫之中,惟蛔虫最多,其逐治之法总若前条,然旋逐旋生,终非善策,欲杜其源,必须温养脾胃,脾胃气强,虫自不生矣。故凡逐虫之后,或于未逐之先。若欲调补脾肾,则如归脾汤、温胃饮、五君子煎、理中汤,或理阴煎之属,皆所宜也。若欲兼虫而治之,则惟温脏丸为最善。凡治虫之法,或攻或补,自有缓急先后之宜,所当详辨,不可任意忽略也。《巢氏病源》曰:凡腹中痛,其脉法当沉弱,今脉反洪大者,是蛔虫也。《医余》曰:蛔虫亦九虫之数,人腹中皆有之。小儿失乳而哺早,或食甜食过多,胃虚而热,生虫。令人腹痛恶心,口吐清水,腹上青筋。用火煨使君子与食,以壳煎汤送下,甚妙。然世人多于临卧服之,又无日分,多不验。惟月初四五里五更而服之,至日午前虫尽下,可用温平和胃药调理一二日。凡虫在腹中,月上旬头向上,中旬横之,下旬头向下。故中旬下旬用药则不入虫口,所以不验也。牛马之生子,上旬生者,行在母前,中旬生者,并肩而行,下旬生者,后随之。猫之食鼠亦然。天地自然之理,物皆由之而莫知之。伤寒门有吐蛔、蛔厥证治。呕吐门有吐蛔治法,并吐蛔治按。肿胀门有孙一奎蛔虫按,俱当参阅。《外台》用苦楝汤治蛔虫。

蛔虫性肠梗阻-蛔虫阻肠证

〖辨识要点〗① 符合蛔虫性肠梗阻诊断;② 急骤起病;③ 中腹阵发性绞痛;④ 呕吐;⑤ 腹胀;⑥ 便秘;⑦ 可见肠型和蠕动波;⑧ 检出蛔虫卵;⑨ 舌红苔黄脉紧。

〖临床决策〗通腑驱蛔。

〖治疗推荐〗①《圣济总录·水蛊》大戟汤方:大戟、甘遂、大枣,常规剂量水煎,不拘时服。②《圣济总录·虫心痛》木香汤方:木香、槟榔、陈皮、石榴根、吴茱萸、薏苡根,常规剂量,每日两次水煎服。③ 阿苯达唑 400 mg 一次顿服,或甲苯咪唑 500 mg 一次顿服。

〖常用药物〗大戟,甘遂,大黄,厚朴,枳实。

〖思路拓展〗《圣济总录·虫心痛》治蛔虫方:藜芦末以米饮和,服方寸匕不觉,加之。治热患有蛔虫懊恼方:藜芦十分,干漆、扁竹各二分,下筛,米饮和一合服之,日三。治蛔虫在胃中渐渐羸人方:干漆、醇酒、白蜜各一升,纳铜器中微火煎,令可丸如桃核一枚,温酒中,宿勿食,旦服之,虫必下。未下更服。又方:取楝实纳醇苦酒中浸再宿,用绵裹,纳谷道中入三寸,一日易之。治蛔虫攻心腹痛方:锉薏苡根三斤,以水七升,煮取三升,先食服之,虫即死出。又方:鹤虱为末,苦酒空腹服方寸匕,佳。又方:七月七日采蒺藜子阴干烧灰,先食服方寸匕,日三,即瘥。

蛲虫病

蛲虫病(enterobiasis)是蛲虫引起的寄生虫传染病。以肛门周围和会阴部夜间瘙痒等主要临床表现。

病原学：蛲虫虫体细小如乳白色线头，体外抵抗力强，阴湿环境更适宜。成虫雌雄异体寄生在盲肠，雌虫夜间爬出肛门在肛门周围及会阴部皱褶处产卵。

病理特点：蛲虫头部钻入肠黏膜吸取营养引起炎症和细小溃疡。雌虫在肛周产卵刺激皮肤引起瘙痒。

〖辨识要点〗① 符合蛲虫病诊断；② 肛周和会阴部奇痒，夜间为甚；③ 睡眠不安；④ 夜惊；⑤ 烦躁；⑥ 磨牙；⑦ 注意力不集中；⑧ 找到白线头状蛲虫；⑨ 舌红苔白脉弦。

〖临床决策〗驱虫平肝。

〖治疗推荐〗①《扁鹊心书·神方》安虫散：干漆五钱，鹤虱一两，雷丸一两，为末，每次二钱，水煎服。②《备急千金要方·九虫》桃皮汤：桃皮、艾叶各一两，槐子三两，大枣三十枚，水煎服。③ 阿苯达唑 400 mg 顿服，或甲苯咪唑 500 mg 顿服。成人剂量与儿童剂量相同。两周后再服一次防复发。

〖常用药物〗干漆，鹤虱，雷丸，桃皮，艾叶，槐子。

〖思路拓展〗《诸病源候论·蛲虫候》：蛲虫，犹是九虫内之一虫也。形甚细小，如今之蜗虫状。亦因腑脏虚弱，而致发动，甚者则能成痔、疥、癣、癞、痈、疽、诸疮。蛲虫是人体虚极重者，故蛲虫因之动作，无所不为也。

旋毛虫病

旋毛虫病(trichinosis)是旋毛虫引起的人兽共患寄生虫传染病。以发热伴胃肠道症状及水肿等为主要临床表现。

病原学：旋毛虫系胎生，成虫雌雄异体，成虫寄生于十二指肠及空肠上段肠壁，幼虫寄生于肌肉组织。雌虫产出幼虫经淋巴管或静脉→右心→肺→体循环→身体各部，只有到达横纹肌幼虫才能继续发育。旋毛虫包囊对外界的抵抗力较强。在空气中腐肉内，包囊内的幼虫经120日仍有侵袭力；在－15℃环境中仍能生存20日；熏烤、腌制、暴晒、风干等加工肉类不能杀死旋毛虫幼虫，但在70℃时，包囊内幼虫可迅速死亡。

病理特点：横纹肌纤维节段性变性、坏死，周围间质出现炎性反应并形成小肉芽肿。心肌和心内膜充血、水肿，心肌断裂、灶性坏死，淋巴细胞、嗜酸性粒细胞及中性粒细胞浸润；肝脂肪变性；肾混浊肿胀。

旋毛虫病侵入期-毛虫湿热证

〖辨识要点〗① 符合旋毛虫病侵入期诊断；② 腹痛；③ 腹泻；④ 恶心；⑤ 呕吐；⑥ 乏力；⑦ 检出旋毛虫包囊；⑧ 舌红苔黄或腻脉弦。

〖临床决策〗驱虫燥湿。

〖治疗推荐〗①《普济本事方》卷 7 仓公散：瓜蒂、藜芦、雄黄、矾石各等分，细末，少许吹入鼻中。②《圣济总录·虫心痛》：胜金丸方：贯众、白僵蚕、芜荑、干漆、槟榔、桂枝各一两，厚朴、雷丸各一两半，每日两次水煎服。③《圣济总录·虫心痛》温中当归汤方：当归、芍药、黄芩、芒硝、桔梗、柴胡，常规剂量，每日两次水煎服。④ 阿苯达唑成人剂量为 400～500 mg，每日 2～3 次口服；小儿剂量为每日 20 mg/kg，每日 2～3 次口服，连续 5 日为 1 个疗程。

〖常用药物〗瓜蒂，藜芦，雄黄，矾石，贯众，僵蚕，芜荑，干漆，槟榔，桂枝，厚朴，雷丸。

〖思路拓展〗《圣济总录·虫心痛》：论曰诸虫在人身中，若腑脏平调，则自安其所，若脏气虚弱，或因食肥甘过度。致动肠胃间诸虫，其虫往来上攻于心络，则令人心痛，痛有休止，腹中热，喜吐涎出，是蛔心痛也。宜速疗之。不疗虫贯心，则能杀人。

旋毛虫病幼虫移行期-毛虫风毒证

〖**辨识要点**〗① 符合旋毛虫病幼虫移行期诊断；② 发热恶寒；③ 头痛；④ 全身性肌肉酸痛；⑤ 肌肉肿胀硬结；⑥ 水肿；⑦ 皮疹；⑧ 检出旋毛虫包囊；⑨ 舌红苔黄或腻脉弦。

〖**临床决策**〗杀虫祛风。

〖**治疗推荐**〗①《圣济总录·虫心痛》橘皮汤方：陈皮、当归、细辛、鹤虱、炙甘草，常规剂量，每日两次水煎服。②《圣济总录·虫心痛》姜黄汤方：姜黄、藜芦、鹤虱，常规剂量，每日两次水煎服。③ 阿苯达唑成人剂量为 400～500 mg，每日 2～3 次口服；小儿剂量为每日 20 mg/kg，每日 2～3 次口服，5 日为 1 个疗程。

〖**常用药物**〗白鲜皮，羌活，防风，当归，细辛，姜黄，藜芦，鹤虱，僵蚕，蝉蜕。

〖**思路拓展**〗《外台秘要》卷26 五脏虫方七首：删繁疗脾劳，有白虫长一寸在脾为病，令人好呕，而胸中骇骇，呕而不吐出，前胡汤方：前胡三两、白术三两、赤茯苓三两、枳实二两、细辛三两、旋覆花一两、常山三两、松萝二两、龙胆三两、竹叶一升、杏仁三两，上十一味切，以水一斗，煮取三升，去滓，分三服，若腹中热满，下芒硝三两，黄芩三两，苦参二两，加水二升，依方煎，忌如常。又疗脾劳热，有白虫在脾中为病，令人好呕，茱萸根下虫汤方：茱萸东引根一尺、大麻子八升、橘皮二两，上三味切，捣麻子烂，并和煎服，或下黄汁，凡合药，禁声勿语道作药，虫当闻便不下，切须忌之，甚验，以水煎服，临时量之效。又疗肺劳热损，生肺虫，形如蚕，在肺为病，令人咳逆气喘，或谓忧恚，气隔寒热，皆从劳之所生，名曰膏肓，针灸不着，麦门冬五隔下气丸方：麦冬十两，蜀椒四分，远志、附子各六分，干姜五分，炙甘草、人参各七分，细辛六分，桂心五分，百部根、白术、黄芪各五分，杏仁四十枚，槟榔五分，上十四味捣筛，蜜丸如弹子许，含一丸，稍稍咽汁，忌如常。《千金》疗肾热，四肢肿急，蛲虫如菜中虫，生肾中为病方：贯众三枚、干漆二两、吴茱萸五十枚、杏仁四十枚、芜荑、胡粉、槐白皮各四分，上七味捣散，平旦以井华水服方寸匕，增之，以瘥止。又肺劳热，生虫在肺为病方：东行桑根白皮一升、东行茱萸根五两、野狼牙三两，上三味切，以酒七升，煮取一升半，平旦服尽。又疗肝劳，生长虫在肝为病，令人恐畏不安，眼中赤方：鸡子五枚去黄、东行茱萸根三升、蜡三两、干漆四两、粳米粉半升，上五味，捣茱萸根漆为末，和药，铜器中打鸡子调，火炼可丸如小豆，宿勿食，旦以饮服一百二十丸，小儿五十丸，虫即烂出瘥。又疗心劳热伤心，有长虫名蛔虫，长一尺贯心为病方：雷丸、橘皮、桃仁各五分，野狼牙六分，贯众三枚，芜荑、青葙子、干漆各四分，乱发如鸡子烧，僵蚕二十枚，上十味捣筛，蜜丸，以饮及酒空腹服二七丸，日再服之。

旋毛虫病包囊形成期-毛虫湿留证

〖**辨识要点**〗① 符合旋毛虫病包囊形成期诊断;② 肌肉包囊形成;③ 临床症状好转;④ 发热及水肿消退;⑤ 疲倦乏力;⑥ 肌肉酸痛;⑦ 检出旋毛虫包囊;⑧ 舌红苔白脉弦。

〖**临床决策**〗杀虫燥湿。

〖**治疗推荐**〗①《医宗金鉴》卷 64 附子败毒汤：羌活、附子、陈皮、前胡、防风各 3 g,连翘、生黄芪、蔓荆子、茯苓各 4.5 g,金银花 6 g,僵蚕 9 g,甘草 15 g,水煎送服。②《圣济总录·虫心痛》槟榔汤方：槟榔、酸石榴皮、桃符、胡粉,常规剂量,每日两次水煎服。③ 阿苯达唑成人剂量为 400～500 mg,每日 2～3 次口服;小儿剂量为每日 20 mg/kg,每日 2～3 次口服,连续 5 日为 1 个疗程。

〖**常用药物**〗羌活,附子,陈皮,前胡,防风,连翘,生黄芪,蔓荆子,茯苓,金银花,僵蚕,槟榔,酸石榴皮。

〖**思路拓展**〗《外台秘要》卷 26 杂疗虫方三首：《广济》疗蛔虫寸白虫方：槟榔十二分、当归、鹤虱、芜荑、橘皮各六分,贯众、雷丸各四分,上七味捣散,空腹煮大枣汤服方寸匕,日二服,渐加至三匕,微利无忌。《千金》疗蛲虫蛔虫及痔,虫食下部生疮,桃汤方：桃皮一两、槐子三两、艾叶一两、大枣三十枚,上四味,以水三升,煮取半升,空腹,顿服之。又疗寸白虫化为水泄出永除方：榧子、槟榔、芜荑各等分,上三味为散,温酒服二钱匕,先烧牛肉脯,吃后服药也。

棘球蚴病

棘球蚴病（echinococcosis）是感染棘球绦虫幼虫所致的人畜共患寄生虫传染病，又称包虫病。

病原学：棘球蚴囊状乳白色不透明，由囊壁及囊内容物组成。生发层向囊内长出原头蚴，也可向囊内长出育囊，育囊又可长出子囊，子囊亦可长出原头蚴及育囊。囊液又称棘球蚴液，为无色澄清的液体，棘球蚴液中漂浮着许多游离的原头蚴、育囊、子囊及囊壁的碎片，统称棘球蚴沙。

病理特点：细粒棘球蚴病囊肿占位性生长压迫邻近器官，肝包虫囊逐渐增大，肝内胆小管受压并被包入外囊壁中；胆小管因压迫性坏死破入囊腔，使子囊与囊液染成黄色并易继发细菌感染。肺棘球蚴可破入支气管，角质层旋转收缩使内面向外翻出，偶使生发层与头节及囊液一起咳出。若包虫囊大量囊液与头节破入胸腔或腹腔，可引起过敏性休克和继发性包虫囊肿。

肝包虫病-包虫肝胀证

〖辨识要点〗① 符合肝包虫病诊断；② 肝脏肿大隐痛或胀痛触及无痛性囊性包块；③ 黄疸；④ 门静脉高压症；⑤ 脾脏肿大；⑥ 腹水；⑦ 包虫皮试和血清学试验阳性；⑧ 舌紫红苔白脉弦。

〖临床决策〗杀虫消胀。

〖治疗推荐〗①《圣济总录·水蛊》无比丸：京三棱、牵牛子、胆矾、槟榔、芫花各一两，腻粉一分，续随子、砂仁、木香各半两，铁粉研三分，大枣三十枚，上一十一味，除胆矾、砂、枣肉外，同捣罗为末，用酽醋二大升，先下砂、胆矾、枣肉于银石器内，煎五七沸，次下诸药末，一处搅匀，慢火熬候可丸，丸如豌豆大。每服十丸，丈夫温酒下，妇人醋汤下。②《圣济总录·虫心痛》鹤虱饮方：鹤虱、苦楝根、砂仁，常规剂量，每日两次水煎服。《圣济总录·虫心痛》槟榔散方：槟榔、蜀椒，常规剂量，每日两次水煎服。《圣济总录·虫心痛》吴茱萸散方：吴茱萸、鹤虱，常规剂量，每日两次水煎服。《圣济总录·虫心痛》石榴根散方：石榴根、腻粉、陈皮、芍药、槟榔、萆薢，常规剂量，每日两次水煎服。③ 阿苯达唑 10～20 mg/kg，分 2 次口服，疗程 1 个月。间隔半个月再重复治疗,总疗程6月至2年。

〖**常用药物**〗葶苈子,三棱,牵牛子,胆矾,槟榔,芫花,续随子,木香,青皮。

〖**思路拓展**〗《圣济总录·水蛊》论曰:水蛊之状,腹膜肿胀,皮肤粗黑,摇动有声,此由脾肾气虚,湿气淫溢,久不瘥,则害人如蛊之毒,故谓之水蛊也。治水蛊腹胀,消肿满痞气中膈丸方:芫花、甘遂、大戟各一两,泽泻、青橘皮二十一枚,捣研为末,炼蜜和丸如绿豆大。每服三丸至五丸,温酒下。治水蛊身体洪肿喘满葶苈汤方:葶苈一两,以水二盏,入葶苈五钱匕,大枣十枚劈破,同煎至一盏,去滓,分为二服,以利为度。治水蛊腹肿,利小便,分气散方:甘遂、商陆、白牵牛各半两,槟榔一枚,木香一分,白丁香,上七味,捣研为散。每服半钱匕,温酒调下。实者,加至一钱匕。治水蛊大小便不通,急胀壅塞大黄汤方:大黄一两半,麦冬三分,甘遂、白茅根、黄芪,上六味,粗捣筛。每服二钱匕,水一盏,煎至七分,去滓温服。治水蛊腹胀满急,小便不通,纵有少而黄赤瞿麦汤方:瞿麦穗、车前子、滑石、白茅根、甘遂、苦参,上六味等分,粗捣筛。每服二钱匕,以水二盏,煎至七分,去滓温服,日三,以利为度治水蛊腹胀喘嗽。分水气海蛤丸方:海蛤半两、滑石、凝水石各一两、白丁香五十枚、腻粉、粉霜各一分,上六味,一处研匀,面糊和作饼子,以湿纸裹烧熟,捣罗为末,薄面糊和丸如绿豆大。温酒下二十丸。治水蛊内肿即冷,外肿即热,气急无力结水汤方:黄连、大黄各一两,甘遂、葶苈各一两,上四味,粗捣筛。每服二钱匕,水一盏半,煎至七分,去滓温服,日二。治水蛊遍身洪肿椒目丸方:椒目、牡蛎、葶苈子、甘遂,上四味等分,捣罗为末,炼蜜和丸如小豆大。每服米饮下十丸取利。利后服白米粥养之治水蛊水肿大戟汤方:大戟、甘遂等分,粗捣筛。每服一钱匕,水一盏半,入大枣三枚劈破,煎至七分,去滓温服。治水蛊鼠尾草丸方:鼠尾草、马鞭草各五斤,用水五斗,煮取二斗,去滓,再煎成膏,为丸如小豆大,以轻粉为衣。每服米饮下三丸至六丸。治水蛊身体洪肿恶实丸方:恶实一两为末,面糊和丸如梧桐子大。每服十丸,米饮下,勿嚼破。治水蛊遍体洪肿瓠瓤煎方:瓠瓤一枚,以水二升,煮一炊顷,去滓,煎堪丸即丸如小豆大。每服米饮下十丸,取小便利。利后作小豆羹食之,勿饮水。治蛊病水肿楮枝煎方:楮枝半升,以水五升,煎至二升半,去滓取汁,入黑豆末半升,煎成煎,每用一匙,空腹服之。葶苈子三两,牵牛子一两半,海藻、昆布、猪苓、泽漆各一两,捣罗为末,炼蜜和丸如小豆大。每服米饮下十五丸,日再,稍加至二十丸,以知为度。治水蛊腹肿,利小便分气散方:甘遂、商陆、白牵牛各半两,槟榔一枚,木香一分,白丁香,捣研为散。每服半钱匕,温酒调下。实者,加至一钱匕。治水蛊大小便不通,急胀壅塞。

肺包虫病-包虫肺胀证

〖**辨识要点**〗① 符合肺包虫病诊断;② 干咳;③ 胸痛;④ 咳痰带血;⑤ 呼吸困难;⑥ 发热;⑦ 包虫皮试和血清学试验阳性;⑧ 舌紫红苔白,脉弦。

〖临床决策〗杀虫宣肺。

〖治疗推荐〗①《圣济总录·水蛊》甘遂散:甘遂、莪术、青皮、橘皮各一两,大戟、桂枝各三分,石菖蒲、木香各半两,上七味,捣罗为散。每服用葱汤调一钱匕,空腹,渐加至二钱匕,微吐泻为度。②《圣济总录·水蛊》葶苈汤方:葶苈丸方:葶苈子三两,牵牛子一两半,海藻、昆布、猪苓、泽漆各一两,捣罗为末,炼蜜和丸如小豆大。每服米饮下十五丸,日再,稍加至二十丸,以知为度。③ 阿苯达唑每日 20 mg/kg,连续服药 4 周停药 2 周,可反复进行 3~4 个疗程。

〖常用药物〗甘遂,莪术,青皮,橘皮,大戟,桂枝,石菖蒲,木香,葶苈子,牵牛子,海藻,昆布,猪苓,泽漆。

〖思路拓展〗《备急千金要方·九虫》:凡欲服补药及治诸病,皆须去诸虫,并痰饮宿,醒醒除尽,方可服补药,不尔,必不得药力。治肝劳生长虫,在肝为病恐畏不安眼中赤方:蜡、吴茱萸东行根皮各二两,干漆四两,鸡子五枚去黄,粳米粉半斤,捣吴茱萸皮为末和药,铜器中煎可丸,如小豆大,宿勿食,平旦饮服一百丸,小儿服五十丸,虫当烂出。治心劳热伤,心有长虫名曰蛊长一尺,贯心为病方:雷丸、橘皮、桃皮、石蚕各五分,野狼牙六分,贯众二枚,僵蚕三七枚,蜜丸如梧子大,空腹饮或酒下七丸,加至二七丸,日二服。治脾劳热,有白虫在脾中为病,令人好呕下虫方:大麻子八升,东引吴茱萸根一尺大者,橘皮二两,以水煎,临时量服。凡合,禁声勿语道作药,虫当闻便不下,切忌之。治肺劳热生虫,在肺为病方:野狼牙三两,东行吴茱萸根白皮五合,东行桑根白皮一升,上三味㕮咀,以酒七升,煮取一升,平旦顿服之。治肾劳热,四肢肿急,蛲虫状如菜虫,在肾中为病方:芜荑、胡粉、槐皮各一两,干漆二两,贯众三枚,杏仁四十枚,吴茱萸五十枚,捣筛,平旦以井花水服方寸匕,加至一匕半,瘥止。

肠绦虫病

肠绦虫病(intestinal taeniasis)是各种绦虫成虫引起的类肠道寄生虫传染病。以轻微的胃肠症状及大便中排出白色带状节片为主要临床表现。

病原学：猪肉绦虫和牛肉绦虫为雌雄同体乳白色，虫体扁平如带状。虫卵被猪或牛吞食后在消化液和胆汁的作用下，卵内六钩蚴逸出，钻入肠壁随血液循环和淋巴循环到达全身多个组织器官。食用含活囊尾蚴的猪肉或牛肉后囊尾蚴在人体胃酸与胃蛋白酶作用下，囊壁被消化，囊尾蚴头节伸出，吸附在肠黏膜上，经 2～3 月发育为成虫。

病理特点：猪肉绦虫成虫以头节上的吸盘和小沟附着在肠黏膜上，可造成肠壁损伤和溃疡，严重时，可穿破肠壁，引起腹膜炎。牛肉绦虫成虫以头节上的吸盘附着在肠黏膜上，肠壁有轻度炎症反应。多条绦虫寄生偶可造成部分性肠梗阻。

肠绦虫病-绦虫脾积证

〖辨识要点〗① 符合肠绦虫病诊断；② 腹痛腹泻；③ 恶心呕吐；④ 食欲不振；⑤ 头痛；⑥ 肛门瘙痒；⑦ 体重减轻；⑧ 粪便中找到绦虫卵；⑨ 舌红苔白脉细。

〖临床决策〗驱虫通腑。

〖治疗推荐〗①《圣济总录》卷 71 槟榔汤：槟榔、细辛各一两，半夏五两，紫苏、炙甘草、大黄、陈皮各二两，生姜、紫菀、柴胡各三两，附子一枚，赤茯苓四两，锉如麻豆大，每服三钱匕，水煎送服狼牙丸(见前)十丸。② 吡喹酮 20 mg/kg，清晨空腹顿服或甲苯达唑 400 mg 每日 2 次，疗程 3 日。

〖思路拓展〗①《巢氏诸病源候总论》卷 18《寸白虫候》：寸白者，九虫内之一虫也。长一寸，而色白，形小褊，因府藏弱而能发动。或云：饮白酒，以桑枝贯牛肉炙食，并食生栗所成。又云：食生鱼后即饮乳酪，亦令生之。其发动则损人精气，腰脚疼弱。又云：此虫生长一尽，则令人死。②《本草纲目・雷丸》：气味苦、寒、有小毒辣，主治寸白虫。和雷丸，水浸，去皮，切细，焙为末。五更时，吃炙肉少许，随即以稀粥送服药末一匙，上半月服药，效果轻好。小儿出汗，有热。用雷丸四两，研为末，加粉半斤，拌匀扑身上。③《苏沈良方》卷 6《疗寸白虫》：锡沙,作银泥者,即以黄丹代油和,桐子大;芜荑、槟榔,二物等分,为散。右煎石榴根浓汁半升,下散三钱,丸五枚,中夜胝,旦日下。予少时病白虫,始则逾粳米,数岁之后遂长寸余。古说虫长盈尺,人即死。以药攻之,下虫数合,或如带,长尺余,蟠蜒如猪脏,熠熠而动,其末寸断,辄为一虫。去,病少。已后数月,复如初。如是者数回后,得此方服之,虫悉化为水,自此永断。

囊虫病

囊虫病(cysticercosis)是猪肉绦虫的囊尾蚴引起的人畜共患疾病寄生虫传染病。

病原学：猪肉绦虫卵经口感染，经肠壁入血散布全身。囊虫圆形或椭圆形乳白色，半透明，含有清亮液体和内凹的头节。

病理特点：脑囊虫病变以大脑皮质为多，是临床上癫痫发作的病理基础。囊尾蚴亦可从脉络丛进入脑室及蛛网膜下腔，可引起脑室扩大、脑积水及蛛网膜炎，严重时可形成脑疝。寄生在软脑膜者可引起蛛网膜炎。寄生在椎管压迫脊髓可致截瘫、感觉障碍、大小便潴留等。大量囊尾蚴在脑组织中可引起脑组织充血、水肿、坏死及脑膜肥厚和粘连等。囊尾蚴在皮下和肌肉中表现为囊虫结节。在眼部常寄生于视网膜、玻璃体、眼肌及眼结膜，引起视力障碍。

脑囊虫病-囊虫脑风证

〖辨识要点〗① 符合脑囊虫病诊断；② 脑实质型见癫痫或精神失常；③ 脑室型见颅内压增高；④ 软脑膜型见脑膜炎反复发作；⑤ 脊髓型见产生脊髓压迫征；⑥ 皮质萎缩型见精神异常；⑦ 病理组织找到囊尾蚴头节；⑧ 舌红苔白脉弦紧。

〖临床决策〗杀虫熄风。

〖治疗推荐〗①《外台秘要》卷 15 引《千金》疗风癫方：葶苈子、铅丹、瓜蒌、虎掌、乌头、白术、鸱头、铁精、竹茹、椒、大戟、甘遂、天雄，常规剂量，每日两次，水煎送服《医心方》卷 7 九虫丸 30 粒或《小儿药证直诀》卷下安虫散 0.5 g。②《医心方》卷 7 九虫丸：狼牙子、贯众、蜀漆、芜荑、雷丸、橘皮各等分，治下筛，炼蜜为丸如大豆大，每次 30 丸，每日 2 次，温水送服。③《小儿药证直诀》卷下安虫散：胡粉、槟榔、川楝子、鹤虱各 60 g，干漆 15 g，白矾、雄黄、巴豆霜各 7.5 g，上为细末，每服 0.25～0.5 g，温米饮调下，痛时服。④ 阿苯达唑每日 20 mg/kg，分 2 次口服，10 日为 1 个疗程；脑型患者需 2～3 个疗程，每个疗程间隔 14～21 日。

〖常用药物〗雷丸，苦楝根，槟榔，川楝子，鹤虱，干漆，白矾，雄黄，巴豆霜。

〖思路拓展〗《圣济总录》卷 15 谓脑风：论曰《内经》谓风气循风府而上则为脑风。夫风生高远,始自阳经。然督脉阳维之会,自风府而上至脑户。脑户者,督脉足太阳之会也。又太阳之脉,起于自内,上额交巅,上入络脑治脑风邪气留客。风癫:论曰风痫病者由心气不足,胸中蓄热而又风邪乘之病间作也。其候多惊,目瞳子大,手足颤掉,梦中叫呼,身热瘛疭,摇头口噤,多吐涎沫,无所觉知是也。

眼囊虫病-囊虫眼风证

【辨识要点】① 符合眼囊虫病诊断;② 视力减退;③ 视网膜剥脱失明;④ 自觉眼前黑影飘动;⑤ 色素膜炎;⑥ 视网膜脉络膜炎;⑦ 病理组织找到囊尾蚴头节;⑧ 舌红苔白脉弦紧。

【临床决策】杀虫明目。

【治疗推荐】①《备急千金要方》卷18青葙散:青葙子一两,橘皮、扁竹各二两,藜芦四两,甘草一分,野狼牙三分,上六味治,下筛,米饮和,每服一合,日三。不知,稍加之。②《圣济总录》卷12治蛊风何首乌散:何首乌、威灵仙各一两,苦参半两,麒麟竭一分,上四味并生捣罗为散,入乳钵内研三五百遍,每服一钱匕,用荆芥汤调下,每日三服,酒服尤妙。③ 阿苯达唑每日20 mg/kg,分2次口服,10日为1个疗程;脑型患者需2～3个疗程,每个疗程间隔14～21日。

【常用药物】青葙子,密蒙花,夜明砂,藜芦,野狼牙,石南。

【思路拓展】①《圣济总录》卷102眼目统论:论曰:《内经》曰肝主目,又曰在脏为肝,在窍为目。《难经》曰肝气通于目,目和则知五色矣。《内经》又曰心者五脏专精也,目者其窍也。夫目既为肝之窍矣,又为心之窍何也? 曰:目者五脏之精华,固不专于肝也,所谓骨之精为瞳仁,筋之精为黑睛,血之精为络,窠气之精为白睛,肉之精为约束是也。析而言之,则通乎五脏,合而言之,则主于肝。夫惟通乎五脏,故曰精明五色者,气之华于此乎,观五脏有余不足,六腑强弱,形之盛衰,以此参伍,决死生之分,夫惟主于肝。故肝虚寒,则目视物生花;肝实热,则目痛如刺;肝中寒,则目昏而瞳子痛;肝热冲睛,则目赤痛,生息肉,不特如此。神志俱悲而泣下,则以水火相感故也,一水不胜五火而目盲,则以阴阳各并故也。夫五脏阴阳,其变动俱感于目,又况摄养失宜,动过生疾者耶,或多热食,或嗜五辛,或喜怒不时,或房室不节,以至凌寒冒暑,处湿当风,哭泣不寐,凡过用目力,皆致疾病,其候不一,养生者不可不知也。②《圣济总录》卷105赤脉波贯黑睛:论曰眼者五脏之精华,若风邪热毒,内干脏腑,则随其经络,上冲于目,故令赤脉波贯黑睛也,上下左右,各有部分,不可不察。其从大侵睛而痒者,肺胃热也。其从小起者,手少阳脉动,虚热也,其自上而下者,足太阳脉动,邪热也,其自下冲上者。足阳明脉动,邪热也,其源不同,当察其部分,根据经以治之。

皮下组织和肌肉囊虫病-囊虫皮风证

〖**辨识要点**〗① 符合皮下组织和肌肉囊虫病诊断;② 皮下组织囊虫结节;③ 黄豆大小;④ 质地坚硬;⑤ 有弹性感;⑥ 无疼痛及压痛;⑦ 病理组织找到囊尾蚴头节;⑧ 舌红苔白脉弦紧。

〖**临床决策**〗杀虫驱风。

〖**治疗推荐**〗①《圣济总录》治蛊风四白散方:白花蛇一两半(酒浸去皮骨炙)、白附子、白僵蚕、白蒺藜各一两,上四味。捣罗为散。空心温酒调下二钱匕。晚食前再服。②《医心方》卷7九虫散:藿芦二两,贯众一两,干漆二两,狼牙一两,上药治下筛,以羊肉羹汁服一合,一日三次。③ 阿苯达唑每日 20 mg/kg,分 2 次口服,10 日为 1 个疗程;脑型患者需 2~3 个疗程,每个疗程间隔 14~21 日。

〖**常用药物**〗藿芦,贯众,干漆,狼牙,白花蛇,白附子,白僵蚕,白蒺藜。

〖**思路拓展**〗①《圣济总录》卷 15:论曰:蛊风之状,在皮肤间一身尽痛。若划若刺,淫淫跃跃,如中蛊毒,故名蛊风。皆由体虚受风侵伤正气也。②《备急千金要方·九虫》:凡得伤寒及天行热病,腹中有热,又人食少,肠胃空虚,三虫行作求食,蚀人五脏及下部。若齿龈无色,舌上尽白,甚者唇里有疮,四肢沉重,忽忽喜眠,当数看其上唇,内有疮唾血,唇内如粟疮者,心内懊恼痛闷。此虫在上蚀其五脏;下唇内生疮者,其人喜眠,此虫在下蚀其下部,人不能知,可服此蚀虫药,不尔,虫杀人。又曰:凡患湿䘌者,多是热病后或久下不止,或有客热结在腹中,或易水土温凉气着,多生此病。亦有干䘌,不甚泄痢,而下部疮痒。不问干湿,久则杀人。凡湿得冷而苦痢,单煮黄连及艾叶、苦参之属,皆可用之。若病患齿龈无色,舌上白者,或喜眠烦愦,不知痛痒处,或下痢,急治下部。不晓此者,但攻其上,不以下部为意。下部生疮,虫蚀其肛,肛烂见五脏便死,烧艾于竹筒熏之。

梅　毒

梅毒(syphilis)是梅毒螺旋体引起的慢性系统性性传播疾病。临床分一期梅毒、二期梅毒、三期梅毒、潜伏梅毒和先天梅毒等。

一期梅毒-湿热下疳证

〖辨识要点〗① 符合梅毒诊断;② 硬下疳;③ 腹股沟或近卫淋巴结肿大;④ 梅毒螺旋体酶联免疫吸附试验阳性;⑤ 口干口苦;⑥ 舌红;⑦ 苔黄腻;⑧ 脉滑数。

〖临床决策〗燥湿解毒。

〖治疗推荐〗①《实用中医外科学》土茯苓合剂;土茯苓 60 g、金银花 12 g、威灵仙 9 g、白鲜皮 9 g、生甘草 6 g、苍耳子 15 g,每日两次水煎服。②《青囊秘传》波斯散;麝香 3 g、珍珠 9 g、冰片 6 g、轻粉 3 g、儿茶 3 g、朱砂 3 g、乳香 3 g、没药 3 g,上为细末,用人乳或猪脊髓调搽。③ 苄星青霉素 G 分两侧臀部肌内注射,每周 1 次,共 2～3 次。普鲁卡因青霉素 G 肌内注射连续 15 日,总量 800 万～1 200 万 U。

〖常用药物〗土茯苓,薏苡仁,金银花,防风,木通,木瓜,白鲜皮,皂角,生甘草,山慈菇,栀子,浙贝母,玄参,当归,黄芩,栀子,白芍,牡丹皮,菊花。外用波斯散。

〖思路拓展〗①《景岳全书》卷 39 阴疮:妇人阴中生疮,多由湿热下注,或七情郁火,或纵情敷药,中于热毒。其外证则或有阴中挺出如蛇头者,谓之阴挺;如菌者,谓之阴菌;或如鸡冠,或生虫湿痒,或内溃肿烂疼痛,常流毒水。其内证则或为体倦内热,经候不调,或为饮食不甘,晡热发热,或为小腹痞胀,腰胁不利,或为小水淋沥,赤白带下。凡治此之法,若肿痛内外俱溃者,宜芍药蒺藜煎为最佳,或四物汤加栀子、牡丹皮、龙胆草、荆芥,或用加味逍遥散。若湿痒者,宜芍药蒺藜煎,或归脾汤加柴胡、栀子、牡丹皮。淋涩者,宜龙胆泻肝汤加白术、牡丹皮。淋涩而火盛痛胀者,宜大厘清饮,或抽薪饮。肿而坠毒者,补中益气汤加栀子、牡丹皮。可洗者用百草煎。可敷者宜螵蛸散、完疮散。②《金匮悬解》卷 6 狐惑:狐惑之为病,状如伤寒,默默欲眠,目不得闭,卧起不安,蚀于喉为惑,蚀于阴为狐,不欲饮食,恶闻食臭,其面目乍赤、乍黑、乍白。蚀于上部则声嘎,甘草泻心汤主之。蚀于下部则咽干,苦参汤洗之。蚀于肛者,雄黄散熏之。病者脉数而无表热，郁郁微烦，默默欲卧，自汗常出，此狐惑之湿旺而木郁者。初得之三四日，目赤如鸠眼，七八日，目之四眦皆黑。以肝窍于目，藏血而胎火，木郁生热，内蒸而不外发，故脉数而身和，木贼土困，故烦郁而欲卧，风木疏泄，故见自汗，邪热随经而走上窍，故目如鸠眼，营血腐败而不外华，故目眦灰黑，此必作痈脓。若能饮食者，脓已成也，以肉腐脓化，木郁松缓，是以能食。赤小豆当归散，赤小豆利水而泻湿，当归养血而排脓也。

二期梅毒－血分湿热证

〖辨识要点〗① 符合梅毒诊断；② 全身广泛斑疹或丘疹或脓疱疹；③ 梅毒螺旋体酶联免疫吸附试验阳性；④ 发热；⑤ 头痛；⑥ 脱发；⑦ 全身浅表淋巴结肿大；⑧ 骨节酸痛；⑨ 舌质红；⑩ 舌苔黄腻。

〖临床决策〗燥湿凉血。

〖治疗推荐〗① 百草梅灵散（验方）：牛黄、水牛角、熟地黄、黄连、金银花、金果榄、板蓝根、红花、桃仁、丹参、乳香、独活、牛膝、羌活、薏苡仁、砂仁、莲子肉、人参、白术、茯苓，常规剂量，每日两次水煎服。金银花藤、紫花地丁、大青叶捣烂外敷。②《辨证录》卷10除湿逐丹汤：苍术、白术、栀子各三钱，赤茯苓五钱，厚朴、猪苓各一钱，陈皮五分，甘草、防风、薄桂各三分，水煎服。③ 苄星青霉素 G 分两侧臀部肌内注射，每周 1 次，共 2～3 次。普鲁卡因青霉素 G，肌内注射，连续 10～15 日，总量 800 万～1 200 万 U。

〖常用药物〗牛黄、水牛角、生黄、黄连、金银花、金果榄、板蓝根、红花、桃仁、丹参、乳香、独活、牛膝、羌活、薏苡仁、砂仁、人参、苍术。

〖思路拓展〗《金匮悬解》卷 6 阳毒：阳毒阳毒之为病，面赤斑斑如锦纹，咽喉痛，吐脓血，五日可治，七日不可治，升麻鳖甲汤主之。阳毒之病，少阳甲木之邪也。相火上逆，阳明郁蒸，而生上热。其经自面下项，循喉咙而入缺盆，故面赤喉痛，而吐脓血。脏气相传，五日始周，则犹可治。七日经气已周，而两脏再伤，故不可治，《难经》所谓七传者死也。"五十三难"：假令心病传肺，肺传肝，肝传脾，脾传肾，肾传心，一脏不再伤，故言七传者死。七日肺肝再伤，故死也。升麻鳖甲汤，升麻、甘草，清咽喉而松滞结，鳖甲、当归，排脓血而决腐瘀，雄黄、蜀椒，泻湿热而下逆气也。阴毒：阴毒之为病，面目青，身痛如被杖，咽喉痛，五日可治，七日不可治，升麻鳖甲去雄黄蜀椒汤主之。阴毒之病，厥阴乙木之邪也。肝窍于目而色青，故面目青。足太阴之脉，上膈而挟咽，脾肝郁迫，风木冲击，故身与咽喉皆痛。升麻鳖甲去雄黄蜀椒汤，升麻、甘草，清咽喉而松迫结，鳖甲、当归，破痞瘀而滋风木也。

三期梅毒–梅毒蕴结

〖**辨识要点**〗① 符合梅毒诊断；② 皮肤黏膜损害；③ 关节结节；④ 主动脉瓣闭锁不全；⑤ 脊髓痨；⑥ 认知障碍；⑦ 梅毒螺旋体酶联免疫吸附试验阳性；⑧ 舌红；⑨ 苔黄；⑩ 脉数。

〖**治疗决策**〗祛风解毒。

〖**治疗推荐**〗①《全国中药成药处方集》花柳败毒丸：芒硝二两,桃仁、赤芍、全蝎、浙贝母、血竭各一两,金银花、野大黄各四两,茯苓、炮山甲、车前子各五钱,蜈蚣三十条,为极细末,炼蜜为丸,二钱重,每服一丸。② 苄星青霉素 G 分两侧臀部肌内注射,每周 1 次,共 2～3 次。普鲁卡因青霉素 G,肌内注射,连续 10～15 日,总量 800 万～1 200 万 U。

〖**常用药物**〗芒硝,桃仁,赤芍,全蝎,血竭,金银花,野大黄,土茯苓,炮山甲,蜈蚣。

〖**思路拓展**〗《圣济总录》卷 100 风注中论曰：风注者,由体虚风邪之气,客于营卫,邪气行游,连滞停住,故名风注。其状皮肉掣振,痛无常处,一年之后,则有头发堕落,颈项掣痛,骨拉解鸣,目疼鼻酸牙疳之证。又十二风所注不同,温风所注,头痛欲解发,汗风所注,头痛体热,骨节两强,柔风所注,游肿在腹,或在手脚。水风所注,唉食,眠卧汗出。九风所注,脑转肉裂,目系痛,恶闻人声。绝风所注,暴倒仆,口有白沫。癫风所注,被发狂走,遇物击破。狂风所注,叫呼骂詈,独语谈笑。寄风所注,口噤面戾,四肢不遂。纠风所注,体生疮,眉毛堕落。蛄风所注,痹如蛄螫疮,或痒或痛。罩风所注,举身战动,或鼻塞。其状虽异,其为邪气停注则一也。

蔡定芳跋

先师祖章来峰公治伤寒热病之学不囿寒温之说，花甲之后，所有医书均废诸阁上，案头仅存《伤寒》《金匮》与叶氏《指南》。所著《河间医话》，有以桂枝加附子汤治吴公甫伤寒表散而身热遂漏不止；有以附子汤温补足三阴之脏治庞某春温身热口和不渴；有以甘露消毒散、三仁汤分消上、中、下治方志诚湿温身热汗出不解；有以白头翁汤治李晓梅痢疾身热。尝曰：治热病不必拘病名，总以六气为本，十二经为标，更权中见之太过不及以治之。先生章肖峰公幼承庭训，经典著作修养深邃，各家学说兼收并蓄，临床辨证言必经旨，立法遣药务宗名方。尝见先师以大青龙汤治胡某病毒性肺炎身热无汗烦躁；以小青龙汤治陈孩流行感冒身热恶寒喘息；以人参败毒散治李某痢疾高热禁口；以银翘散送服安宫牛黄丸治张孩麻疹高热谵妄。先师尝谓：名家之所偏即是名家之所长。《千金》《外台》方大药众然杂而不乱，《临证指南》方小药简但法度深严，丹溪重阴谓阴常不足阳常有余，景岳崇阳言人之大宝只此一息真阳，魏玉横鉴香燥之弊而创一贯煎，王清任力辟中风之非而制补阳还五。取其所长避其所短，乃为上医。

上海中西汇通学派开山鼻祖恽铁樵是经典伤寒热病学派。所著《温病明理》《热病讲义》两书力主以寒统温。先生尝曰：今有一病在此，甲医曰是伤寒也，乙医曰是温病也。《难经》云伤寒有五，有热病、有湿温、有风温、有温热，是温病者乃五种伤寒之一。温病、伤寒，《内经》统谓之热病，西医书统谓之急性传染病。温病者热病也，热病者伤寒也。太阳受病，体温集表而为热，故曰人之伤于寒也则为病热。冬之热病是伤寒，春之热病仍是伤寒，夏之热病秋之热病依然是伤寒，故曰凡热病皆伤寒之类也。冬日伤寒可以病热，夏日发热依然是伤寒也。伤寒以《伤寒论》为准，温病亦当以《伤寒论》为准，凡《伤寒论》中祖方用辛凉不参以温药者皆是治温病之方。上海中西汇通学派二代传人陆渊雷秉承乃师恽铁樵以寒统温宗旨，认为伤寒之外没有温病。渊雷先生摒弃叶天士、薛生白、吴鞠通、王孟英等温热家言以为不值一顾，但认为其处方用药颇有可采之处。中医古书把急性传染病归于伤寒或温热之中，故伤寒温热之治法即是急性传染病之中医药疗法。伤寒即是温热，温热即是伤寒，急性流行热病之病原是细菌而非风寒与温热。至于治法，寒则温之，热则清之，表则解肌，里则清下，伤寒温热，悉同此例。渊雷先生临床所遇内科病以急性传染病为多，故于急性传染病研究尤为深入。渊雷先生主张用西医传染病病名统一伤寒热病病名，《陆渊雷全集·渊雷医案》所治伤寒热病均直接以西医传染病冠名,如流行性感冒、大头瘟、腮腺炎、肺结核、疟疾、麻疹、痢疾、水痘、百日咳、猩红热、坏疽、破伤风、黑热病等。上海中西汇通学派三代传人姜春华承袭乃师陆渊雷观点,提出著名的传染病截断疗法,反对尾随其机。主张为病寻药,反对说病机头头是道。上海中西汇通学派四代传人沈自尹继承乃师姜春华传染病截断治疗思想,其百日咳方验方名闻遐迩,由黄精 9 g、百部 9 g、射干 6 g、天冬 9 g、麦冬 9 g、枳实 6 g、紫菀 6 g、百合 12 g、甘草 3 g 组成,不问寒热,不问虚实,解痉截咳,愈人无数。

1986 年丙寅春,我考取南京中医学院博士学位研究生,研究方向为温病卫气营血辨证规律,导师孟澍江教授。我的毕业论文是《温疫病学学术体系探讨及抗戾散治疗病毒性高热的临床与实验研究》。孟师尝谓:戴北山伤寒汗不厌早、时疫汗不厌迟之语道破千古伤寒瘟疫天机,令我幡然醒悟。在孟师指导下,我阅读大量伤寒热病古籍并有机会参加南京市传染病医院临床工作。其间良好的实验室训练,为我此后的中西结合实验研究打下坚实基础。值此《病证结合传染病学》问世之际,谨以此书献给母校南京中医药大学,献给曾经引导我进入传染病学殿堂的先辈们以及与我共同成长的同学们。

蔡定芳

2019 年己亥夏月跋于南山书屋

附方索引

（《温疫论》）

水牛角浓缩粉、牛黄、玳瑁、麝香、朱砂、雄黄、琥珀、安息香、冰片。（《局方》）

羌活、甘草、茵陈、防风、苍术、当归、知母、猪苓、泽泻、升麻、白术、黄芩、葛根、人参、苦参。（《医学启源》）

急性子、硇砂、朱砂、雄黄、硼砂、沉香、木香、丁香、麝香。（《遵生八笺》）

竹叶、石膏、半夏、麦冬、人参、甘草。（《伤寒论》）

人参、白术、赤茯苓、香薷、泽泻、猪苓、莲肉、麦冬。（《医统》）

不灰木、玄精石、金星石、银星石、马牙硝、炙甘草、硝石。（《圣济总录·中热》）

羚羊角、制香附、大黄、土藿香、玄精石、玄明粉、朱砂、木香、制川乌、五倍子、苍术、苏合香、制半夏、玳瑁、雄黄、黄连、滑石、猪牙皂、制厚朴、肉桂、郁金、茯苓、茜草、金银花、黄芩、柴胡、黄柏、紫苏、升麻、白芷、天麻、川芎、草河车、干姜、丹参、桔梗、石菖蒲、檀香、蒲黄、琥珀、麻黄、陈皮、麝香、安息香、冰片、细辛、千金子霜、丁香、巴豆霜、当归、桃仁霜、制甘遂、红大戟、莪术、槟榔、胡椒、葶苈子、炒白芍、煅禹粮石、桑白皮、山豆根、毛慈菇、鬼箭羽、降香、赤豆、紫菀、

牛黄、铜石龙子、制芫花、蜈蚣、斑蝥、大枣、水牛角浓缩粉、雌黄。（《杭州胡庆余堂药业有限公司》）

干漆、鹤虱、雷丸。（《扁鹊心书·神方》）

胡粉、槟榔、川楝子、鹤虱、干漆、白矾、雄黄、巴豆霜。（《小儿药证直诀》）

牛黄、郁金、犀角、黄连、朱砂、梅片、麝香、真珠、栀子、雄黄、黄芩、金箔。（《温病条辨》）

天麻、川芎、防风、细辛、白芷、羌活、川乌、荆芥、僵蚕、薄荷、全蝎、甘草、藿香、朱砂、麝香、珍珠、琥珀。（《丹溪心法附余》）

木通、生地、麦冬、茯神、人参、甘草、栀子、石菖蒲。灯心为引，水煎送服大黄丸1粒。（《片玉痘疹》）

当归、地榆、缩砂仁、赤石脂、陈皮、石榴皮、诃子肉、甘草、罂粟壳、干姜。（《是斋百一选方》）

大青叶、消石、丹砂、桑根白皮、羚羊角、苏枋木、栀子仁、槐花、升麻、淡竹叶、诃黎勒、大腹皮、槟榔。（《圣济总录》）

七　画

麦冬、蜀椒、人参、远志、桂枝。（《圣济总

活、青黛、枳壳、黄连、雄黄、甘草、黄柏、厚朴、玉金、神曲、栀子、柴胡、木通、香附、桔梗、苦梗、泽泻、远志、藿香、石菖蒲、苍术、腹皮、黄芩、防风、杏仁、陈皮、半夏、白矾、茯神、当归、麦冬、生地、木瓜。（《春脚集》）

八　画

九　画

角、厚朴、川乌、玳瑁、大黄、藿香、玄精石、广郁金、茯苓、香附、桂心、赤小豆、降真香、鬼箭羽、朱砂、毛茨菇、大枣、甘遂、大戟、桑皮、千金霜、桃仁霜、槟榔、蓬莪术、胡椒、葶苈子、西牛黄、巴豆霜、细辛、白芍药、公丁香、当归、禹余粮、滑石、山豆根、麻黄、麝香、菖蒲、水安息、干姜、蒲黄、丹参、天麻、升麻、柴胡、紫苏、川芎、草河车、檀香、桔梗、白芷、紫菀、芫花、雌黄、琥珀、冰片、广皮、腰黄、斑猫、蜈蚣、石龙子。(《恽铁樵全集·霍乱新论》)

十四画

青蒿、冬瓜叶、肉桂、马鞭草。(《丹溪心法》)

常山、槟榔、柴胡、白术、当归、陈皮、甘草、茯苓、黄芪、人参。(《医林绳墨大全》)

槟榔、细辛、半夏、紫苏、炙甘草、大黄、陈皮、生姜、紫菀、柴胡、附子、赤茯苓。(《圣济总录》)

槟榔、酸石榴皮、桃符、胡粉。(《圣济总录·虫心痛》)

槟榔、蜀椒。(《圣济总录·虫心痛》)

十五画

蜈蚣、白僵蚕、麝香、朱砂、川乌、半夏、天南

星、钩藤、天麻、荆芥。(《普济方》)

羊肾、远志、人参、泽泻、干地黄、桂心、当归、茯苓、龙骨、黄芩、甘草、川芎、麦冬、生姜、五味子、大枣。(《备急千金要方》)

鹤虱、苦楝根、砂仁。(《圣济总录·虫心痛》)

十六画

薄荷、玄参、牛蒡子、大青叶、赤芍,马勃、栀子、连翘、僵蚕。(《中医皮肤病学简编》)

陈皮、当归、细辛、鹤虱、炙甘草。(《圣济总录·虫心痛》)

草果仁、豆豉、栀子、佩兰、厚朴、半夏、黄芩、滑石。(《霍乱论》)

银消、麻黄、冰片、蟾酥、明矾、朱砂、牛黄、青黛、牙皂、麝香、腰黄、珍珠、灯草灰、月石、人中白。(《全国中药成药处方集》)

雄黄、鬼箭羽、丹参、赤小豆。(《医方简义》)

紫苏、香附、苍术、麦冬、木香、白扁豆、雄黄、薄荷、管仲、连翘、山楂肉、广藿香叶、降香末。(《医方易简》)

十九画